境界性パーソナリティ障害をもつ人と良い関係を築くコツ

──家族、友人、パートナーのための実践的アドバイス──

著

シャーリ・Y・マニング

監訳

荒井秀樹

訳

黒澤麻美

星和書店

Loving Someone with Borderline Personality Disorder

How to Keep Out-of-Control Emotions from Destroying Your Relationship

by

Shari Y Manning, Ph.D.

Translated from English

by

Hideki Arai

Asami Kurosawa

いつでも私の求めた通りの母親でいてくれるママ、
エリザベス・ユーニス・ブッシュへ

序　文

境界性パーソナリティ障害（ＢＰＤ：borderline personality disorder）は最も汚名を着せられている精神障害の一つです。ＢＰＤについての一般向けの書籍を読んだ人はすくんでしまい、この障害の基準を満たすどの人からでも逃げ出したくなるでしょう。メンタルヘルスの専門家は、ＢＰＤと診断された人々の治療を引き受けることを頻繁に拒みます。通常の医療の場においてさえ、親切で愛情のこもったケアを受けるという意味では、この診断は「命取り」になり得るのです。

私のクリニックでは、ＢＰＤの基準を満たす個人の母親、父親、娘、息子、兄弟、姉妹、夫、妻、現在と過去の恋人、さらには同僚から受ける電話の本数は数え切れないほどです。質問は通常、次の二点です。「どうしたらこの人物に耐えていけるのか？」と「どうしたら私たちは愛するこの人物を助けられるのか？」です。三つ目の質問、「私は悪い人間なのか？　どうして彼（彼女）を幸せにできないのか？」も時々出てきます。これらの大本には「助けて！」というメッセージがあるのです。このような最初の電話相談は、多くが対面でのコンサルテーションにつながります。時には、何らかの支援を提供するために多数回の面接が必要になります。

ワシントン大学の私のクリニックでは、ＢＰＤの基準を満たす個人の家族と友人を特に対象とする技能訓練グループを提供しています。その技能は、私たちの弁証法的行動療法（ＤＢＴ：dialectical behavior therapy）治療プログラムでＢＰＤをもつ人に教えている技能と同じです。弁証法的行動療法の技能（マインドフルネス、感情調整、危機サバイバル、現実受容、対人関係スキル）は感情調整不全、怒り、衝動的行動を減らすことが示されています。しかし、このような技能プログラムが届く人々は限られています。プログラムへの参加は、誰かを助けたい人たちが自ら治療に来ることを要求します――これは求めるのも実行するのも困難です。

助けを得るためにセラピーに行かなければならないという状況に代わって、セラピーの方法を伝えるような良書を見つけられたら、どうでしょう？　本書はそのような本です。これは、ＢＰＤ治療の専門家であり、弁証法的行動療法の専門家であり、ＢＰＤをもつ人を効果的に治療する方法と、そして、そう、愛する方法を教えて人生の大半を過ごしてきた人物によって書かれているのです。シャーリ・マニング博士は、ＢＰＤをもつ人の親族たちと仕事をしてきています。彼らは「去るべきか、とどまるべきか？」や「セラピーを受けさせるために、この人を家から別の場所に送り、私から離れさせるべきか？」を主題に生きていた人たちです。彼女は自分の語る内容に精通しているのです。

マニング博士の最初のステップは、あなたがＢＰＤをもつ人を理解できるように助けることです。あなたはその人にしょっちゅう激怒しているでしょうが、その人物を再び愛するための道を見出そうとしているのであれば、この理解はもちろん中核となるものです。彼女は次に弁証法的行動療法の承認スキル（validation skills）を導入します。これは、セラピストに教えられる方策の中心となるものであり、クライアントと家族メンバーに教えられる決定的に重要な一連の技能でもあります。承認とは、価値判断によらない方法で他者に理解を伝達することです。あなたがその人のことを真剣に受け止めていて、その人の観点に敬意をもっていることを伝えるのです。その人に、あなたはその人の行動の中の知慧をわかっているのだと述べるのです。マニング博士はそれから弁証法的行動療法の承認の六つのレベルを取り上げ、あなた方の関係を改善するために承認を使用する方法について数多くの例と説明を与え、これらのレベルを自分のものにする方法を示します。

本書の第Ⅱ部の素晴らしい点は、あなたが愛する人の行動を以前よりはるかによく理解できるという点です。さらにもっと重要なのは、マニング博士の能力です。価値判断的な態度を増すのではなく、減らすために、ＢＰＤの本当に痛ましい行動を説明しているのですから。

第Ⅲ部で、マニング博士は最も困難な問題群（つまり、あなた自身の感情の扱い方と、自殺傾向のある身近な人にどう対応するかを考え出すこと）にうまく対処するためのガイドラインを提示します。これらは大ベテランのセラピストでも対処が難しいと思うような二大問題です。ここであなたは専門家から指針を得られるのです。

要するに、愛、慈心、巧みな手段などが不可能だと思えるときでさえも、愛と慈心を維持して巧みな手段を使いたいと希望するのであれば、これこそあなたのための本です。BPDではなくても、あなたが生活の中で関わっている難しい人たちとの関係を改善するという点でも、本書が役に立つであろうと信じています。この本が推薦することを試してみてください。あなた方の関係が大いに改善して、驚くことでしょう。

ワシントン大学（シアトル）
マーシャ・リネハン博士

謝辞

十六歳の時、私はサウス・キャロライナ州立病院で働きたいと決心しました。同病院で心理学者をしていた、家族の友人であるポール・ヴァン・ワイク氏に会いにこの場所を訪ね、そこで見たものに魅了されたのです。十八歳の時には、映画「普通の人々（Ordinary People）」が公開され、私は自殺願望のある人たちに関わる仕事をしたいと思うようになりました。二十五歳の時、私は学校で教えつつ、修士号を目指して勉強していました。私は学校のチアリーダー長が自傷行為をしているのを発見し、私の実習コースで彼女の面倒を見始めました。彼女が大量服用をして精神科施設に収容された後、私の指導教官カール・ラク博士が、私は境界性パーソナリティ障害（ＢＰＤ）の若い女性のケアをしているのだと言って、ＢＰＤについて私を教育し始めました。とりわけ博士は、私がＢＰＤをもつ人への慈心を育めるように力を貸してくださいました。その学年の終わりまでには、私には自分の人生計画ができていました。私はＢＰＤで深刻な自殺傾向のある人たちと仕事をしたいと望んだのです。

一九九三年、私は地域の精神保健の仕事をしながら博士号を目指して勉強していました。私は、

ＢＰＤをもつ人のケアに前向きなクリニックの臨床家として知られていましたが、効果を上げてはいませんでした。幸運にも、コロンビア地域メンタルヘルスセンターも私の成績不振を認め、ＢＰＤの治療法を見つけられるようにと資金を提供してくれました。気がつけば、私はデューク大学のマーシャ・リネハン博士のところで、弁証法的行動療法（ＤＢＴ）と呼ばれる、わくわくするような新しいＢＰＤ向けの治療法を学ぶ六カ月のコースを受講し始めていました。リネハンと彼女の弁証法的行動療法における研究が、個人的にも職業的にも私の人生を定義づけることになりました。弁証法的行動療法を実践する人々は、共感的で、ＢＰＤの経験を理解しようと真剣に取り組んでいるのですが、同時に、私たちができる最も共感的なことは、ＢＰＤをもつ人が変われるように手助けすることである、と揺るぎなく信じています。

リネハンは同僚であり、精神的指導者であり、友人であり、母と並んで私の人生に最も影響を与えてきました。どのような言葉をもってしても、彼女がこの分野と私の一生の仕事に対してしてくれた貢献への感謝と賞賛の気持ちを表現することはできません。出会って以降でも最も忙しいスケジュールをこなしているというのに、リネハンは私とこの本のいくつかの部分についてしっかり話し合うために時間を割いてくれました。彼女の率直な批判とガイダンスはいつでも頼りになります。

私が代表を務める行動テク（Behavioral Tech）と行動テクリサーチ（Behavioral Tech

Research）の同僚たち（特にシンディ・ベイル、キャシー・セイトル、リンダ・ディメフ、セラ・スコロスマン）は本書を創り出すうえで一役買ってくれました。いくつものセクションをじっくり話し合い、私が（時にはホテルに缶詰になって）週末に執筆できるようにしてくれて、完成までの一歩一歩を励ましてくれました。ある土曜日、年一回の定例の行動療法カンファレンスでは、ヘレン・ベストが私と話すために何時間も費やしてくれました。この本についてと、私のこの本に対する希望のすべてや執筆を阻んでいる恐怖についての話でした。ヘレンの介入がなかったなら、この本は決して完成しなかったでしょう。

ジュリー・スクッチは私の応援団長でした。私に書いているかと尋ね、やり遂げる必要があるのだと言い、最終原稿を読んでくれました。私が価値判断的になったり、非承認的になったりしていないか、ジュリーなら教えてくれると私は信頼していたのです。

私はプレッシャーをかけすぎずに支援する方法を知っている友人たちに恵まれています。アン・ドゥワイアー、デビー・ピーグラー、メリッサ・ウィリアムズは私に進捗状況を尋ね、続けるようにと励まし、私が特別な人間であると感じさせてくれました。少し休暇がとれたときに、ボートに乗せてくれたこと、楽しい午後を過ごさせてくれたことに感謝します。

マーシャ・リネハンと弁証法的行動療法が本書の土台部分ならば、ギルフォード出版のキティ・ムーアとクリス・ベントンは骨組みです。私がやめたくなってしまったとき、そうはさせてくれませんでした。仕事に耐え切れなくなり、私が失踪すると、二人が追跡してきて、私を仕事に戻らせたのです。私の人生に起こったたくさんのことがこの本の邪魔をしたとき、二人がこの本を助けてくれました。私たちは電話で素晴らしい会話をしました。クリスとキティは、「これはどうする?」「これはどう思う?」などと言い、私たちは私の言いたいことのすべてについて、何時間も話したものでした。二人はかけがえのない存在になったので、電話が来ないと寂しくなります。

本書に登場するクライアントとその家族は(名前と個人が特定されるような詳細は変更し、しばしば数人を合成した人物を創造して、プライバシーを守りましたが)、すべて実在の人物をもとにしています。これらの人々は困難を抱えていますが、愛と忍耐も備えています。弁証法的行動療法はセラピーの実施方法を私に教え、私の患者と家族は変化の踏み台を作り出す愛の力を教えてくれました。

最後に、夫であるジム・マニングはいつも私のことを信じてくれています。何年も昔に、彼はこの本が私の内側に宿っていると言い始めました。夫は私に時間をくれ、私が部屋にこもって書いている間、ボートに乗ることをあきらめ、一度たりとも不満を言いませんでした。夫は忠実であり、本物の大ファンでいてくれる人の存在がどれほど大切なのかを私に示してくれました。彼の愛と支援がなかったなら、この本は日の目を見なかったでしょう。

はじめに

「どうして彼女はあんなことを私に――自分自身に対しても――何度も何度もするのだろう？」

「なぜ、あんなふうに振る舞う人間がいるんだろう？」

「あとどのくらい我慢できるかわからない。でも、前にも逃げ出したのに、戻ってばかりいるわ。私はどこかおかしいのかな？」

「どこから手をつけていいのかも全然わからないのに、いったいどうやって彼を救えるのだろうか？」


あなたが境界性パーソナリティ障害（ＢＰＤ）をもつ人を愛しているのなら、たぶん、このような質問のすべてをどこかの時点で、おそらく繰り返し発してきたことでしょう。配偶者であれ、パートナーであれ、親であれ、きょうだいであれ、親しい友人であれ、この問題を抱える人と関わることはあなたをひどく疲れさせ、憤慨させます。この障害をもつ人は、衝動的で予測不可能です。自分の愛する相手に恐怖を与えるでしょうし、間違いなく自分自身に対して破壊的です。

どこへ行っても混沌状態に取り囲まれているようで、危機から危機へと迷走します。しばしば愛する人をその迷走に巻き込みもするのです。

それで、あなたはなぜこの本を読んでいるのでしょう？　どうして逃げ出して、おしまいにしないのでしょう？

たぶんＢＰＤをもつ人は驚くほど共感的で思いやりもあるからでしょう。人間と動物を愛し、通常は頭がよく、面白いのです。私たちのほとんどが、私たちの愛するＢＰＤをもつ人に潜在的可能性を見出しています。もしＢＰＤをもつ人が人生のいくつかのことを変えられたなら、非常に素晴らしい人になれるだろう、と私たちは知っているのです。

そういうわけで、本当は去っていくべきだと頻繁に考えるときにも、私たちはとどまるのです。けれども、あなたの場合は、その人と血縁でもつながっているという理由があるのかもしれません。娘や弟を見捨てる気にはなれないのでしょう。あるいは、その人にはあなたが魅力的だと思う点がたくさんあって、その関係を始めるという意図的決断を下したのでしょうが、その魅力の痕跡は今も見えていて、その人とずっと一緒にいたいと思えるのかもしれません。

この本は、あなたがその人と離れずにすむように力を貸すべく意図されています。周囲の皆が望むようにあなたの愛する人を十の容易なステップで変えられるとは言いません。魔法の呪文を授けて、あなたの次回の最後通告が完遂されるようにしたり、午前三時にあなたの電話が転げ落ちるような鳴り方をするのを防止したり、あなたの愛する人があなたにも「気持ち」があることをついに理解できるようにしたりすることもできません。

この本で私がしようとしているのは、ＢＰＤのせいで、なぜ美点・長所も多い人々があのように不可解で破壊的な振る舞いをするのかを理解できるように、あなたに力を貸すことです。あなたの愛する人の内的経験がどのようなものかわかれば、あなたの人生は指数関数曲線を描くような急上昇で改善することでしょう。二人の関係はすでにあなたのエネルギーと献身を大いに奪ってきましたが、あなたが共感的に理解すれば、効果的で新しい関わり方につながり、それだけでもあなたはその関係にとどまれるようになるでしょう。二人の「遭遇」は歴史的には苦痛でフラストレーションのたまるものだったかもしれませんが、この本で提供される、わかりやすくて新しい、愛する人への対応方法を使えば、「遭遇」の結果として出てくるものを変えるパワーが得られます。やがてこれらの単純な方法により、あなたの愛する人はＢＰＤの影響の一部を克服できて、もちたいと常に願っていたような関係を二人は楽しめるようになるかもしれません。

ところで、この本は、あなたの関わっている境界性パーソナリティ障害をもつ人は男性かもしれないし、女性かもしれないと想定しています。そこで私は終始、女性代名詞と男性代名詞を交代で使いました［訳注：日本語では性別を区別しない表現を使っています］。この本ではまた、私の専門家としての経験を反映して、女性と男性の両方についての挿話や例話を使っています（挿話は実在の人物をもとにしていますが、名前と個人を特定するような詳細部分はすべて変えてあり、実際、ほとんどの話には私の知っている人々を合成した姿が描かれています）。境界性パーソナリティ障害は男性よりも女性の間で多く見られると信じられていますが、現在のデータは不確かであり、研究による証拠も臨床的観察も男性の間での増加を私に伝えています。新しいデータでは、ＢＰＤと診断された人の五〇％が男性です。

この本を探し当てた頃までには、あなたはＢＰＤへの対処で疲れきっている可能性が高いでしょう。この障害をもつ誰かを愛している多くの人たちが、自分に起こることを全くコントロールできないと感じるに至ります。これは最も人を消耗させてしまうような心持ちでしょう。知っておいていただきたいのですが、私の主な目標の一つは、あなた自身の「ウェルビーイング（全般的幸福状態）」を確保できるように手伝うことです。自分自身のケアをしなければ、あなたの愛する人が変わるように力を貸そうとすることも、二人の関係を救済するために闘おうとすることもできません。幸運にも、この本で描写されている新しい関わり方はあなたを守ってくれます。自分が何者であるかという感覚や、あなたにとって重要なものを回復することさえできるでしょう。愛する人の病気の犠牲者になってしまわないように、あなたにできることはたくさんあります。本当に「もうたくさんだ」という地点に達してしまったのかどうか見極めるための、合理的なアプローチもあります。このアプローチは、善意の他人（あなたは「操作されているのだ」「搾取されているのだ」と主張する人たち）の影響ではなく、あなた自身のハートと精神を知ることに根ざしています。

真実は、あなたがこの本で学ぶように、あなたの愛する人はかなりひどい行動パターンをもっているとはいえ、ひどい人間ではないということです。あなたのパートナーあるいは家族メンバーは、混沌状態を招いたり、誰かをみじめにすることを望んでいるわけではないのです。あなたの愛する人はすべきことができず、他人とうまくやっていけず、他の皆にとってははっきりと正しく見える選択ができないのです――なぜなら、そのようにする方法を知らないからです。この状態は把握するのがひどく難しく思えるかもしれません。仕事なり友情を維持するために何が必要なのか、自分を大切に思ってくれる人にどれだけ求めたら求めすぎなのか、少しばかりの自己コントロールをどう発揮するかなどは、誰もが感触をつかんでいることなのではないでしょうか？　あなたの愛する人は他の皆と同じように、世渡りの方法を学習する本能をもって生まれて、学習する機会もあったのではないでしょうか？

信じ難いかもしれませんが、答えはノーなのです。BPDをもつ人は目に見えない、生まれつきの違いを抱えて生まれてきたのです。それがBPDをもつ人が成長するときに、その人にとっての「風景（世の中の見え方）」を根本的に異なるものにしていたのです。この相違を理解すれば、BPDをもつ人の謎の行動が突如として著しく明瞭になります。この本の最初の数章を読めば、私の言わんとすることをわかっていただけるでしょう。

すでに述べたように、あなたの愛する人に変化を起こす成功確実なステップはありませんし、あなたが理解しても全面的な変容には至らないでしょう。けれども、この本の後半に書かれているように、かなり抜本的な違いはもたらすのです。アルコール依存症の人が飲酒する理由や、なぜ誰かが蜘蛛がいる部屋に入れないかの理由を理解する場合よりもずっと重大な違いです。愛する人への反応の仕方を確実に変化させると、あなたの毎日がもっと幸せになること、そして危機を生む行動（あなたの力を奪い去り、とても大切に思う相手と一緒にいようというあなたの決意を弱め続ける、あの行動）の多くが阻止されることを、私はあなたに示していきます。

この本であなたが目にする実践的な提案は、ＢＰＤをもつ人にとって最も有効であると証明されてきた治療にすべて基づいています。それは弁証法的行動療法（ＤＢＴ）と呼ばれるもので、ワシントン大学のマーシャ・Ｍ・リネハンにより生み出されました。このセラピーは広範囲にテストされていて、ＢＰＤをもっていない私たちはしばしば当たり前と思っているのに、ＢＰＤをもつ人はつかみ損ねている技能を彼らに提供する推進力になることが示されています。もちろん、あなたが愛する人のセラピスト役を引き受けようとすることはできませんし、そうすべきでもありませんが、資格をもつ弁証法的行動療法のセラピストがあなたの愛する人に対して用いるであろうものと同じ原理を使えば、間違いなく恩恵が得られます。あなたの愛する人はこの障害であると診断されているのかもしれませんし、または症状のいくつかがあるのかもしれません。もしかしたら治療を受けているかもしれません。あなたの愛する人が治療を受けていてもいなくても、二人の関係という点で助けを得るために、あなたはこの本を活用することができます。もしあなたの愛する人が治療を受けていないのであれば、弁証法的行動療法を考えてみるように強くお勧めします。本書の終わりの方に、弁証法的行動療法とその効能についての情報が載っています。

この本を読んで自分自身のケアをしてください。この本が、あなたにとって非常に大切な絆を維持するために役立つことと、あなた方二人を、一緒に過ごせる、より幸せな将来へと導くことを希望しています。

もくじ

第Ⅱ部　境界性パーソナリティ障害の多くの顔

第Ｉ部　あなたの愛する人と二人の関係を理解する

第1章

「この関係の中では、どうしてよいのかわからないと感じてしまうのはなぜでしょう?」

私の知る人が、人生の夢を叶えました。素晴らしい女性と結婚したのです。けれども二カ月ほど経って、様子が変わり始めました。その女性がビジネスを立ち上げるための巨額の資金を彼に求めたのです。彼は彼女にそんな大金はないと言いました。彼は自分が受けることになる感情的反応には全く備えていませんでした。彼女ははじめは激怒して、自分のことを十分に愛していないからだと彼をなじりました。文鎮を手に取り、彼に投げつけると脅しました。それから彼女は落ち込み、自分は生きている価値がないと言って、ワインを一本飲みほし、腕の数カ所に火のついた煙草を押しつけました。

その一夜が二人の関係にとってターニングポイントとなりました。彼女は仕事を辞めました。彼女は私の友人である夫と何時間も口をきかない状態から，彼がいかに悪い人間かということを述べ立てて何時間も費やす状態へと行ったり来たりしていました。しばしば彼女は一晩にワインを二本も空けていました。自分がいかに無価値であるか，くどくどと語りました。私の友人は妻のために助けを求めようとしましたが，たいていは彼女が拒みました。彼女が制御不能になり，彼は何回か家を離れなければならなくなりました。友人や家族たちが彼女と別れるようにと言い始めました。しかしながら，問題は，彼女がいつも落胆したり，酔っ払ったり，激怒したりしているわけではないということでした。恋に落ちた女性，つまり頭がよく，ウィットに富み，思いやりがあってエキサイティングな女性である瞬間もあったのです。彼はその女性とは一緒にいたかったのです。

その間，彼女を二回診察した精神科医は，私の友人に伝えました。彼の妻は境界性パーソナリティ障害（BPD：borderline personality disorder）の診断基準を満たしている，と。この医師の言葉に彼はひどく落胆しました。実際，治療法はなく，事態が悪化する前に身を引くべきだと言われたのです。私の友人は今でも妻と別れていませんが，しばしば疲弊してストレスに押しつぶされ，私がかつて知っていた外向的で楽観的な人物とはどんどん違ってきています。

どのようにしてボーダーライン行動はあなたのバランスを失わせるのでしょうか？

このブラッドという名の私の友人は、最近の自分のことを全般的に道を見失ったように感じると表現しています。彼は事実上あらゆる状況でまさにピッタリの言動を見つけるという、羨ましいような特技をもつ男性だというのに、今では妻のサディーに関して自分が行うことは万事が間違っているように思えると言います。ブラッドはもはや自分の社会的本能を信用できなくなっていて、友人たちは集まりの際に隅っこに引っ込んでいる彼の姿に気づき始めています。それまではど真ん中にいたというのに。彼が新妻に何千ドルも出すことはできないと告げた運命の会話の後、彼は実際自分はけちなことを言ってしまったのではないか、本当は出せるのに出せないと言って自分を過小評価してしまったのではないか、と一晩中苦悩しました。これは何日も続く眠れない夜の始まりにすぎませんでした。その時には無害に思えたのに、サディーからひどく非難めいた反応を受けるに至ったこの簡単な決断を思い返し、眠れなくなったのです。妻があれほど動揺するのであれば、きっと何か彼女を怒らせることをしたに違いない、彼は自分自身にそう言うのでした。そこで、彼はその出来事を何度も何度も思い返してみて、説明を探すのですが、サディーが言うように彼が悪人であるという考えと、彼女が悪人であるという考えの間で、信頼に値する妥協点は決して見出せなかったのです。彼はもはや自分が何者であるのか自信がもてなくなってしまい、当然、サディーが何者であるかもわからなくなっていました。

ブラッドの混乱は、サディーが、彼がずっと探し求めていた女性そのものであるときもあるという事実により、さらに複雑化していました。彼女は一度彼の職場に電話をして、どんな日を過ごしているのか尋ねたときに彼の声から元気のなさを感じとったので、彼が帰宅するまでにキャンドルの灯りの下での夕食を見事に用意し、何カ月も前に彼が見たいと言っていた、有名ではない古い映画のＤＶＤを準備して、彼をびっくりさせました。彼の母親が手術からの回復期にあったけれど、彼は仕事が一年で最も忙しい時期で身動きがとれなかったときには、サディーが彼の母親に優しくしてくれたので、ブラッドは母親が一人でどうしているかと心配しなくてすみました。彼の友人のうち二人は、また皆で夕食を共にできるのはいつかと聞き続けていました。それというのも、前回外出したとき、サディーが次々と面白おかしい話をして、皆をひきつけ発作が起きそうなほどに大笑いさせたからです。時として、ブラッドは二人の違う女性と暮らしているかのように感じ、自分の気が変になっているだけなのではないかと思ったりもしました。

> 自分のすることすべてが間違って見えるときには、あっという間に自分への自信をなくしてしまいます。

もちろん彼はおかしくなどなっていませんでした。私たちがＢＰＤをもつ人を愛する理由はたくさんある、というのが事実なのです。ほとんどが親切で寛大な魂の持ち主です。ある時、私は手術を受けました。ＢＰＤの診断を受けている八人の女性の集団療法をするために仕事に戻ったとき、そこで病みあがりの私のために私の夫が料理をするという仕事にてこずっている、と何気なく言いました。翌週、グループの全女性が何らかのキャセロール（蒸し焼きの肉・野菜料理）を私にもってきてくれました。

誰かがそのように思いやりをもって行動するときには、他の時に目にする攻撃的で恐ろしい行動に対する怒りは正当化できるものなのだろうか、と疑問を感じがちでしょう。ブラッドがそうだったように。たぶん自分は人間の性格判断に全く長けてはいないとか、価値判断する資格などないのだと考えるかもしれません。あるいは、過剰に巻き込まれてしまうかもしれません。私はセラピストの訓練をしていて、ＢＰＤを治療するセラピストが道に迷ってしまうことによく気づきます。クライアントのあまりの親切さと優秀な聞き手ぶりのために、自分がクライアントのケアをしているのではなく、クライアントが自分のケアをしているかのように感じてしまうというのです。そうなると、セラピストはクライアントにお返ししなければという抵抗し難い衝動を感じ、不適切にもやりすぎをしてしまうのです。例えば、私はある時点でクライアントに大金を貸したセラピストを知っています。別のセラピストで、彼女、つまりセラピスト本人が感情的な苦悩に陥っているときに、自分のクライアントに電話をした人もいます。私の知っている三人目のセラピストは、とうとうクライアントの娘を養女にしてしまいました。これらの行動はすべて、私たちの職業においては疑問の余地がある、あるいは非倫理的であるとみなされます。そして、これらのセラピストがはじめは非倫理的なことなどするつもりはなかったということも私にはわかります。ＢＰＤをもつ人の典型的な行動が、どういうわけか、これらのセラピストに道を見失わせたのです。

あなたもたぶん同じような経験をしているでしょう。ＢＰＤをもつ人の家族や彼らを愛する人たちは、しばしば自分自身がＢＰＤをもつ人を救済しようとしていることに気づきます。ブラッドは、サディーととりわけ素晴らしい期間を過ごした後、うまくいくか全くあてにならない彼女の新ビジネスのため、小切手にサインしている自分自身に突如として気づいたのです。その小切手が不渡りにならないためには、退職金の口座から資金を引き出さなければならないというのに。結婚後、何カ月かが経ち、ブラッドはサディーのお姉さんが二度とサディーを助けないと繰り返し誓ったにもかかわらず、長年にわたり彼女を金銭的な窮地から救い出していたことを知りました。サディーの母親はストレスで消耗していて、ストレスを減らす方法を見つけるように医師から厳しく命じられていましたが、サディーがかけてきているとわかっていながら、深夜の電話を

> 両極端を行ったり来たりする行動は、あなたの調子を狂わせ、あなたのバランス感覚や適切さの感覚を危うくします。

鳴りっ放しにしておく気にはなれませんでした。それが一時間の内で三回目なり四回目の電話であったとしても，です。そういうことがよくあったのです。ＢＰＤをもつ人を愛する人たちは，しばしば金銭，時間，支援を与え，そして大いに心配するので疲れきってしまいます。時にはその関係はもはや耐え難いと感じられる点にまで到達します。ＢＰＤの多くの，実に多くの人たちが，人生の中で出会うほとんどあるいはすべての人々を失ってきました。あるいは，ＢＰＤをもつ人たちの社会的なサークルと家族のサークルには大きな回転ドアがはめ込まれていて，人々が繰り返し繰り返し出たり入ったりしているかのようです。

たぶん，あなたにとってもこのシナリオはおなじみのものでしょう。あなたはＢＰＤをもつ愛する人と一つの部屋にいます。あなたにはとても素晴らしい時間で，あなたの愛する人にとってもそうであることはかなり明白です。そこにはたくさんの笑いと分かち合い，相互理解がありまず。あなたの愛する人――弟としましょう――は家に帰り，あなたには善意の満足感が残ります。それから数時間後，晴天の霹靂のごとく，あなたへの電話が鳴ります。弟からです。自分をひどく傷つけたというあなたの言動をすべて並べ立て，ぶちまけてきます。あなたは完全に度肝を抜かれます。あなたたち二人が一緒に同じ部屋にいたことでさえ，事実だったのか疑問です。彼との時間はすべてあなたの想像だったのでしょうか？　その時弟が動揺していた事実に気づかないほど，あなたは鈍感なのでしょうか？　あなたが途方に暮れたとしても不思議ではありません。

あなたは怒りもすれば，防衛心が働き，混乱し，罪責感ももつでしょう。そこであなたも自分自身の感情に反応してしまいます。たぶん怒鳴って電話を切るでしょう。または，ただ関わらないようにし，弟に少し時間と距離が必要だと言うでしょう。

これでは事態を悪くする一方です。今やあなたは弟から何度も電話を受けています。時には呪いや脅迫の言葉，時には涙と当惑の言葉，そして数多くの無言電話です。あなたはますます関わろうとしなくなるでしょう。

次にあなたの耳に入るのは，弟が大量服用をして精神病院に入ったという知らせです。彼はあなたの無反応ぶりに動揺して，自殺を試みたのです。あなたはひどく罪責感をもち，二度と見捨てないと弟に誓います。

けれども，もちろんこれは守ることが不可能な約束であることが判明します。数週間後には，あなたはまた弟を「傷つけ」ていて，彼はまた電話を鳴らすのですから。

ブラッドと同様に，あなたは自分のすることはすべて間違っているかのように感じ始めます。今やあなたは，今度あなたが弟を動揺させると彼は自殺してしまうだろうと絶えず心配しています。そしてあなたは強い怒りを感じ始めます。あなたはその関係にとどまりますが，二人の関係が制御不能だという絶望と，事態が好転し得るという希望の間で揺れ動き，ヨーヨーになったような気持ちです。ＢＰＤをもつ人を愛している多くの人たちが常にバランスを失っているかのように感じるのです。

このような出来事の連鎖は、ＢＰＤをもつ人と親密に関わっているほとんどすべての人に降りかかります。セラピストにも、家族メンバーにも、友人にも、です。関係は終結し、再開し、また終結するのです。

ＢＰＤをもつ誰かと親しく関わっているときには、方向性を見失ったように感じるかもしれません。あなたにはリアクションしかできないように見えるからです。あなたは一方の極から他方の極へと動きます。何事もあなたの愛する人を動揺させないようにするという努力から、どのような犠牲を払ってでもその人から逃げようとする努力へと動くのです。激流にさらわれたように感じるかもしれません。あなたを動揺させている行動がいつ終わるのかわからず、最後にどこに落とされるかわからないのですから。

同時に、二人の関係は非常に激しくて、その中では自分自身を全く見出せないかもしれません。ＢＰＤをもつ人との関係が、概して穏やかで気楽な交際で特徴づけられるものでないことは、伝えるまでもないでしょう。その代わりに、注目を要求する強烈な行動、即座に防衛せざるを得なくなる非難、英雄には最もほど遠い人間でも「ローン・

あなたの愛する人の行動が注目を要求するときには、すべての時間がリアクションに費やされてしまうので、自分で自分のことを決めているという感覚を失ってしまう可能性があります。

レーンジャー」［訳注：アメリカ西部の治安を守って活躍するドラマの主人公、正義の味方］のように振る舞わざるを得なくなる嘆願が数多く存在する可能性が高いのです。

ＢＰＤをもつ人がトルネード（大竜巻）のような感情をもっていることも、たぶん言うまでもないでしょう。その感情はどこからともなく発生し、勢力を増し、破壊を引き起こします。ＢＰＤをもつ人の感情状態は急速に変わり、他の人たちがついていくのは困難です。混沌状態の中核にあるのは感情です。自分の感情を全く制御できないことが多いので、行動もほとんど制御できないように思われます。この本で学ぶように、ＢＰＤをもつ人の行うことの多く――衝動的決断、怒りの爆発、百八十度の変化――は、制御不能で圧倒されるような感情に対処するためなのです。あなたが受ける側に直接立っているか、後片づけ係になっているという事実があるので、多くの著者が、感情的に過敏な人との関係では自衛をしなければならないと述べるに至りました。そのような人は激怒し（時々そうです）、予測不可能で（通常はそうです）、気まぐれだ（間違いなくそうです）と非難されます。ですから、そうです、あなた自身を防護するというのは分別ある行為でしょう。けれども、そうしている間にも、極端な感情とそれに付随する行動は通常、関係をなくすため、問題を引き起こすため、誰かの人生を破滅させるためといった、故意の試みではないと知っておくことが大切です。

> 不愉快な驚きにうんざりしているときには、慈心をなくしやすいのです。

これらの極端な感情と付随する行動の出所を理解することは、ただあなた自身を防護することよりも優れた解毒剤です。もっと良い代替案を知らないと、関係の終結が唯一の解決策に見えてしまいがちでしょう。それゆえにこの本は、ＢＰＤという診断を構成している行動の性質について、あなたを教育しようとしているのです。教育を受けることこそ、皆がより良い均衡状態を達成できる唯一の方法なのです。

境界性パーソナリティ障害とは何を意味するのでしょうか？

これは答えるのが難しい質問です。ほとんどの人が、うつ病の意味するところは漠然と知っていますし、統合失調症のようなものでさえ、ぼんやりとわかっています。けれども、境界性は何を意味していて、パーソナリティ障害とは何なのでしょう？　邪魔をさせないように、境界性を片付けてしまいましょう。境界性は二十世紀初頭に作られた用語で、この障害が精神科診断の二大領域である神経症と精神病の中間に位置すると示すことが意図されていました。この点についてはこれしか言いません。この障害の把握や診断がいかに厄介であるかのヒントにはなるでしょうが、あなたの愛する人の理解には無関係だからです。パーソナリティ障害に関して言うと、あなたが知っておく必要があるのは、この用語は、あなたの愛する人がその人のパーソナリティに基盤を置く慢性的行動パターンを示すことを意味するということです。これが本質的に意味しているのは、この行動パターンがすべてに、つまり気分、行為、人間関係に影響するということです。あなたもおそらく自分の経験から、このことをかなり明白にわかっているでしょう。

もう少し詳細に入って、『精神疾患の診断・統計マニュアル』（ＤＳＭ‐Ⅳ‐ＴＲ：ＢＰＤや他の障害を診断するためのガイドとして、精神科医とその他のメンタルヘルスの専門家が用いる手引書）を調べると、九つの診断基準がリストアップされていることがわかります。それらは自殺行動や自傷行為から、精神病的行動、見捨てられることを回避するための行動まで、幅広いものです。これらは多くの場合、厳密に特定することが困難な、厄介な基準です。多くのメンタルヘルスの専門家が、これらの基準を用いてこの障害を診断することは骨の折れる作業だと思ってきました。なぜなら、これらの基準は広範囲に及んでいますし、この障害は非常に多種多様な姿で出現し得るからです。たぶんあなたの愛する人は劇的で、衝動的で、感情的でしょう。よくあるプロフィールであり、この章で私がそれとなく言及してきた特徴です。けれども、あなたの愛する人が、しばしば無感情あるいは麻痺したように見える場合（この点については、この章の後の方でさらに説明します）にも、やはりこの障害に該当するかもしれないのです。ＢＰＤをもつ人の中には、親や友人としては非常に素晴らしいのに、仕事を継続できない人がいます。アルコールや薬物を乱用して、生活のどの領域においても正常に機能できない人もいます。残念ながら、DSMの基準は、これらの人々が皆、基盤にある同じ問題に苦しんでいることを理解しにくくしているように思われます。

また、DSMの言葉遣いはBPDを治療不可能なように思わせ、この診断を与えられた人々の意気消沈に拍車をかけてしまいます。サディーに診断を下し、ブラッドの気持ちをさらに乱すだけだった精神科医が、まさにこの例です。

マーシャ・M・リネハン博士は、私がBPDをもつ人たちを助けるために使用している治療法である弁証法的行動療法（DBT）の創始者ですが、この障害の中で何が起きているのかを把握して特定する、もっと良い方法があるはずだと考えました。そこで博士は、診断を五つの調整不全領域に再分類しました。すなわち、BPDをもつ人が他の人々のようには自分自身――自分の行動、自分の感情、自分の思考――を調整できない五つの面を特定したのです。診断上の「症状」をこのような下位グループに分割するので、あなたの愛する人の行動、そしてまたこの障害をもつ他の多くの表面的には大幅に異なって見える人たちの行動が理解可能となり、さらに重要なことには、治療可能となるのです。

これらの下位グループのことがわかれば、あなたがあなた方の関係においてそんなにも途方に暮れてしまう理由もずっと理解しやすくなります。あなたが関係の保持になおも心を寄せているのに、その関係を改善するために何ができるか決めることにひどく苦労する理由も理解しやすくなるでしょう。以下に記述されている五つの領域について読みながら、それらの問題があなたの愛する人に見出せるかどうか、自問してみてください。素人診断を勧めてはいませんし、決して価値判断を求めているのではありません。鍵となるのは、いくらか距離を置き、テレビを見ているかのように行動を観察することです。苦痛な出来事の蒸し返しに巻き込まれずにいることは難しいかもしれませんが、これらの下位グループに当てはまると思われる行動を理由に、あなたの愛する人への解釈や非難の中に飛び込まないようにしてください。その代わりに、ただパターンに気づけるように努力してください。それが自分のバランスを取り戻して、「迷子になっていない」状態になるための第一歩です。

◈極度に敏感でひどく反応的な感情

ジルは毎朝目覚めると自分自身に言います。「今日は過剰反応しないわ」。ジルは子どもたちの朝食を作るために一階に降り、すぐに子どもたちの学校に行く支度がはかどっていないことがわかって、自分がイライラしだしていることに気づきます。学校では、彼女は娘の教師と話をするために校内に立ち寄りました。教師は彼女の娘がリーディングのクラスで悪戦苦闘していると言います。ジルは娘のことで非常に悲しくなり、それからすべて自分が悪いのだと思い始めます。恥と罪責感が高まって、気分を良くするために何かする必要が生じます。地元の百貨店に寄り、セール中の服を買います。家に帰って、どれほどのお金を使ったか認識すると、屈辱感に打ちのめされてしまいます。自分のことを「間抜け、クズ」などとののしり始めます。テレビをつけ、気づけばトークショーを見ながらすすり泣いているのです。最後に、彼女はウォッカのボトルを引っ張り出します。ほんのグラス一杯で気分が良くなるだろう、と。

ジルの例が示しているように、感情調整不全に苦しむ人たちは、いつでも高感度の感情組織のまさになすがままになっています。あなたもまた、自分も疑いなくなすがままにされていると感じていることはわかります。信じていただきたいのですが、それはあなた方のどちらにとっても愉快なことではないのです。感情の調整不全というのは、他の皆はぬるいと主張するコーヒーを飲んで、煮え湯を飲んだように感じることです。あなたならわずかないらだちを感じるだけかもしれないところで、感情調整不全の人は瞬時に激怒します。あなたが誰かに魅力を感じて気持ちが高ぶるところで、ＢＰＤをもつ人は抵抗し難い欲望を感じるでしょう。あなたにとっては少々困惑させられるだけのことでも、感情調整不全の人は押しつぶされそうな恥の感情を消し去るために急いでその場を去り、繰り返し自分を切りつけたり、バーボンを五分の一本も飲んだりするのです。

感情の調整不全がＢＰＤをもつ人の調整不全の主要領域であると知っても、あなたは驚かないでしょう。実際、他の四つのタイプの調整不全はＢＰＤをもつ人の急速で極端な感情の結果であるか、または安堵感を求める試みや感情を回避する試みなのです。

ＢＰＤをもつ人が「急速な」感情をもっているというのは、それらが急速に現れて急速に変化するという意味です。実際あまりに突然なので、あなたの愛する人の感情的変化の引き金となったのが何なのか、たぶん通常はわからないでしょう。その引き金はとても些細なことかもしれないのですから。短時間のうちに、あなたの妻なり義兄なりは笑っていて見るからに幸せそうな状態から、恥の感情でいっぱいの状態、それから怒りと悲しみに満ちた状態へとはじき飛ばされたかのようになります。ＢＰＤをもつ人が「極端な」感情をもっているというのは、それが典型的にとてもとても激しいという意味です。これが積もり積もると、あなたの愛する人の感情はあなたには予測不可能に見えるのです。

義理の姉が開いたディナーパーティを去るとき、マイクは心からの笑顔で招待への感謝を述べました。サンディーは即座にひどく動揺し、侮辱されたような態度を示しました。マイクはびっくりしました。ディナーに招かれたらお礼を言うのが礼儀ではないでしょうか？　決まり悪そうに彼は体勢を立て直そうとし、サンディーのリアクションがわからないと抗議します。するとサンディーはもっと怒り、「私のことを理解していない」とマイクを非難するのでした。マイクはますます混乱して、サンディーが友人と家族の前で完全に崩壊してしまうのを防ぐために何を言うべきか考え出そうとして、必死に頭を働かせます。去って行きながら、彼はひどい気分になります。「間違った」ことを言ってしまった自分自身を責め、それからサンディーを責めることによって心の中で自分自身に答えるのです。サンディーのような激しいリアクションを、私たちは「情動不安定（emotional lability）」と呼びます。

たぶんあなたも経験からご存じのように、情動不安定であれば予測不可能性はつきものです――誰かが急変する極端な感情的リアクションをする場合、正確にはどのようなリアクションがとられるのか決してわかりません。別の時であれば、サンディーの最初の怒りでマイクが混乱すると、彼女は（また）間違ったことをしてしまったと認識して、さらなる怒りではなく、瞬間的な自己嫌悪と恥が喚起されたかもしれません。

実際、恥はBPDをもつ人にとって第一の敵です。すでに外から受けている自らの感情的経験への非承認を、内側から強化するばかりです。あなたの愛する人が二十歳以上であれば、恥がもたらす混乱と感情の壊滅的結末を目にするかもしれません。すなわち、あなたの愛する人が感情を失くしたかのように見える時間です。これは学習の結果なのです。もっと若かった頃、あなたの愛する人の強烈で極端な感情は繰り返し破壊的なものになったのでしょう。感情的に敏感な人は人間関係を喪失し、社会的なつながりから放り出され、有給の仕事やボランティアの仕事から解雇されます（ある女性が所属していたＡＡ［アルコホリック・アノニマス］は、その女性から離れるために会合の場所を変えたとのことです）。ある程度の期間を経て、ＢＰＤをもつ人は次のようなことを学習します。「感情は悪いものだから、もつべきではない」。そこであなたの愛する人は自分の感情を過度にコントロールし始めたのでしょう（もっと若かったときにはコントロール不足だったのに）。感情があって当然という出来事の際にも、実際に感情がないかのように見えるかもしれません。もちろん問題は、その人が感情を封鎖あるいは抑制していることで、そのような感情は最終的には爆発し、その結果は通常大きな問題を引き起こす感情的出来事になるということです。

このような感情の激動はすべて、これほど強烈に感情を感じない多くの人たちにとっては非常に不快です。次の噴火に備えていつも警戒しているのでは、自分の人生をコントロールできなくなっているかのように感じるでしょう。他の誰もがもっていそうな自己コントロール力が欠けているという理由で、あなたの愛する人に価値判断を加えずにいるのは難しく思われるかもしれません。けれども感情の過敏さを、性格の欠陥としてではなく特徴として同定しさえすれば、あなたはそれほど常に愛する人の感情のなすがままになっているように感じなくてすむかもしれません——そして、他の皆には当然のことなのに、あなたの愛する人は感情をコントロールしていないということへの怒りにそれほどとらわれずにすむかもしれません。

◈他人とうまくやっていくうえでの問題

ショーナは、お姉さんが幼稚園に行っている娘の具合が悪いからと明日の昼食の約束をキャンセルしたことについて考えるのをやめられません。お姉さんが自分と会わなくてすむように言い訳を考えたのではないか、と繰り返し考えてしまうので眠れません。ほどなく彼女は泣き出し、朝の四時が電話するのに良い時間なのか考えようともせず、お姉さんに電話をします。彼女はすすり泣きながら、お姉さんが電話に出ると叫ぶのです。「私は良い妹だけれど、姉さんは一度だって良い姉だったことなんかないわ！　大嫌い！」。彼女のお姉さんはこんなことには慣れているので、ショーナは良い妹に間違いないし、自分も良い姉になろうとしている、これからはもっと努力すると穏やかに言います。お姉さんは電話を切りますが、頭が枕につくより先にショーナがまた電話をしてきます。今回はお姉さんも腹が立って、眠ってからでないと話せないと言います。ショーナが三回目に電話をしてきたとき、お姉さんは受話器を取り、ショーナを叱って電話を切ります。ショーナはもう一回かけてみますが、お姉さんは電話の電源を切ってしまったので、応答しません。

このような描写に見られる問題群を、ＤＳＭが混沌とした対人関係と呼んでいる理由は容易に理解することができます。ＢＰＤをもつ人は本当に人間関係において悪戦苦闘しています。関係をもちたくて必死なのです。実際、人との関係を世界一大切なものとみなしていて、人々が自分を見捨てるのではないかと強烈に恐れています。現実に人々はその人を見捨ててきました。根拠のない恐れではないのです。

ですから、外から見ると、BPDをもつ人が人々を追い払うようなことをし続けていることがおそらく信じ難いでしょう。しかしながら、通常これはBPDをもつ人が対人関係の中での振舞い方を本当に知らないせいなのです。そして、感情の調整不全に対人関係技能の欠如が加われば、他人との混沌とした相互作用のレシピが決定的に整ってしまうのです。

お姉さんに電話をしたとき、ショーナの感情は暴走状態でした。姉に見捨てられることに怯えるあまり、ポジティブで建設的なリアクションを受けるはずがないと大半の人にはわかるような時間帯に、衝動的に電話機を手にしてしまったのです。彼女には、お姉さんが予定をキャンセルしたときの声の調子のせいで真実を言っていないのではないかという疑念をもち、傷ついた、ということを姉に伝えられるような対人的コミュニケーション技能もありません。代わりに、彼女はお姉さんが彼女の望む姉、必要とする姉ではないと言って猛攻を加えたのです。彼女の姉は（なだめたり、怒ったリアクションをとったり、電話を切ってしまうことで）できるだけ早く電話から離れようとしました。経験上、話をしようとしても何もいいことはないと知っていたのです。するとショーナは、姉を失ってしまうのではないかとひどく恐ろしくなりました。心配し、パニックになり、電話をかけ続けました。ショーナは、まさにこの行動が姉との関係を危機に陥れ、彼女が最も恐れていること、つまり姉が彼女と絶縁するという事態が起こりかねないことを認識していないのです。

BPDをもつ人の多くが、一つの仕事を続けるのに非常に苦労しています。あらゆる種類の与えられた仕事をこなす知性がない、という理由であることは稀です。ブラッドが自己懐疑に陥っている間、彼の家族と友人はサディーが彼を「使って」いるのだと彼に納得させようとしました。次々と失業する人の近親者は多くの場合、そういう人間は無責任で、怠惰で、操作的であって、正常な成人としての責任を果たすよりも他人に金銭的支援をしてもらうことを好んでいるのだと結論づけます。しかし、このような人が実際に欠いているのは、礼節ある生産的な職場の人間関係を可能にする対人関係技能なのです。あなたの愛する人にこのような技能が欠けていることと、その欠如の結果が感情調整不全と結びつけば大変なことになるとわかれば、あなた方の関係の亀裂を広げるにすぎない価値判断は保留することができるのではないでしょうか。

◈衝動に基づいて行動する——それが危険な時でさえも

リンダはひどい一日を過ごしました。寝起きが悪く、偏頭痛がしました。偏頭痛の薬をもらお

う と救急治療室に行きましたが、待ち時間が四時間ありました。看護師の彼女に対する態度は無礼で、リンダは病院の職員が自分を薬物中毒者のように扱ったと感じました。何の治療も受けないままに病院を出て、代わりに近くのカジノに入りました。リンダは、所持金もポーカー台のATMで引き出したお金もすべてすってしまいました。ホテルの部屋を借り、バーボンのボトルを注文し、バッグに入っていたすべての錠剤を飲み込みました。大声で独り言を言い始めたので、ホテルのマネージャーが様子を見に来ました。リンダは結局救急治療室に逆戻りしたのです。今度は腕を拘束されて。

ジョーは部長と口論になりました。机に戻ったものの、あまりに腹が立って集中できませんでした。彼は仕事を放り出し、席を立ってしまいました。ひとたび車に乗ると、ジョーは自分のしでかしたことを認識しました。恥の気持ちに圧倒されて、そこから飛び降りるために一番近い橋へと向かったのです。

キャロラインは大学生です。美人で頭が良く、才能あふれる女性です。しかしながら、試験前にはとても不安になります。試験に向けて勉強しますが、内容がわかっていても不安がどんどん大きくなっていきます。試験直前には、一枚刃のかみそりで四、五回自傷行為をします。不安が手に負えるものとなるのです。

このような話がおなじみのものでしたら、調整不全の三つ目の領域が、ＢＰＤをもつ誰かを愛している人々に最も恐怖を植えつけるものであることもご存じでしょう。これは行動の調整不全と呼ばれていて、それにより、ネガティブな結末から学習することがないかのように、衝動的に繰り返し行動してしまうのです。英語のことわざに「跳ぶ前に見よ」（Look before leap：行動に移す前に慎重に考えよという意味）がありますが、ＢＰＤをもつ人は時として危険な活動に「跳び込んで」いく前に、「見ない」（用心しない）ように見えます。見はするものの、いずれにしても跳び込んでしまうように思われる場合もあります。衝動的行動は、あなたの愛する人が時として入院したり逮捕されたり、ホームレスや一文無しになったりするという結末につながるのです。

衝動で行動すること

もしあなたの愛する人が仕事を辞めたり、関係を断ったり、暴飲暴食したり、下剤を使ったり、深酒をしたり、薬物を使用したり、万引きをしたり、犯罪を働いたり、逃亡したり、何にせよ衝動的なことをするのであれば、その人は調整不全行動に携わっています。これらの行動に駆り立てられるのは、非常に多くの場合、気分を良くするか、少なくとも強烈な感情を除去するのに役立つからです。これらの行動に携わることで、あなたの愛する人は感情を回避するか、封鎖することができ、自分自身に安堵感を供給できるのです。けれどもその安堵感は一時的なものにすぎません。短時間は気分が良くなりますが、それから新しい苦痛な感情が衝動的行動への反応としてわいてきます。その感情とは通常、恥と罪責感です。恥や罪責感はその人をとても苦しめるので、その人はしばしばその感情を封鎖しなければならず、こうしてひとつのサイクルが始まります。苦痛な感情を封鎖しようという衝動のせいで、精神や身体を変容させる物質を用いることが典型的な手段となります。しかし以下に論じるように、自分の身体を切る行為や他の形態の自傷のような自己破壊的行動も用いられます。

ＢＰＤをもつ人は、特に感情が高ぶっているときに判断力を失うようです。いくつかの点で、感情的に脅迫されている場合の愚かな意思決定の方が、衝動的な意思決定よりも理解しやすいものです。賢明ではない愛欲を追及したり（見ず知らずの他人とバーから帰宅するなど）、大金を使ったり、思いつきで旅に出たり、上司や他の権威ある人物を叱りつけたり、例の深夜の電話をかけたり、家出したり――たまたま思いついたこと（時として実行に移す前には考えてさえいなかったように見えること）を何であれしでかして、その時感じていた不快な感情をなだめます。長きにわたって衝動的行動が感情を緩和する機能を果たしていると、それは感情に対するほとんど自動的な反応となります。つまり、苦痛な感情を全面的に経験する前に、衝動的行動をするという意識的決断もなく、衝動的行動に着手するのです。

衝動的行動には私たちが負の強化と呼ぶ力があります。衝動的行動は、ネガティブな感情を隔離するという結果をもたらします。ＢＰＤをもつ人は自分の過ちから学ばないとはよく言われるところですが、そうではないのです。問題は、感情を封鎖する行動が意思決定より早く起こってしまったり、感情の不快さを和らげる衝動が他の何よりも強かったりするということなのです。また、これらの行動がたとえ短い間でも実際に目的を叶えるということを思い出すと、ＢＰＤをもつ人がただ頑なに学習を拒否しているわけではないことも容易に理解できるでしょう。

残念ながら、愛する人にあれほど苦難をもたらす衝動的行動をあなたが観察している――そして、それに影響されている――ときには、あなたは混沌の中で無力に感じ、途方に暮れてしまう可能性があります。理解し、助けたいのですが、あなたの配偶者や兄弟・姉妹はどうにも自己破壊的な行動をやめようとしません。弁証法的行動療法は、その人自身にとって最も有益な振る舞いを始めるために必要となる技能を授けます。後の章で詳しく述べるように、その間、あなたにも揺るがずにいられるようになるためにできることがあります。

自殺企図と他の自傷

ＢＰＤをもつ人の多くが何度も自殺を試みるというのは、残酷で恐ろしい事実です。自殺の試みではない自傷行為もあります（自分の身体を切る、ひっかく、火傷させる、縫合糸を抜く）。これらの行動は本当に恐ろしいものです。ＢＰＤが自殺とは違う自傷を一部の人たちに引き起こすからといって、それは彼らが自殺を試みはしないという意味ではないと理解しておくことが不可欠です。BPDをもつ人は自殺しない――ただ「操作している」か「アクティング・アウト（行動化）」しているだけで、死にはしない――という近年の俗説とは反対に、およそ一〇％は実際に自殺で亡くなっています（BPDをもつ人にとって、自殺は最大のリスクであり、自分の身体を切ることから始めた人のうちの一一％が自殺で亡くなります）。これはあなたが対処しなければならない現実ですから、私はこの難しい話題を第12章で取り上げています。けれども今のところは、自殺がなぜこれほど共通した欲求衝動となっているのかを理解すれば役に立つでしょう。

別の領域の調整不全が、主要領域である感情調整不全からの救済を意図するとき自傷が行われます。時々、耐え難く苦しい感情を誘発するような何かがBPDをもつ人に起きます。感情は積もりに積もって、その人はついに文字通り痛みで破裂しそうだと考えます。自殺がその感情的苦痛を止める唯一の方法だと考えるに至るかもしれません。時には自殺すること（あるいはただ死んでいる状態）について考えるか妄想するだけでも、強烈な感情を弱められるのです。実際に、死んだ状態について考えることを含む自殺行動が、強烈な感情状態からの本物の身体的解放感を与える、と示唆する調査データもあります。他の自傷行為も同様です。強烈な感情状態を静める効果があるのです。もちろん、これは私たち皆に当てはまります。違いは、BPDをもつ人は感

BPDをもつ人たちの間では、実際に自殺が起こります。切ることと他の自傷行為が必ずしも自殺企図というわけではありません。

情的な感度が高いので、自傷が提供する安堵感をずっと強く必要としているという点です。また、多くの場合、ＢＰＤをもつ人は安堵感を得るためのより効果的な行動を用いるという技能をもっていません。

時には、苦痛な感情がそもそも発生するのを阻止しようとして、自殺行動や自傷行為に出る場合もあります。もしあなたの愛する人がこの行動パターンを習得してしまっているなら、自殺／自傷反応はほとんど自動的になるでしょう。何かが起こると、即座にその人は自分のしていることについて考える様子もなく、自殺行動や自傷行為に走るのです。この自分自身を害するという反射反応は全く奇異に見えるかもしれません。少なくとも理論上は私たちの大半が、耐え難い痛みをおしまいにしたいという衝動を理解できます。けれども、ある出来事による苦痛を経験さえせずに、その出来事の後いきなり自傷に及ぶ人がいるという考えは、理解不能に思われるでしょう。そういうわけで、あなたの愛する人の内的経験を理解することがとても重要なのです――これらの行動を観察し、それらをあなた自身の（非常に異なっているけれども、もっと一般的な）内的経験という文脈で解釈しようと試みると、ある種の超現実的な宇宙で漂流しているかのように感じるかもしれません。

愛する人の自殺行動を理解しようとするときには、そのような行動があなたや他の誰かを操作するためのものであるという価値判断的な考え方をしないようにすることが特に重要です。時々

ＢＰＤをもつ人は（そして他の人たちも）他人からの反応を得るために自殺行動に従事します。しかし、そのことをいつも意識しているわけではありません。意識しているときでさえも、普通はあなたの同情を引こうとして企んだわけではないのです。その人は頻繁に衝動的に行動していることを思い出してください。また、あなたの愛する人には助けを求めるために使える対人関係技能がないとすれば、苦痛を和らげるための選択肢がずっと少ないということも忘れないでください。

数週間前、私のあるクライアントは一人で家にいて、退屈していました。彼女はとても孤独で、母親に無視されていると感じていました。母親は、特別なニーズを抱えた病気の子どもの世話をしていたのです。私のクライアントは数回脚を深く切り、地元の救急治療室に連れて行かれるはめとなりました。クライアントと私がその行動について話したとき、退屈を紛らわすために自傷を行ったと彼女は言いました。彼女はまた、「お母さんに、私にも注意を払う必要があると伝えたかった」のです。

別のクライアントは、夫が自分に対してとても批判的だと思い込んでいました。彼女の自殺行動のパターンを調べてみて、彼女が大量服用をした後、夫が一定期間批判をやめる傾向があることに私たちは気づきました。批判をやめさせるために自分を傷つけることは、彼女の明白な意思決定によるものではありませんでしたが、彼女の行動は実際に夫の行動を変えていたのです。これは把握が難しい差異かもしれません。私たちの大半にとって、ある反応を意図的に引き出そうとせずに、その反応がついてくるような行動を誰かがし得るということは理解し難いのです。しかしながら、すべての動物がこれを行います。もし子どもが病気で学校を休み、あなたがその子の好物を特別にあげたなら、その子はより頻繁に病気をするようになる可能性があります。その子は、「ふむふむ、学校を休むとママがアイスクリームをくれる」とは考えていません。病欠の日がただ増えるのです。もし私が、夫が家事の一仕事を終えるたびに夫を（彼の大好きな）アクション映画を見に連れて行くなら、彼は家事をもっと頻繁にやってくれるでしょう。映画が見られるように家事を終えるという意識はないでしょうが、しばらくは効果が持続するのです。

自傷行為は学習されたものであるとの理解が重要です。自殺は私たちが生まれつきもっている行動反応ではありません。どこかで、どういうわけか、あなたの愛する人は自殺行動あるいは自傷行為が自分にとって機能することを学んだのです。その行動は（切ることで退屈を紛らわしたクライアントのように）感情を調整するのかもしれませんし、（夫が批判を中断してくれる女性のように）他人の行動に望ましい影響を与えるのかもしれません。あるいは、その人が「ゾーンアウト」（以下に定義する解離のこと）するのを止めるのかもしれません。「利点」が何であれ、あなたはたぶん、自傷を何らかの問題を解決する良い方法であるとみなす人がいるという考えに驚いていることでしょう。あなたは愛する人がどうしてそのような劇的な行為に走るのかわからず、何度も苦悩してきたことでしょう。どんな問題を解決するにしても（あなたにとっては）明らかに良くない方法だというのに。自傷は衝動的に仕事を辞めたり、見知らぬ他人と親密な関わりをもったりする行為と同様に、行動調整不全の一つの形態にすぎないのだと留意しておけば、自分のバランス感覚を取り戻す役に立つでしょう。良い知らせがあります。学習した行動も解除することができ、より健全な選択肢と置き換えることができるのです——これが弁証法的行動療法の目標の一つです。

◈自己感覚の喪失、あるいは自己調整不全

私はかつて、チョコレートアイスクリームとバニラアイスクリームのどちらが好きかを言えない人を治療していました。私はアイスクリームを買うために彼女を店に連れて行ったのですが、彼女は決断を下せなかったのです。「どれがいいですか？」と私が質問したとき、彼女の真摯な答えは「わかりません」でした。私たちの大半は、このような些細な好みについて考えなければならないことはありません。BPDをもつ人はしばしば、自分は何が好きかという感覚、自分の価値の感覚、自分が何者であるかについての感覚をもっていません。

他にも、親密な関係がいつも短命に終わったり、混沌状態になったりするクライアントたちが

いました。そうなってしまう理由は、自分が相手との関係で何を望んでいるのかわからない、自分と関係を続けたいと思う人などいないと考えている、というものでした。自分がどのようなパートナーを望んでいるのかわからないのです。性的好みがはっきりしないことも多いのです。空虚なので、他人に空虚さを埋める手伝いをしてもらいたがるのですが、自分など空虚な状態にしか値しないという信念とも格闘しています。私のクライアントの一人は、自分自身を底に穴の開いたバケツと描写しました。何ものも、空虚さ以外のものを感じさせてはくれないのです。

私たちのほとんどは、自分が何者であるか、世界のどこに位置するかについて、少なくとも何かしら考えをもっています。私たちには役割があり、自分の価値の感覚があり、好きなものと嫌いなものを知っています。夢や目標があります。ＢＰＤをもつ人には自分が何者であるかという感覚がありません。その瞬間に、自分の経験が何であるか——身体に何を感じるか、自分の思考と感情がどのようなものであるか——を同定できません。しばしば自分自身をとても残酷に価値判断し、将来に向けて現実的な目標を立てようと悪戦苦闘します。自分の価値や好き嫌いを知らないのです。

自分が何者なのかがわからないという状態は、ＢＰＤをもつ人の感情が極端であることの副産物です。ほとんどの時に強烈な感情をもっている人たちは、自分の内的経験と状況へのリアクションに注意を払えません。ハ

個人的好みの意識がない人々が、どうして自分が何者なのかを理解し始めることができるでしょうか？

リケーンのど真ん中で、道路標識を読もうとするような感じです。道路標識はくるくると回転し続けます。あなたはそれが道路標識だと知っていますが、そこに何と書いてあるのかわかりません。BPDをもつ人は価値観や好みというものがあることを知っていますが、妨害する感情のせいでそれを読み取れないのです。自分が何者であるか把握できないので、何ももたず道に迷っているように感じます。迷っていて空虚に感じることは恥の気持ちを増し――悪循環は続きます。

何味のアイスクリームが好きなのかわからなかった女性には自己の感覚がなく、彼女は衝動的な決断を下していました。自分を導く中核的信念や価値観や個人的な好みがなかったのです。自己の感覚がないので、私が出会ってきた他の多くのBPDをもつ人と同じように、彼女は自分と関係をもちたいと望む理由など誰にもないと考えました――自分のポジティブな属性が何であるかを知らなかったのです。もちろんこれは彼女の人間関係の安定性に影響しました。それが原因でさらに感情的になり、より多くの衝動的決断をし、人々はなぜ自分と関わり続けるのだろうと心配になったのです。

◈いったい何を考えているのでしょうか？

「あなたは何を考えていたのですか？」という質問を、あなたも自分の愛する人に何度も何度も聞いたかもしれません。人を当惑させる行動、感情的なリアクション、対人的失策、自分が何者かについての多くの疑念のため、周りで見ている人はＢＰＤをもつ人の生き方に仰天してしまうことになります。あなたの質問への答えは、あなたの愛する人はあなたが考えるのと全く同じように考えているわけではないかもしれない、というものです。調整不全の最後の領域は、認知の調整不全と呼ばれるものです。他の領域と同じで、このタイプの調整不全は、人それぞれ、異なる時に、異なる形態をとる可能性があります。

注意を払うことの困難

一つの形態として、認知調整不全の人は自分の注意を制御することに大いに苦労します。感情は誰にとっても集中力を妨げるので、ＢＰＤをもつ人の巨大な感情は集中困難を引き起こします。たぶんあなたが何かについて本当に感情的になってしまったときのことを思い出してください。誰かと話そうとしたでしょうし、せめてテレビでも見ようとしたでしょう。しかし会話にもテレビ番組にもついていけなかったのではないでしょうか。あなたの感情が集中力に影響していたのです。

ＢＰＤをもつ一部の（すべてではありません）人は、私たちが解離と呼ぶものを自動的に起こすかもしれません。解離には多くの科学的説明がなされていますが、くだけた言い方をするなら

「ゾーンアウト」する（朦朧、ぼんやり、上の空といった状態になる）ことだと考えられます。あなたが家に車で帰って、それから全然注意を払っていなかったことに気づき、どうやって帰宅したのかよく覚えていなかったとすると、あなたは低レベルの解離を起こしたのです。私たちは誰もがある程度まで解離します。解離する人はしばしば、極端な感情的リアクションを誘発するようなことがあると解離します。何か苦痛なことについて話す、苦痛な出来事の記憶を呼び覚ます場所に行く、などです。

時々、BPDをもつ人は解離を「シャットダウンすること」と表現します。時には表情が消え、動かなくなり、声が一本調子になるので、あなたの愛する人が解離していることは明白かもしれません。その人が完全には存在していないかのように見えるでしょう。別の時には、解離は非常に微妙で、気がつかないでしょう。リストカットなどと同じように、解離は強烈な感情的経験から解放してくれます。苦痛な刺激とあなたの愛する人との間に、急に壁をこしらえるようなものです。問題は、それがその場しのぎにすぎず、あなたの愛する人が感情を経験していないということです。私たちは誰でも、機能的な生活をするためには感情を経験しなければなりません。

パラノイア（妄想）

BPDをもつ人は実際に妄想状態になるときがあります。通常、パラノイアは感情が極端であることと対人的な混沌状態に深く関わっています。あなたの愛する人は、あなたが去って行こうとしているのかいないのかで頭がいっぱいになっているように見えるかもしれません。もちろんこれがその人をより感情的にし、もっと怖がらせ、あなたが去って行こうとしていると確信させることになります。その人は、あなたの行動がその人を見捨てようというあなたの計画を暗示しているとの確証を求めます。あなたは実際には決別を考えてはいなかったのですが、当然ながら、このような極悪な陰謀をもっていたと言われることには反応します。不当に非難される重圧の下であなたは感情的になり、あなたの愛する人はこれをあなたが別れようとしている「証拠」として使うのです。このサイクルが続き、あなたは実際に、なぜあなたや二人の関係を信用していないこの人物と一緒にいるのだろうとの疑問を持ち始めます。このように自分自身を信じられなくなると、自然と途方に暮れたように感じるでしょう。次のような事実もあなたを途方に暮れさせます。切羽詰まると、BPDをもつ人は「他人が自分をひどい目に遭わせようとしている」として、あまりにも疑い深くなるか、怯えてしまい、現実を見失ったかのように見えるのです。あなたは愛する人が精神病的な障害（統合失調症など）を病んでいるのではないかと心配し始めるかもしれません。けれども、妄想の引き金になったものが消えると（例えば、家族の集いが終わったとき）、妄想も消えます。あるいはBPDをもつ人の全般的な生活ストレスが減少すると、それに伴って妄想も収まっていきます。これは通常大いに安堵感を与えますが、あなたはなおも次のエピソード（発作）を恐れて暮らすことになるでしょう。覚えておくべき大切なことは、妄想は短期間しか続かず、ストレスがそれを誘発しているという事実です。感情が強烈であるために、ストレスの多い状況であなたの愛する人は過度に疑い深くなり得るのです。

これらの行動パターンすべてがどのように関係しているのか、わかりますか？

たぶん、あなたにも調整不全の五つの領域が相互作用し、他人の当惑を招く行動が生じる様子がわかってきたのではないでしょうか。たぶんあなたは、あなたの愛する人はあなたから何かしらのリアクションを引き出すために、わざと「狂った」行為をしているのではなく、彼ら自身もこのジェットコースターに引きずられているのだという可能性を考察できるようになっているでしょう。感情を強烈に感じることと、感情の調整方法を知らないことが、痛みを和らげるための死に物狂いの行為につながるのです。このような死に物狂いの行為の顛末として、あなたの愛する人は職場で拒絶されたり、愛情関係で見捨てられたりすることを恐れるようになるかもしれません。集中することと、失敗から十分に学ぶことが難しいために、ＢＰＤをもつ人は傷つけられる事態を予期して攻撃に出るかもしれません――そしてそれが見捨てられるという自己充足的な

（その通りに成就される）予言につながっていくのです。見捨てられることはより多くの痛みを引き起こし、その人の無価値感を強めもします。自己の感覚なしに、その人は激しく揺れ続け、新しいパートナー、新しい仕事、新しい友人を試します。何かがあるいは誰かが自分にぴったりと適合して、自分が何者か定義することを手伝ってくれるのかどうか確認したいのです。明らかに破壊的なサイクルであるとはいえ、これはその機動力になっているものを理解できなければ、断ち切り難いサイクルです。弁証法的行動療法は、何が起こっているのかを理解し、激しい感情と後続の行動を調整できるように、あなたの愛する人に力を貸すことができます。弁証法的行動療法の原理のいくつかを採用し、調整不全の五つの領域への理解に基づいて愛する人に反応すれば、あなたもバランスを取り戻し、二人の関係を維持していく方法を見つけることができるでしょう。

第2章 何がそれほど感情的にさせるのか？

ＢＰＤは複雑です。その中核には、感情の問題があります。けれども、超敏感な感情組織から放射状に伸びているのは、日常生活のすべての面での問題です。感情の調整にあまりに苦労するので、ＢＰＤをもつ人はしばしば人間関係がぐらついています。考えずに行動し、考えているときでさえも有効な行為を思いつくことができないのです。気が散ってしまい、時々妄想状態になります。何を言うか何をするか、何が事実で何が事実を自分が解釈したものなのかも、本当にわかっていないのです。当然ながら、ＢＰＤの方向性や目的地を予想することは難しく、いつ脱線し、何かに衝突してバラバラになってしまうかわかりません。苦悩を与える制御不能な感情は、広範囲にわたる人生の問題を引き起こし、結果は通常、混沌状態となります。

それではあなたの愛する人はなぜ感情をコントロールして、自分の人生（とあなたの人生）から混沌状態を追放するために必要なことをしようとしないのでしょうか？

そんなに簡単な話ではないからです。赤毛や黒い肌で生まれる人、音楽、スポーツ、数学の才能をもって生まれる人がいるのと同様に、ＢＰＤをもつ人は感情に対する特別な脆弱性を伴って生まれています。目の色を変えられないように、音楽的才能のない耳を絶対音感と交換できないように、どうにも感情のスイッチを切ることができないのです。成長するにつれて、生まれつきの感情の過敏さは内面的苦痛の原因になるばかりでなく、外部の人からの不寛容（さらには不信）にも多く直面します。この章で私が地図のように示したいと望んでいる、複雑に交錯した経路を通じて、ＢＰＤをもつ人には結局多くの技能が欠けてしまうのです。この技能とは、他の人であれば成長中に大した意識的努力もなしに発達させられるものです。

幸運にも、ＢＰＤをもつ人はそれでもこれらの技能を習得することができます。それこそがまさに弁証法的行動療法の焦点です。たぶんすでにご存じのように、ＢＰＤをもつ人が「自分の感情を制御する」ことを主張してもうまくはいきません。実際しばしば事態をより悪くしてしまいます。自分には何か「悪い」ところがあると気づかされれば、それだけでも苦痛な感情を喚起するからです。弁証法的行動療法は特定の技能という形態での代替案を提供します。良い人間関係を維持し、苦悩を許容し、危機的状況を生き延び、感情を重要な資源として用いることを学ぶために役立つ技能です。（感情というものはそのように用いるものなのです）。後でおわかりになるように、あなたの愛する人が弁証法的行動療法を受ければ、感情をコントロールする力が実際についてきます。その人がこの種のセラピーを受けていなくても、あなたがこの本で学べば、あなたはその人を助ける方法を伝授されるでしょう。この方法は、その人に不可能なことを実行し、生まれつきの感情的脆弱性という特性を振り払うように、などとは要求せずに、その人が感情の渦潮に巻き込まれないよう手助けするものです。その間、これらの技能を使えば、あなたの感情を平静に保つことにも役立ちますから、あなた自身のストレスとフラストレーションを緩和することもできるでしょう。

> 「感情をコントロールしなさい」と言われると、ＢＰＤをもつ人は感情、特に恥の感情が増すばかりです。恥はほとんどの人が耐え難いと感じる感情です。

高度に感情的になるように回路が形成されている

ＢＰＤを形成するには、二つの基本的材料と時間が必要です。最初の材料は生まれつきのもので、感情に対する生物学的な脆弱性です。これを、私たちが感情を経験する方法という点においてすでに組み込まれてしまっているものと考えてください。私たちのそれぞれが、ある強度で感情を感じるように生まれついています。感情をこのように見ることには慣れていないかもしれません。私たちは皆、感情を同じ方法で同じ程度に経験すると信じている人もいます。他の人よりも強烈に感情を感じるように見える人でさえも、ただ周囲の人よりも自己コントロールを利かせていないだけだと信じているのです。けれども、各人がどのくらいの感情をどのくらい頻繁に感じるかということは選択の問題ではないということが科学的研究からわかっています。病院の新生児室で新生児が様々なテストに反応する様子を観察すると、個々の人間は学習によって反応を形成する機会が生じるずっと以前に、多様な感情的反応をもっているということがわかります。このようなテストの一つで、赤ちゃんたちは羽毛で鼻をくすぐられました。ほとんど何の感情的反応もない（何もしなかった）赤ちゃんもいれば、穏やかな感情的反応をする（身体を動かした）赤ちゃん、泣き出してなだめるのが大変な赤ちゃんもいました。激しい感情的反応を示した赤ちゃんは、その後「感情的刺激に敏感」とみなされました――ある種の感情を喚起するような経験に、より速くより強烈に反応したのです。つまり私たちは感情の経験の仕方という点で、明らかに生まれつきのコードを付与されているのです。

あなたが知っている子どもたちについて考えてみれば、この理論が大いに裏づけられることがわかるのではないでしょうか。私たちは、ある赤ちゃんは「すぐにむずかる」と言い、他の赤ちゃんは「あやしやすい」などと言って、早いうちから子どもの感情的気質を描写し始めます。しばしば親は、第一日目から自分の子どもが示す独特な性向に驚くのです――ジョニー坊やはジェニーお姉ちゃんと全く違う、と。私たちが実際に話しているのは、子どもの早期の感情的反応についてなのです。

自分自身の家族なり、親しい友人のグループについても考えてみてください。あなたはたぶん、一人ひとりからある種の感情的リアクションを期待します。例えば、シンディーには、どこに夕食を食べに行くかといったありふれたことについて話し合うにせよ、悪化している大叔母のエマのアルツハイマー病にどう対処するかという重大なことについて話し合うにせよ、いつだって家族の話し合いの向かう先が見えています。彼女の夫のバドは落ち着いてそこに座っているでしょう。何事にも何の感情的リアクションも示しませんが、意見を求められたときにはよく考え抜かれた「査定」を出すのです。こらえ性のない妹のジョージアは笑って、最も深刻なセリフでも軽くあしらうでしょう。母親は誰かが口論を始めると部屋を出なければならなくなるでしょう。父親は誰かが彼に不敬な態度を見せたと感じたならば、大声を上げて怒るでしょう。多くの感情をもち、そのすべてが強い人もいます。感情に乏しい人もいます。感情のバランスがとれているように見える人もいます。いくつかの感情は非常に強烈に感じ、他の感情は穏やかに感じる人もいます。

ＢＰＤをもつ人は、感情に対して極上級の脆弱性を抱えています。新生児室にいる、羽毛で鼻をくすぐられると極端な反応をする赤ちゃんだということです。もしあなたがＢＰＤをもっている人と一緒に育ってきているなら、「感情的」と表現されるような子どもを記憶しているに違いありません。あいにく、そのような一般的な用語は、今日その人を理解し、その人と共に生きるうえでは多くのことを語らないでしょう。しかし、もしこの感情のあり様を丁寧に分解してみるなら、「感情的」であるということは、本当はコントロールの欠如というよりも、異なる方法で感情の大変動をもたらす三つの別々の傾向である、ということが理解しやすくなります。

◈感情の過敏さ：すばやく引き金を引く指

先日の夜、一人の女性が、全く感情的に不快な様子も見せずに冷静に私のオフィスに入ってきました。彼女は、話し合いたい問題は本当に一つしかないと言いました。彼女は、高校の芸術教員としての仕事を学期の途中だけれど辞めるべきかどうか、答えを出そうとしていました。その件を議論し始めながら、私はこの問題を解決するために何を考慮する必要があるのか、彼女が考え出せるように力を貸しました。教えることをやめたいのか？　芸術を教えたくないのか？　契約した学年中に辞職することの影響はどのようなものか？　彼女は私にとても腹を立てました。私は話を中断しました。私は、彼女が必要とすることをするために自分はここにいるのだと言い、問題を明確に浮かび上がらせることに戻ろうとし、彼女がどう感じているかわかっていると伝え、彼女の経験のどの部分が理に適っていて賢明であるかを伝えようとしました。彼女はますます怒りました。私が彼女の問題を理解していないから怒っているのかと尋ねたとき、彼女はそうではないと言いました。私が実際に理解していて、それは彼女が愚かであることを意味しており、私がそれを考えつくのに短時間しかかからなかったことに、彼女は怒っていたのです。私は、時として外から見る方が簡単であり、問題をどうするか考えることはフラストレーションがたまるものだ、と伝えようとしました。すると彼女は意気消沈し、涙ぐんでしまいました。私が何をしようとも、私の反応は間違っていて、彼女をもっと怒らせるか、動揺させることにしかならないようでした。最後に私は言いました。「ここで何を言ったらよいのか、どうにもわかりません。あなたの力になり、希望を与えたいのですが、うまくいっていません。あなたを助けるために、私に何をしてほしいですか？」。この時点で、一つの問題に答えを出してもらおうと思ってここに来たのにと言って彼女は激昂し、私がそれに対して仕事をきちんとやっていないと言いました。

これが感情がどんなに敏感であるかを外から見た姿です。大半の人にとってはほとんどあるいは全く何の感情も引き起こさないことが、ＢＰＤをもつ人に対しては大いに感情を誘発するのです。しばしば「直情径行」「どうにも過敏である」などと描写されます。私たちが「ネガティブな」感情（恐怖、悲しみ、怒り、恥、罪責感）とみなすものの引き金であれ、もっと「ポジティブな」感情（喜び、幸せ、愛情）とみなすものの引き金であれ、どのような引き金に対してでも感情的なリアクションが起こるのです。あなたの愛する人がポジティブな感情を経験しているにせよ、ネガティブな感情を経験しているにせよ、彼らの感情にまさに火をつけてしまったものに対して、あなた自身には感情的リアクションは出てこないでしょう。この事実のせいで、そもそもの引き金を特定することが本当に困難になります。そこで、あなたはしばしば不意打ちをくらったように感じるでしょう。このような場合、ちょうどあなたと同様にあなたの愛する人自身も、この過敏さに困惑しているかもしれないのです。しばしばＢＰＤをもつ人は、なぜそのような感情を経験しているのかわからなくて、感情を押さえ込もうと葛藤していることがあります。その間、あなたは超現実的な体験をしています。何が起きているのか、または起こったのかについて、二つの極端に異なるストーリーが存在しているのですから。

以上が、私のオフィスで展開したストーリーを私の視点から伝えたものです。クライアントの感情が沈静化して、次に進めるようになってから、私は彼女の話を聞くことにしました。彼女は予定より早めに私のオフィスに入ってきたとき、私がメールを打っているのを目にしました。五分早いですが、と言いながら入ってきたのです。私は彼女に座るようにと身振りで示して、送ろうとしているメッセージの中の一文を打ち終えさせてくれるように頼みました。それでも二、三分早く面接を開始しましたが、私がメールを書き終えて送信する代わりに、書くのを中断して面接を開始しなかったので、彼女はひどく傷ついていました。けれども、彼女はその時激しい感情に飲み込まれてしまって、何が感情をかき立てているのか全くわかっていなかったのです。そして、感情的になればなるほど、それはより激しいものとなり、さらなる感情がわき起こったのです。

このような経験をしている人にとっては、感情が「ナンセンスである」からといって、そのスイッチをただ切るというわけにはいかないのだと理解することが重要です。その人が実際に感じているような感じ方をしている理由を的確に指摘できないのであれば、それは理由などないからだろう――そして、一度そのことを指摘してやれば、簡単にその感情を感じなくてすむようになるだろう――と信じるのは容易です。しかし、そんなふうにはいかないのです。引き金を特定できないという事実は、引き金が存在しないという意味ではないのです。

あなたの愛する人が何か（あるいはあなた）のことでひどく動揺していて、あなたにはその動揺が何に関するものなのか、さっぱりわからなかったという経験がありますか？　私の知っているある女

感情的な過敏さを理解するため、BPDをもつ人を「むき出し」であるとみなしてみてください。BPDをもつ人の感情の神経の末端はむき出しのままなので、感情的なあらゆるものから強烈な影響を受けるのです。

性の夫は、その経験を次のように描写しました。「私は、妻が私の帰りが遅かったことに怒っているのだと考えました。それというのも、最初に妻がそのように言ったからです。でも彼女の言うことは変わり続けて、とうとう自分がそんなに怒っている理由はわからないけれど、あまりに腹が立っていて破裂してしまいそうな感じだと認めました。それから彼女は泣き崩れたのです」

ＢＰＤをもつ人と一緒にいて、すべてうまくいっていると思ったのも束の間、二時間後には電話がきて、その人がひどく悩んでいて、あなたのしたことにとても動揺していると言うのを聞いたことがあるなら、あなたは感情の過敏さを目撃したのです。時として、その人はその瞬間には元気そうに見えますし、あるいは本当に元気なのです。それから、後になってその人はあなたと一緒にいた時間を再生し、リアクションを始めるのです。会話に対してのリアクションかもしれませんし、自分の行動かあなたの行動に対する自分の解釈に対してのリアクションかもしれません。または、自分自身の後続のリアクション（「私はリアクションが小さすぎた」）に対してのリアクションかもしれません。これらのどれもが過敏さの一部である可能性があります。感情の過敏さに

- 境界性パーソナリティ障害をもつ人は、感じる感情の量を変更できません。
- おそらくあなたの愛する人は、自分の感情のきっかけとなるものについて、ちょうどあなたと同じように混乱しています。
- 強烈な感情的リアクションに対する「立派な理由」がないからといって、その感情を止めることが簡単なわけではありません。

より、そのきっかけとなるものにリアクションし、そのリアクションにリアクションするように仕組まれているのです。時には、その人があなたには理解できない理由で悩んでいるように見えます。問題は、これによりあなたが混乱してしまい、今や自分の経験も信頼できなくなるということです——第1章で論じた、途方に暮れて感じるパターンの一つです。次第に、あなたがこれから言おうとしている何かや、すでに言ってしまった何かに対して、リアクションが返ってこないとは思えなくなります。あなたは愛する人に与える情報を検閲し始めます。その人の感情的リアクションの原因になるだろうと予測されることを話し合わなければならないときには、実際に恐怖を感じる可能性があります。これが二人の関係にストレスを与え、ゆくゆくは関係の終結を引き起こす可能性もあるのです。

◈感情的反応：強度が桁外れ

非常に簡単に感情が高ぶってしまうクライアントがいました。彼女は多数の異なるタイプのセラピーを受けていました。感情の引き金がなぜそれほど急に引かれてしまうのかを彼女が理解できるようにセラピストたちは力を貸していました。彼女はすべてのことに対して、それが彼女への批判であるかのような反応をするので、セラピストたちは彼女のリアクションの核心に迫ることができませんでした。私とのセラピーでも、他のセラピーにおけるのと同様に、彼女は私に怒って勢いよく立ち去ったものでした。もちろん、彼女は私生活でも同じように度を越した感情的リアクションを示していました。苦しくなっては、夫と子どもを残して家を飛び出していたのです。それから自殺すべきかどうか考えながら、何時間も車で走り回るのでした。三回にわたり、ホテルにチェックインして、薬を大量服用し、たくさんのジンを飲みました。最終的に、彼女と夫との関係は壊れてしまいました。それから彼女は両親の家に移り住み、親とも同じことが起こりました。結局、彼女は家出し、自殺するかもしれないと両親が心配したせいで、彼女と母親との関係は壊れ、母親は直後に突然死を遂げてしまいました。今やこのクライアントは、家族との関係もなくなり、母親の死により母との関係もなくなったことから苦しい思いをしています。恥と悲嘆は彼女がより大きな感情的リアクションをする原因になっています。

この女性のような人は、きっかけとなるものに対して感情的に非常に敏感なだけではありません。平均的な人よりも強烈な、非常に強いリアクションをするのです。ほとんどの人では「悲しみ」になるものが、圧倒されるような「絶望」になります。怒りになりそうなものは激怒になります。気恥ずかしさになりそうなものは屈辱になります。感情の強度は桁外れであり、そして通常、感情表現もまた桁外れです（あなたの愛する人は何日間も寝込んだり、公の場で泣いたり、悲鳴を上げたり、叫んだりするでしょう）。これこそ、私たちが感情的反応（emotional reactivity）と呼ぶものです。

たぶんあなたは、あなたがどうということもない状況と見ているものを、自分の愛する人があれほど大事扱いするのを不思議に思っている自分に気づいたことがあるでしょう。あなたが疑問に感じていたのはその人の感情的反応です。感情の過敏さと同じで、あなたは極度の感情的反応に影響されるはめになる可能性があるのです。あなたはどのようにそれに反応しますか？　相手を動揺させかねないことについて話したり、行ったりするのを回避しますか？　その人の反応がどうなるか心配しますか？　そうであれば、あなたは愛する人の感情的反応について心配することから身動きがとれなくなっています。そして第1章で論じたように、その結末として、あなたは二人の関係の中で途方に暮れてしまう可能性があるのです。

第3章からは、あなた自身の不快感を和らげて関係を維持できるように、これまでのものに代わる反応について説明します。過敏さと同じように、感情的反応は自己耽溺でも「操作しよう」という試みでもないということを覚えておいてください。新しい調査からは、ＢＰＤをもつ人の過敏さとして私たちがこれまで考えてきたものは、実際には感情のベースラインの高さであることが示唆されるようになっています。これが意味するであろうことは、大半の人の基本的な感情状態が零点から百点の尺度で二十点であるとしたら、ＢＰＤをもつ人は常に八十点であるということです。つまり、あなたの愛する人は常に感情的な覚醒状態にあり、それゆえに大きなものにでも小さなものにでも感情的反応をする準備が整っているということです。他の人であれば零点から百点の尺度で二十点から三十点へと動かす状況が、あなたの愛する人を八十点から九十点へと動かします。その人は今や感情のほとんど最も極端な地点にいるのです。

ある程度まで、感情的反応は最悪を予期することの結果です。境界性パーソナリティ障害をもつ人は拒絶されることに慣れています。多くの失敗をすることにも慣れています。すべてがうまくいかなかったときのことをわずかでも思い出させるものは、同じ感情を――特に深い恥の気持ち、あるいは猛烈な怒り、またはこの二つを続けざまに――かき立てるかもしれません。たとえ現在の状況ではそのような極端な反応が正当とは思われなくてもです。

ＢＰＤをもつ人の怒りをもう少し詳しく見てみましょう。この障害を抱える人に対する典型的な見方は、「激怒発作」を起こす人というものです。そこで暗示されているのは、ＢＰＤの怒りは完全に不当である――そのように感じてしまうというのは、間違っている――というものです。怒りのきっかけになったものを理解できないときには、その感情経験全体に何か「おかしい」ところがあると信じてしまうのも無理はありません。ＢＰＤをもつ人は怒りについていろいろと問題があることは疑いようもありません。しかしながら、私はその問題をＢＰＤをもつ人が怒りを経験しているか否かという問題としては見ていません。

> **いつも**感情的に爆発・崩落寸前と感じていることがいかに大変であるか、少しの間考えてみてください。

問題は、どれほど激しく怒りを経験するかという点と、彼らと彼らを愛する人にとって、怒りの結果がどれほど破壊的であるかという点にあると見ているのです。

結局のところ、私たちは誰もが怒りを経験します。ここ最近、長時間の渋滞で動けなかったときのことを考えてみてください。はらわたが煮え返りませんでしたか？　最近、不当な扱いを受けたと感じたときはどうですか？　怒りは機能的な感情ともなり得ます。一つには、人生の中で必要とされている変化を起こすように私たちを動機づけてくれます。しかしながら、あなたの愛する人があまりに頻繁にひどく怒るように思えて、その人が怒りの感情を全くもつべきではないと信じかけているときには、怒りのポジティブな機能は簡単に忘れられてしまうでしょう。もちろん、怒りの感情をもつべきでないと期待するのは、誰に対してであっても不公平です。

ですから、問題はあなたの愛する人が怒りを経験するということではないのです。問題は、感情的リアクションの強度です。職場の上司が私に近づいてきて、私の猫が死んだことについて何か心無いことを言えば、私は間違いなく感情を、たぶん怒りを感じるでしょう。しかし、ＢＰＤをもつ人は激怒のあまり上司に悪態をついて、人でなし呼ばわりし、それから制御不能となって泣き叫ぶかもしれません。

これらの極端な感情的リアクションのせいで、他の人との関係維持はとても困難になります。私たちの大半は極端な感情的リアクションに直面したとき、うまく対応できません。私たちは、ある出来事に対してはあるレベルの感情的リアクションを予測するよう学習してきているのです。ある程度までは個人差を許容できますが、そのリアクションが予想を超えていると、無理強いのように感じます。この人はこれだけの激しい感情を引き起こしている問題を解決するために、私たちが何かをすることを期待しているのだろうか？　どうしてこの人は社会的慣習から外れているのだろうか？　少しばかりぶしつけだからといって、上司に叫んだりはしないものだし、見知らぬ他人が駐車場でその人の車を発見できないからといって、すすり泣きを始めたりはしないものなのに。他の人々にはそのような行動に出る大胆さがありません。自分の上司を人でなし呼ばわりすれば、かなり自己破壊的な結末をもたらすという現実は避けて通れないものですし、BPDをもつ人はその顛末に対処しなければなりません。しかしながら、あなたは自分の愛する人の感情的リアクションが桁外れのときでも、その人は故意に制御不能となり、配慮を失っているのではないのだと思い出すことができます。その人には、生まれつきハイパワーの感情エンジンが自分ごと暴走しないようにしておくだけの技能がないのです。

ちょっとの間、あなたの愛する人の身になってみてください。常に燃えさかる強い感情を抱えています。怒りは制御不能になり得ます。感情のせいで、主として怒りのせいで、失業し、友人を失い、家族を失い、人生の目標を失いました。これらすべてに対する自然な反応は何でしょうか？　何よりも自分自身に対し、フラストレーションを感じます。自分自身のことを「馬鹿」「欠陥人間」などと価値判断します。すべての喪失と価値判断の結果は、さらにいっそう感情的になるというものです。

これがBPDをもつ人に起こることです。大半は、感情が制御不能であると自覚していますし、この洞察がさらに多くの感情——多くは恥や罪責感——の原因となります。元々の怒りに重なると、これらの二次的感情は耐え難く感じられますし、皮肉にも、こういった感情への恐怖が別の一連の感情——たぶんあなたが愛する人を「助けていない」ことや、表現されていない理由から、今やあなたに向けられた怒り——を発生させます。これら複数の感情をコントロールする能力が欠如しているので、あなたの愛する人は泣き崩れるかもしれませんし、物理的に感情というものを置き去りにできるかのように、どこかへ立ち去ってしまうかもしれません。または（第1章で描写されたように）自傷行為を通じて感情を封鎖するための自暴自棄の試みに出るかもしれません。あなたは何が自分にぶつかったのか不思議に思いながら、そこに立ち尽くすでしょう。

> ●あなたの愛する人の感情が危険なほどに強烈であるという事実は、その感情が「悪い」ということを意味するものではありません。
>
> ●BPDをもつ人は過剰反応をする際、わざと制御不能になるのではありません。自分にとっては生まれつき激しいものである感情を和らげる方法を全く知らないのです。

◈ベースラインへの回帰の遅さ：長居しすぎる感情たち

ＢＰＤをもつ人の感情的脆弱性の第三の領域は、ベースラインに戻るのに生理学的に時間がかかるというものです。例によってどうということのない出来事に反応し、他の人を吹き飛ばすような強烈さでリアクションするばかりでなく、長い間、落ち着きを取り戻せないのです。物理的に、感情が脳内で他の人よりも長く燃えさかるのです。平均的な感情の強さをもつ人では、感情は十二秒間ほど燃えています。ＢＰＤをもつ人では、感情が二割分長く燃えるという証拠があります。そこで、あなたが経験した感情で強烈なものについて考えてみてください。その感情の経験を終わりにするのにどれほど長くかかったでしょうか。それからそれを実際の経験より二割分長く経験したと思ってください。今度は元々の感情が収まる前に別の感情が発火し、その第二の感情もさらに長くとどまると考えてみてください。これが続くのです。

ＢＰＤをもつ人は長い時間、動揺したままになります。そしてもちろん、その人は動揺したまま振る舞い、他人を動揺させるようなことを言います――自分自身や他人を非難したり、極度の絶望や自己嫌悪を表現したりします。あなたがここで受け手の側にいたら、動揺している状態に働きかけるのは至極当然のことです。そして間違いなく、リアクションをしないというリアクションも含めて、あなたにできるリアクションはほとんどすべてがあなたの愛する人の感情を温度計の頂点に戻してしまうのです。

リサはデート相手が車で迎えに来るのを待っていましたが、彼は来ませんでした。彼女はひどく傷つきました。彼女の母親が入ってきたとき、リサはソファで丸くなって泣いていました。母親は同情を表そうとし、男性に待ちぼうけを食わされるのがどれほどつらいか、自分にもわかるとリサに言いました。リサはもっとひどく泣き、お母さんにわかるはずがないと言いました。父親が入ってきたとき、彼女はちょうど落ち着きかけていました。涙が戻ってきました。父親がその男はろくでなしで、彼女はそんな奴にはもったいないと言い始めると、リサは怒って男性を弁護し始めました。この事態はどうにも収拾がつきそうにありませんでした。リサの両親がしたことは、どれも彼女を落ち着かせることができなかったのです。

外から見ると、あいにく、あなたの愛する人は乗るつもりのなかった制御不能のジェットコースターに乗せられて身動きがとれなくなっているようには見えてきません。あなたには、自分は愛する人を助ける技量がいつも欠けているのだと思えるかもしれません。時として人は、BPDをもつ人は制御不能の状態を本気で楽しんでいて、それゆえにあなたが何を言おうと、そのジェットコースターを疾走させ続けるのだと価値判断します。第4章で、あなた自身がそのジェットコースターを降りる方法についてもっとお伝えしますが、時々功を奏するのは、少しの間どのようなリアクションも先延ばしにして、あなたの愛する人に高ぶった感情を静めさせるための時間を与えることです。私のオフィスに来て、すべてを批判として聞き、私が何を言おうともますます怒るばかりだった女性は、私がただ黙り込んだときにやっと自分の感情が沈静化するのを感じ始めました。

数週間前、あるクライアントが私のオフィスにやって来て言うには、その前の面接以来、私に対してひどく腹が立っていたので、セラピーをやめてしまう計画と、「自分が本当に猛烈に怒っていることを先生に見せつけるだけのために」自殺する計画の間で行ったり来たりして、丸一週間を過ごしたと言いました。この怒りに関して、私にとって衝撃だったのは、彼がそれを丸一週間も経験していたということでした。怒りがそれほど長く続くためには、感情を再発火させなければならなかったはずです。前に述べたように、感情はおよそ十二秒間持続しますが、脳内で再び着火されればいつまでも消えません。道で割り込んできた人のことを考えてみてください。「あの馬鹿野郎め。あんなことをするなんて信じられん」と考えてその怒りを煽り続けていれば、二時間後でもその人に対して怒っている可能性があります。あるいは車を見るたびに、あなたがそうしようとしなくても、怒りが再燃する可能性があります。

私たちが怒りを再燃させる方法というのは、私たちを怒らせた人について考えることです。私たちは皆がこれ――侮辱を蒸し返して、また一から腹を立て直す――をやっています。この男性がその一週間、私が言ったことを執拗に思い起こして大量の時間を費やしたことは間違いありません。彼の感情は面接の間に発生した出来事が原因で一週間ずっと高まっていたのです。起こったのはこういうことです。何か発生したこと（路上で割り込みをされた）が理由で感情が急上昇し、それからあなたは自分の感情を強める思考や合図（「なんて嫌な奴だ」、あるいはセダン車を目にすること）に敏感になり、強まった感情によってさらにそのような合図（「やつはわざとやったんだ」、あるいは職場の数カ所の駐車場）に敏感になる……というわけです。私がクライアントに質問すると、彼は一週間の間、文字通り私への怒り以外は何も経験しなかったわけではない、とは言うことができましたが、怒りを経験したときには、何時間にもわたって繰り返し私に対して怒っているという経験をしたと言いました。その週には、彼の私への怒りを再び燃え上がらせることが数多くあったのです。私は次の面接のための宿題を出していました。宿題の用紙を見るたびに、彼の怒りに火がつきました。私の名前を彼が耳にするたびに（珍しくない名前です）、彼の怒りは燃え上がりました。夜、就寝時、彼はベッドに横になって、私にどれほど怒っているかについて考えたのでした。怒りを呼び覚ますものには外的なもの（私と同じ名前を聞く、宿題の用紙を見る）と内的なもの（私に

- 「平均的な」感情経験を上へ下へと打つ波だと考えると、BPDをもつ人の感情はずっとピーク状態です。
- 走り続ける感情を経験することは、暴走列車に乗っているようなものです。BPDをもつ人はその列車を走り続けさせたいのではありません。ただ、止め方がわからないでいるのです。

ついて考えること、面接時の記憶）がありましたが、すべてがその週の間にその感情を増大させるうえで役に立っていたのです。感情があまりに耐え難くなり、私がいる部屋に歩いて入る際の圧倒的な感情を許容できないので、私に会うために戻ってくることなどできないと彼は考えたのでした。

◈感情的脆弱性は痛みをもたらす

ここで、極度に感情的に脆弱であるとはどのような感じなのかを理解するために行っていただきたいことがあります。人生で物事がうまくいっていなくて、多くの感情を経験していたときについて考えてみてください。私に関して言えば、数年前のある時、働いていた会社が倒産しかけていて眠れなくなり、関係者も皆動揺していました。私の感情は瀬戸際にありました。その時、友人が亡くなりました。その時点で、私の経験していた全感情が肌を突き破って出てきそうな気がしました。もう一つ何かが起きたら、感情で爆発しそうだと身体で感じていたのです。私は同情や理解を望みませんでした。なぜなら、誰かが何か親切なことや理解あることを私に言ったならば、自分がバラバラになってしまいそうで怖かったのです。どのような理由であっても、誰に対しても、簡単に腹が立ってしまいました。未来についての恐れがあり、友人のことでは悲しく思っていました。スポンジのように、私は感情で膨れ上がっていました。その多くの感情の真っ只中にあったある日、あらゆる感情的苦痛のせいで皮膚が文字通り痛んでいたとき、私はこれが、ＢＰＤをもつ私のクライアントでは毎日の人生における経験なのだと認識したのです。

そこで、あなたが一番長い間、最も感情的になっていたときのことを考えてみてください。感情的および身体的にどのような感じであったか、思い出してください。複数の感情が互いに積み重なっていくことがどのように感じられたか、思い出してください。状況がいかに悪いか、そしてあなたがどれほど感情的になっているかを誰も理解してくれないという経験を思い出してください。ここで、これがあなたの愛する人の毎日のあらゆる瞬間の経験であることを自分自身に伝えてください。

愛する人に対して堪忍袋の緒が切れてきたと感じるたびに、自分の人生でのそのような苦痛な時期を思い出したくはないかもしれません。そうであれば、次のようなイメージを試してください。感情的脆弱性の奴隷になった状態とは、鍵を見つけられないのに、車に乗って出発しようと気も狂わんばかりになっているような感じです。あなたはどこかに行かねばならず、鍵を求めてあらゆる場所を探して、どんどん気がおかしくなっていきます。次に何をすべきかわからず、今にも爆発しそうに感じています。これが内側から見たＢＰＤです。

現実には、ＢＰＤをもつ人にとっては感情はあまりに激しく、あまりに簡単に火がつき、あまりに長引くので、彼らは惨めなのです。時にＢＰＤをもつ人は感情を抑える方法を発見します。自傷、自殺企図、飲酒、薬物使用、過食、下剤使用、その他の問題となり得る行動は、感情を急速に静めて安堵感をもたらすという機能があるのです。このような行動をとるのも不思議ではありません。効果があるのです！　あなたにとってはこれらの行動による害は極めてはっきりしているので、あなたの愛する人がそのような行動をとることが信じ難く思われるかもしれません。けれども、このような行動は瞬間的には苦痛を緩和するという事実があるため、やめさせることは非常に難しいのです。

ここに注目すべき点があります。世の中には感情的に過敏な人がたくさんいます。私たちはテレビＣＭの間に泣き、簡単に笑い、大いなる喜びを経験します（感情的過敏性の良い面）。私たちは他人の感情を容易に経験できるので、通常とても共感的です。けれども、私たち全員がＢＰＤをもっているわけではありません。ですから、感情的であることは、ＢＰＤを構成するうえで要求される唯一のものではないのです。もう一つ、非承認的な環境というものがあります。

非承認的な環境

感情的脆弱性がＢＰＤのレシピにおける第一の材料です。二つ目の材料は、非承認的な環境であり、時間がこの二つの材料を引き合わせます。ＢＰＤの出現をもたらす非承認的な環境について話すとき、私たちは一般に、その人が成長した環境を意味しています。

ＢＰＤをもつ人と近い家族関係にある人々が通常ため息を漏らすのは、私の説明のこのポイントにおいてです。なぜなら、その人の親族――子ども、孫、配偶者、きょうだい――がＢＰＤをもったのはその人の責任である、と私が言うものと思うからです。私はそのように価値判断することはありませんし、あなたもすべきではありません。親、パートナー、兄弟、姉妹は、皆が最善を尽くすものですし、感情的に過敏な人と暮らすのは楽ではありません。これからおわかりになるでしょうが、非承認的な環境というのはいろいろなものがあり得るのです。

私たちの誰も、感情をどうすべきなのかわかって生まれてくるわけではありません。感情を経験する能力をもって生まれはしますが、感情をどうにかする能力はもっていないのです。成長するにつれ、私たちは感情を調整する方法を学びます。これは多面的なプロセスで、本章の終わりにかけて定義していきます。私たちの周りにいる人々は、感情への対処方法を自らの行為を通じて示してくれます。感情をどうしたらよいのか、明白に子どもに指導する家族メンバーもいれば、そうしないメンバーもいます。感情的でない子どもは感情対処の点であまり指導を必要とせず、非常に感情的な子どもは自分の感情に対処する方法を学ぶうえで多くの助けを必要とします。

多種多様な理由により、家族環境の中には子どもが必要とする形で子どもに反応しないものもあります。私たちはこれを非承認的な環境と呼びます。非承認的な環境の心理学的定義は、「子どもの反応が、その行動が実際に有効かどうかは別として、不正確、非現実的、取るに足らない、病理的などと、あらゆる場面で扱われてしまう環境」です。これでは実際、言葉が散乱しているだけのようですが、次に挙げるのが非承認的な反応の例です。

子どもが緑豆は好きではないと言います。「あなたも好きなはずよ。みんな緑豆が好きなのよ」

子どもが試験で九十八点を取って帰宅します。「どうして百点を取れなかったんだい？　百点が取れたはずだよ」

子どもが空腹だと言います。「空腹なはずないわ。食べたばかりでしょ」

友達との喧嘩の後、子どもが泣きながら帰宅します。「いずれにしても、彼みたいな友達はいらなかったさ」

高校でのひどい一日の後、十代の子どもが帰宅します。「不満を言うな。今が人生で最良の時なんだぞ」（正直なところ、あなたは高校時代をもう一度やりたいですか？）

これらの例のいくつかを読んで、きっとクスッと微笑されたのではないでしょうか。たぶんぞっとしたものもあるでしょう。重要なのは、すべての親がこのようなことをどこかの時点で言っているということです。しかしながら、足し合わせて非承認的な環境となるには、これらのメッセージが蔓延していなければならず、何度も繰り返し伝達されなければなりません。非承認は何とかして子どもの私的経験を否定しようとするものです。例えば、上述の「空腹」の例では、もし子どもがグーグー鳴るお腹、食べ物について考えること、唾液分泌などを経験していて空腹だと信じているのに、年上の人に空腹ではないと言われれば、いずれその子は自分自身の空腹経験を信じなくなるでしょう。摂食障害はこれよりはるかに複雑だと考えられていますが、この種の空腹を承認しない環境は、食の障害につながる一因です。よって、非承認は子どもの経験に矛盾しなければならず、蔓延的・継続的でなければなりません。

あなたがこの先を読む前に、私は一つのことを完璧に明確にしておきたいと思います。親は、ひどい、虐待的な、感受性のない人間などではなくても、そして自分の子どもに対して最良の善意だけしかもっていなくても、非承認的な環境に貢献しかねないということです。私が出会ってきたたくさんのBPDをもつ人たちは、その人よりもずっと感情的でない親のもとに生まれていたにすぎませんでした。親にも善意はあったのですが、感情的に脆弱なわが子が必要としていることが何なのか、どうにもわからなかったのです。子どもが感情的に過敏に反応することが常であることと、子どもの感情が本当に長引きがちであるこ

> 時間がBPDのレシピで重要な要因であることを思い出してください。環境が非承認的なものとなるのは、非承認的なメッセージが蔓延し、何度も何度も繰り返し伝えられる場合だけです。

とを理解しなかったので、子どもが感情調整を学べるように力を貸せなかったのです。家族の誰か他の子どもが親の感情的気質と似た気質をもっている場合には、特にそうなってしまう傾向があります。

また、生まれ育った家庭が子どもの環境の大きな部分を形成しますが、それがすべてではありません。子どもは非承認的な学校という環境——拒絶的な仲間に囲まれていたり、その子の必要とするものを知らない教師に誤った指導を受けたり——で強く影響を受けることもあるのです。私たちの西洋社会全体が、個人はいかなる時にも自立し、自律的で、合理的で、論理的であるべきであり、感情をコントロールすべきだ、という考えに基づいて繁栄しています。高度に感情的に生まれついた子どもにとって、環境のこれらすべての部分から受け取るメッセージが非承認的なものになり得るのです。

では、これらの点を心に留めて、あなたの愛する人が曝《さら》されてきたかもしれない、非承認的な環境のタイプについて見ていくことにしましょう。

◈「良い調和」がないところ

数十年前に、アレクサンダー・トマスとステラ・チェスが家族内での「調和の良さ」についていくつもの本を出版しました。私たちの観点から見て、よく調和している家族というのは、子どものために振る舞いを教え、そのモデルを示せる家族です。これはすでに簡単に述べたように、子どもと世話係の間で感情のレベルが似ていることが必要とされます。時として、極度に感情的に過敏な子どもが、かなり感情レベルの低い人たちから成る家族に生まれてきます。親は自分自身の感情の調整は巧みでも、子どもが感情的過敏さにうまく対処する方法を示すことができません。

これはアヒルだらけの家族に生まれてきた一羽の白鳥のようなものです。アヒルは白鳥に対して白鳥になる方法を教えられません。アヒルになる方法しか教えられないのです。アヒルの方が白鳥より良いわけではなく、白鳥の方がアヒルより良いわけでもありません。単に異なっているのです。問題は、白鳥は感じ方が違っていて、少なくともアヒルが白鳥は自分たちとは違うのだと認められなければ、白鳥がアヒルになる方法を学ぶという行為は恐ろしく非承認を招いてしまうということです。

あまり感情的でない人たちの家族の中に生まれた感情的に過敏な子どもは、はじめから感じ方が違うでしょう。家族はその子が異なっていると認識しないかもしれませんし、あるいはその子がより感情的だと実際に知っていながらどうリアクションしたらいいかの方法を知らないかもしれませんが、それでも自分自身の感情のレベルにはうまく対処します。しかしながら、このような家族はより感情的な子どもに、より激しく、長引いてしまう感情を調整する方法を教えはしません。ただ、そのような子に驚愕して――もっと悪い場合には大いに困惑して――しまうのです。これは受け入れ不可能というメッセージであり、子どもに伝わってしまいます。

ところで、もしあなたが成人で、ＢＰＤをもつ人のパートナーであるならば、あなたはあなたの愛する人をその人の生まれ育った家庭ではできなかった方法で承認できる人物なのかもしれません。私の個人的な観察では、ＢＰＤをもつ人は外的に自分自身を調整します。自分自身ではできないとわかっているものを供給してもらうべく、ある程度まで他人に依存するという意味です。そういうわけで、この障害をもつ多くの人が共感的で、同情的な人――二人の関係を維持して共に長く充実した人生を送るために、この本に描写されているような方法を使う見込みが最も高い人――と恋に落ちます。

ここでしっかり自分のものにしてほしいメッセージは、あなたがＢＰＤをもつ人の親であろうとパートナーであろうと、非承認的な環境は子どもを破壊しようとして作られた環境ではないということです。あなたが自分の子どものためにできなかったことを理由に罪責感に浸ることや、今日あなた方が格闘している問題のすべての原因になったとしてパートナーの家族を非難することは、無意味なのです。

ほとんどわからないような方法で、出身家族は子どもの経験を否定するか、感情的にその子にはどうしてもなれないものへと子どもを形づくっていこうと試みてしまいます。私がかつて診たクライアントは、何ら甚大なトラウマには苦しんでいないと言いました。しかしながら、彼女は本当は強い自殺傾向や衝動性と格闘していて、夫のことを愛しておらず、人生にほとんど方向性を見出していませんでした。彼女は最高レベルの教育を受けており、知的でした。彼女は、自分への非承認は両親がチェロの演奏を強要するという形で発生したと言いました。当時の私の取り扱い症例（約十五人）には、非常に破壊的な幼少時代を経験した人たちが入っていました。私もまた彼女に対して非承認的であったと言わなければなりません。なぜなら、彼女がチェロ演奏に関してそれほど非承認的に感じたのが何なのか、つかめなかったからです。

ついに、私は彼女にチェロの何がそれほど難しかったのか、ただ聞いてみました。クライアントは何が問題だったのか、正確にわかっていました。彼女はチェロの外見も音色も嫌っていたのです。子どもたちはチェロを演奏していることで彼女をからかい、あの大きな楽器を脚の間にはさんでいるのがおかしく見えると言いました。クライアントは演奏が全く好きではありませんでした。彼女がこのことを親に言うと、親は彼女にそんなことは問題ではないと言いました。親がチェロの購入にお金を費やしていて、娘はチェロ奏者になると決めたのだから、チェロを弾くのだというのです。結果として、この若い女性は自分の両親は自分には注意を払わないのだと思い込むようになり、彼女の願望は十分でも有効でもないと信じてしまいました。

この若い女性のことを知るようになるにつれ、私は彼女のその時点までの全人生が「チェロの演奏」をしなければならない状態の延長であると認識しました。彼女は親により、夫により、環境により、したくないこと、好きではないことをするように強制されていたのです。彼女は薬剤師志望でした。しかし、親、教師たちからは、医者になるために医学部に行くように言われました。彼女は医学部では落第して退学してしまいました。彼女は後に夫となった男性と結婚したくありませんでした。しかし、家族が結婚すべきだと言ったのです。彼女の経験は、誰も自分に耳を貸さない、自分が望み、必要とするものについての考えは否定される、自分には自分自身で決断を下す能力がない、というものでした。彼女は年を重ねるにつれて、誰かが彼女のやりたくない物事、彼女には賢明だと思えない物事をするようにと言うことに対して、とても敏感になりました。他人に観察される種類の作業は何であっても、すると考えただけでパニックになりそうでした。これは私たちの関係にも困難をもたらしました。なぜなら、私は一緒にロールプレイするように常に彼女に求めていましたし、彼女のやりたくないことをするように求めていたからです。しかしながら、彼女は他人が望むことをするのをやめられませんでした。自分がやめるに値するとは信じられなかったのです。それで、彼女は嫌っている関係と仕事にとどまっていて、絶望して自殺を考えていたのです。

◈「泣くところを決して見せてはいけない」

人々が多くの感情を許容することを難しく思い、感情を封鎖しようと試みる環境が存在します。これは多様な理由で発生する可能性があります。たぶんそのような環境における親は、感情を表に出すことは悪趣味であると考えるように育てられ、その態度がねじれて、感情表現だけではなく、すべての感情的経験が含まれるようになったのです。この環境を次のようなものと考えてください。子どもが下校してきますが、テストで悪い点を取ったので動揺しています。その子は、過剰反応しているのだ、「メソメソするのはやめて」、夕食の席に来なさいと言われます。彼女の振る舞いが理解可能であるとのコミュニケーションはありません。「メソメソしない」ということは、ほとんどある種の魔法の道具のように思われ、他の人はもっているのに、その子はもっていないかのようです。このような環境は、子どもが非現実的な問題解決技能を発達させるという結果につながります。

私はかつて、美しい十代の女の子を知っていました。裕福な家庭の出身でした。両親は共に美男美女であり、お姉さんは一流のモデルでした。その女の子は、自分は家族の中では醜い存在だと信じていました。この見方は母親によって強化されました。母親はいつも彼女の食べる物や容姿を批判していて、姉と似ていないことを嘆いていたのです。この少女はテニスを習うと決め、一夏中レッスンを受けました。彼女は本当にテニスを楽しんでいましたが、最初の試合の日にはひどく緊張していました。残念なことに、彼女は惨めな負けを喫し、とても悲しく、かなりの屈辱を感じました。コートを歩き去るとき、彼女は母親にどんなにひどい気分かを伝えました。母親は、「あらあら、ただにっこりすればそれでよかったのに」と言って応じました。一夏中何かを練習して、それから自分の出来栄えに失望して屈辱を感じることがどれほどつらいかについては、何も通じ合うものがありませんでした。実際、この少女が学んだのは、すべての問題は笑顔によって解決すればよいということでした。

◈「ただでっちあげているんでしょう」

非承認的な環境から発生するもう一つの状況は、その子の行動が受け入れ不可能、あるいは「狂気」とみなされてしまうというものです。これは、本人も何を話しているのかわかっていないのだと言われてしまう子どもです。このような子は感情の激しさを理由に批判されます。しばしば過剰なリアクションを責められ、人々を「操作する」ため、注目など何かを手に入れるため、あるいは体育の授業などの何かから逃れるために、実際にとっているような行動をとっているのだと責められます。その子は感情をどうしたらよいのかを学習することなく、ただ自分は感情があるゆえに「悪い子」なのだと学んでしまいます。このような子は親と劇場に行き、モゾモゾしたりします。親はその子に静かにするように言います。その子はもっとモゾモゾします。親はもっと声高に静かにするように言います。それは行儀が悪いことだと言い、迷惑をかけるのはやめなさいと言います。とうとう、母親がその子をロビーへと引きずり出して叱りますが、その子は嘔吐してしまいます。吐き気がしたので、モゾモゾしていたのです。

これは通常、次の二つのうちのどちらかを生じさせます。その人がもっと感情的になり、制御不能になってしまうか、感情を過度にコントロールして封鎖してしまうかです。これは第1章で描写した「解離」、つまり感情を切り離すことにつながるかもしれません。その人は感情的に白紙になってしまうのです。あるいは、感情を抑え続け、結局は爆発するという事態になるかもしれません。通常、これは自傷的な出来事か（切る、自殺企図）、怒りの大爆発です。

◈不在の親

非承認的な環境は、親が不在という環境であるかもしれません。これは自発的な事態かもしれませんし（親がいつも働いていて子どものために在宅することが全くない）、強制された事態かもしれません（親が戦争に送り出された）。現実はというと、子どもは行動のモデルを示す大人が周囲にいないと、感情の調整を学ぶことができません。以前、私のクライアントで、ＢＰＤの発症についての質問を抱えて私のところに来た人がいました。彼女は決して虐待されたことはないし、親とは良い関係にあると言いました。しかしながら、彼女は極度の孤独に苦しみ、多くの身体的不調を訴え、十年間も自殺傾向にあり、拒食症状がありました。この家族での問題は、彼女より二つ歳下の弟が幼小時に脳腫瘍を発症したことでした。彼女の両親は弟を複数の病院に連れて行くことに数年を費やしました。彼は非常に困難な外科手術を受け、親は何週間も病院につきっきりでした。親としてしなければならないことをしたからといって、誰もその親をとがめることはできません。彼女は家にいて、ベビーシッターや他の家族メンバーが交代で面倒を見てくれました。この幼く非常に敏感だった少女は、自分が病気の人ほど重要ではないのだと学びましたし、一貫した行動モデルがいて、成長の中で自然にわいてきたり、不治の病の弟をもった結果として発生したりした、無数の感情のすべてをどうすべきかについて教えてもらうということがなかったのです。

◈性的虐待

もちろん、あらゆる環境の中で最も非承認的な環境は、子どもが性的に虐待されている環境です。子どもが直感的に正しくないと知っているような方法で大人が子どもを扱い、それから子どもにこれは秘密だと言ったり、子どもがそれを楽しんでいると言ったりします。子どもは大人に痛いとかそれはしたくないと言うかもしれませんが、大人は応じず、子どもに虐待を続けます。その子や他の人に害を加えるという脅しさえもあり得ます。子どもは反応を押し殺し始め、大人は自分より多くを知っているのだからと自らに言い聞かせ、自分自身の現実の経験を否定し始めます。

ＢＰＤを発症するすべての人が性的虐待を受けたわけではないと知っておくことが重要です。あなたが目にする研究にもよりますが、ＢＰＤを発症する人の四〇～七五％が子どものときに性的虐待を受けていたことになっているでしょう。二五～七五％が子ども時代に身体的虐待を受けたことになっています。

子どもにとってさらにひどい痛手を与えるのは、子ども時代か成人になってから、家族メンバーか他の誰かに虐待の話をして無視されるか、でっちあげだと非難されてしまうケースです。私はこれを何度も目にしてきました。ＢＰＤをもつ成人が「本当のことを告白する」と決め、誰が子ども時代に自分を性的に虐待したのか家族に告げます。家族は基本的に内部崩壊し、その人は嘘つきだ、注目を求めている、家族の分裂を引き起こそうとしているのだ、と非難されます。結果として、さらなる非承認が起きます。この事態がどうにも厄介なのは、次のような理由によるものと考えられます。子どもは虐待が発生しているとき、そして事後においてさえも、親や家族は何が起きていたのか知る由もなかったのだと考えて、しばしば自分自身を守ります。知っていたならば止めていただろうからというわけです。その後、その人が自分は話しても信じてもらえなかっただろうと認識すると、大打撃は完成に至るのです。私は、これが発生した後に多くの人が自殺を試みるのを目にしてきました。

◈他の虐待と犯罪行動

他の非承認的な環境としては、身体的虐待や心理的虐待がある環境や、親が物質乱用をしていたり、犯罪行為をしていたりする環境があげられます。これらの状況では、しばしば家族メンバーが子どもの経験を罰したり、軽視したりします。これは常に、「泣くのはやめろ、そうでないと俺が泣きを見させてやるぞ」と言っているような家族です。このセリフについてちょっと考えてみてください。子どもがある状況(たぶん誰かがその子の気持ちを傷つけることを言ったのです)に対して感情的リアクションをします。その子の内側に悲しみがわき起こり、涙は悲しみの生理的表現なので、目に涙が浮かんできます。そこで大人がその悲しみに対する正当な理由はないと伝えます。こうして子どもの内的経験は否定されます。子どもは感情的に過敏なので、感情をもたないようにと学びはしません。自分自身の感情経験は信頼できないのだ、間違っているのだと学ぶのです。その影響で、その子は感情的でなくなるどころか、もっと感情的になります。そして、自分自身の感情がわからず、それに命名できず、封鎖しようと試みるか、自分の感情に良い悪いという価値判断を下す（あるいはその両方をする）人へと成長するのです。

◈感情的に敏感な子どもは環境にも影響を与える

こういうわけで、ＢＰＤをつくりあげるには二つのものが一緒になることが必要です。生まれつきの生物学的に高いレベルの感情をもつことと、子どもの内的経験を罰したり、軽く扱ったり、無視したりして、感情の調整方法を教えない非承認的な環境です。一種の「鶏が先か卵が先か」の論争のようなもので、どちらが先かは問題ではありません。感情的に敏感な子どもであるというのはつらいものであり、その子どもの家族であるというのもつらいものなのです。あなたがＢＰＤをもつ人の出身家庭にいたのであれば、私の意味することがきっとおわかりでしょう。子どもの過敏な感情レベルもまた環境に影響するのです。

ビリーは母親と姉と一緒に食料品店にいます。シリアル売り場で、ビリーはお母さんに砂糖たっぷりのシリアルが欲しいと言います。お母さんはだめだと言います。ビリーはそのシリアルが欲しいと泣き始めます。お母さんは困惑し、ビリーを黙らせようとします。ビリーはもっと大声で泣きます。お母さんはとうとうビリーを抱え上げるようにして店を出てしまいます。姉にとっては今、お店での経験全体が変容してしまいました。当惑しながら姉は店を出て、食料品でいっぱいになったカートがどうなるのか不思議に思いながらビリーとお母さんを追いかけます。買い物は終わりました。発生したのは、お母さんとビリーの間でのやりとりでした。ビリーの感情が母親の感情に影響し、それがビリーに影響しました。これが家族内で繰り返し発生するのです。子どもと環境は絶えず相互に影響を与え合っているのです。

さて、ビリーには次に何が起こり得るだろうかと考えてみてください。もし母親が、ビリーが泣き叫ぶことに困り果て、ただ彼を黙らせたいと望み、彼の望むシリアルをつかんでそれを彼に押しつけるとしたら、何が起こるでしょうか？　ビ

- 感情的に脆弱な子どもの内的経験が否定されるとき、その子は自分の感情は信頼できないのだと学習し、感情や感情がどのように呼ばれているのかを理解しないまま成長してしまいます。感情を悪い、間違っているなどとみなし、理解されようとしてどんどん声高に泣きわめくか、感情を抑制するためにあらゆる手段をとるか、どちらかになってしまうのです。
- 家族は、単に子どもと感情的に違っていて、子どもに自分自身の感情の対処方法を教えられないという理由で、非承認的な環境をつくりあげてしまうこともあるのです。
- 子どもが自分の感情に影響されるのと同じように、家族も子どもの感情に影響されます。

リーは泣きやみ、買い物を続けることになるでしょう。このことでビリーは、食料品店で泣くことへの強化を受けることになるでしょう。彼はそれに気づいていませんが、感情的反応をエスカレートさせると欲しいものが手に入るという結果になることを学ぶのです。このように、子どもとその環境は時間をかけて発達していきます。環境は感情に反応し、感情は環境を変えます。感情的に過敏な子どもが火傷患者のように感じるという内的経験をするのは、家族にとっては黒板を爪で引っかかれるようなものでしょう。子どもが何かに動揺し、家族は自然と反応し、それが子どもを動揺させ、それが家族を反応させる……というわけです。

今、何を？

問題は、「今、何をするか？」です。あなたは人生の中でその人に関わっており、今ではあなたの愛する人のBPDの発症原因となったものについて、ある程度わかってきてもいます。しかしながら、その人はなおもとても簡単にあなたに怒ります。あなたがうまくいっていると考えているときに、真夜中の電話が鳴り、その人が言うのです。あなたがその人のことを愛していないことはわかっている、そして自分は生きるに値しない悪人なので自殺する、と。あるいは、その人は上司に激怒して仕事から戻り、冷静になることができません。あなたは助けになることを言おうとし続けますが、それは事態を悪くするばかりです。

本書の後の方で、愛する人ともっと良い関係を維持するために、さらにはその人をＢＰＤの症状から助けるために、あなたにできることの詳細に説明します。しかし、まずは人々がＢＰＤになる道筋を理解することが重要です。それにより治療が効果的になり、新しい反応の仕方が生まれてきます。

◈生物社会学的理論からのガイドライン

何がＢＰＤをつくりあげるかについて、あなたが読んだばかりの説明は、境界性パーソナリティ障害の生物社会学的理論と呼ばれるものです。あなたの愛する人は先天的な感情特性に加えて、意図的にせよ、意図的ではないにせよ、子ども時代の感情経験が承認されない環境のゆえに、この問題をもつに至ったのです。今現在、あなたがこの理論について知る必要のあることは、それが次の二つに直接つながる回路を開くということです。一つは最善の治療です。もう一つは、あなたがとても大切に思っている人と関わるための新しくて有益な方法です。

愛する人を、その人が感じている気持ちから、言葉の力で脱出させようとしない

まずは、感情の過敏さについて知っていることを覚えておくことです。きっかけとなるものを否定してはいけません。言い換えると、たとえその人の気分を改善するつもりでそうしているとしても、愛する人に、過剰反応しているとか、動揺「すべきではない」と言わないように。過敏な感情調整システムを抱えているので、その人はたぶん動揺「するはず」なのです。その人をなだめることは事態をさらに悪くするだけです。そんなに動揺すべきではない、事態は見た目ほど悪くはないなどと言わないように。その場合、その人の感情的リアクションの強度を疑問視していることになります。それでどうなるでしょうか？　リアクションをエスカレートさせることになるでしょう。

あなたの愛する人の感情的な「壊れやすさ」を包容するために、あなたの世界を作り直さない

ＢＰＤをもつ人を大切に思うようになると、結局最後にはその人の高レベルの感情により、自分がひどく罰せられていると感じるようになります。その人が何かに対して動揺しているときに、あなたはしばしば助けとなるような反応を試みます。そしてそれが裏目に出るのです。あなたの愛する人はもっと動揺したり、あなたに腹を立てたりします。時間が経てば、あなたはその感情に疲れもし、恐れもし、愛する人を動揺させない世界を創造しようと試みるかもしれません。こ

れは紳士的なことに思われますが、やめましょう。特に、ＢＰＤをもつ人が弁証法的行動療法を受けている場合、その人が虚弱ではないのに虚弱であるかのように扱ったり、動揺しない世界を作ろうとしたりしてはいけません。ＢＰＤをもつ人が生き延びていく唯一の方法は、感情が制御できるようデザインされた人工的な世界ではなく、この世界での生き方を学ぶことなのです。しかしながら、あなたが自分自身の感情のケアに集中できる時間をもつ必要があることも踏まえて、バランスをとりましょう。これは、あなたの愛する人の長く続く感情が冷めるのを待つ間、少しの時間（普通、感情の興奮が収まるには一時間程度で十分です）距離を置くことを意味するかもしれません。

あなたの愛する人が行う必要のある、感情調整という課題を理解する

今やあなたは、愛する人が今の姿になった経緯について多くを知っています。あなたと二人の関係にとってプラスとなる関わり合い方に進む前に、二つのことを正確に理解することが役に立つでしょう。一つは、感情調整が何を意味するか、です。もう一つは、あなたの愛する人が充実した人生を送り、その人にとって非常に重要な関係を維持するために、何を学習しなければならないか、です。感情を調整するためには、私たちは皆、次のことができなければなりません。

- 注意の方向を変える――自分を動揺させているものと関係のない何かをする（気を紛らわす）。
- 私たちの生理的覚醒度を上方調整または下方調整する。感情は、怒りがそうであるように、私たちの生理的覚醒度を増し、あらゆる内的組織をスピードアップさせるか、悲しみがそうであるように、私たちの生理的覚醒度を低下させて、あらゆる内的組織をスローダウンさせます。感情調整は、覚醒度が増した場合（怒っている、恐れている、うんざりしている）にはそれを低減させ、減った場合（悲しみ、恥）には増加させることを要求します。
- 何であれ、感情と気分が命じる行動をとらない。気分に従うことは「気分依存行動」と呼ばれ、私たちが主体になっているのではなく、気分が主体になっていることを暗示します。
- 感情とは独立した、目標のある人生を過ごす。厳しい状況になっても、向かっていける目標をもち、ボランティア活動や新しい仕事に向けた努力をすることです。

それでは、前に見たシナリオに戻ってみましょう。あなたの愛する人は上司に激怒して帰宅し、とても嫌な日を過ごしたことについて気持ちを落ち着けられないでいます。あなたの得た新しい理解で、どのように対処できるか、試してみましょう。

1. 何が起こったのか質問して、論駁したり、価値判断したり、その人のリアクションの強度についてのコメントをしたりせずに耳を傾けましょう。
2. それから、その人の言ったことで、もっともだと認められる点を探しましょう。それは具体的なことかもしれません。「上司に批判されたと感じたら、自分も怒るだろうな」。または、もっと一般的なことで、「本当にひどい一日だったようだね。息抜きの時間が必要だろうと思う」と言って認めてあげましょう。
3. それから何か気晴らし――ディナーに連れて行く、ゲームをする、その人の好きな映画を見るなど――を提供して力になれるかどうか質問しましょう。その人の感情の引き金となるようなことを含まない何かをしましょう。起きたことを蒸し返すべきではない、という意味です。あなたは（相手の動揺が怒りあるいは恐怖であって、悲しみではないなら）その人が神経をなだめるために何かするのを手伝うことができます。温かいお風呂に入る、心を落ち着かせる音楽を聴く、または信じ難いかもしれませんが、とても冷たい水に顔をつける（身体の覚醒システムを劇的かつ急速に降下させます）などです。あなたは、何であれその人が感情のせいでしたくなっていること（電話を誰かにかけてしまう、何かを叩いてしまう、など）をしてしまわないように、力を貸すこともできます。その人の長期的目標（何か目標をもっていればですが。目標を設定しようと話す時ではないので）について話してもらってもよいでしょう。

けれども、あなたの愛する人があなたからの助けを受け入れる状態になく、その人の役に立ちそうなことを何も提案できない場合はどうなるでしょうか？　あなたが何か提案すると、その人は自力で物事を解決できないかのように扱われているとして、それを非承認ととるでしょうか？　可能であれば、そのままにしておきましょう。感情的に敏感な人たちは、他の人たちよりも長引く感情の持ち主であることを思い出してください。しかし、その人の感情的リアクションは際限なく見えても、それ以上のきっかけが出現しなければ終わりになるでしょう。このような瞬間にあなたができるのは、忘れるべきだ、過剰反応している、無作法だ、などと伝えて、さらなる非承認を行わないようにすることだけです。

愛する人が落ち着くのを手助けすることができていないようであれば、そして何がその人を動揺させているのかさえ本当のところわからなければ、適切な反応への鍵は、私たちが査定(assessment)と呼ぶものです。その人の内的経験についての質問をして、愛する人の言っていることをふるいにかけたり価値判断したりせずに、その答えを聞くのです。自分の全人生がチェロの演奏を強要されることで特徴づけられていると感じていた患者を相手に、私は単純な質問から始めました。「ここで何かを実践するようにと私が言うたびに、あなたが実に感情的になることに気づきました。あなたに何が起きるのか、話してくれますか？」

変化はあなたの愛する人にとって苦痛であるだろう、ということを知る

ＢＰＤの強烈な感情のあり方は、重症の火傷を負っているようなものと考えてください。火傷が軟膏と脱脂綿で覆われているにもかかわらず、傷は世界にさらされています。自分自身の動きが激痛を与えるばかりではなく、病院関係者が近くを通るときの空気の力でさえも痛みの原因になり、その痛みは際限なく続きます。ＢＰＤをもつ人の感情の状況とはそのようなものです。巨大で、長く、実に長く続く感情的反応を抱えているのです。

もちろん、火傷患者の問題は、治療こそがふりかかってくる最も大きな苦痛に他ならないということです。最終的には治癒を助けてくれるすべてのことが、火傷を負っている人には強烈な痛みを引き起こします。あいにく、これはＢＰＤをもつ人にも当てはまるのです。最も有効な治療は、しばしば長期の痛みを引き起こします。弁証法的行動療法は、おそらく長年にわたり苦痛を緩和してきた手段――アルコール、薬物、自傷、自殺企図、無防備な性行為、愛する人への八つ当たりなど、何であれ――を断念するように求めます。その代わりに、弁証法的行動療法は感情調整の課題をこなすために必要となる技能を授けるのですが、これは「長旅」となる可能性があり、その長い道のりの途中で、非常に多くの苦痛の原因となってきた感情を経験しなければなり

ません。幸い、弁証法的行動療法には多くの健全な気晴らしの方法と、有害な衝動的行動を阻止する多くの選択肢があります。けれども、簡単とは言えません。言えるのは、この本で提案されるアイディアを使えば、事態が改善するでしょうし、あなたの愛する人が、資格をもつ弁証法的行動療法のセラピストに相談できれば、より迅速に改善が見られるだろうということです。さらなる情報は、第13章をご覧ください。

この章では、考慮すべきことをたくさん書いたので、少しの間おさらいをしていただきたいと思います。第一に、私たちはBPDの発症に対して生物社会学的理論を用います。BPDをもつ人は感情的な脆弱性をもって生まれたという意味です。頻繁で、容易に発生し、長く続く、巨大な感情を抱えているのです。けれども、感情的に脆弱な人が皆成長してBPDをもつようになるわけではありません。必要となる第二の材料は、非承認的な環境です。非承認的な環境とは、子どもの私的な（そして公的な）経験が罰せられ、不正確であるとして扱われ、無視され、否定されるか、あるいは／および、子どもが感情の調整方法を教えてもらえない環境です。感情を調整するためには、次の四つのことが必要になります。(1)感情を引き起こしているものと関係がないことをする。(2)身体を調整して（感情が身体の覚醒度を増すときには）ダウン、または（感情が身体の覚醒度を減らすときには）アップさせる。(3)現在の気分や感情に関わる行動をしない（つまり、感情に流されない）。(4) 感情とは独立した目標ある人生を送り、その瞬間にそれに焦点を当てられるようにする。最後に、もしあなたの愛する人が感情的に動揺しているのであれば、生物社会学的理論が、なぜそのように反応しているかの答えであることを思い出してください。

まとめると、ここに生物社会学的理論を包含した、すべきことの提案があります。

1. 査定する：何が起きたのか質問する。
2. 積極的に耳を傾ける：論駁したり、価値判断したり、過剰反応していると言ったりしない。
3. 承認する：起きたことの中に何か理に適っていて理解可能なもの、共感できるものを見つける。それが何なのかを言う。
4. 問題を解決するためではなく、その瞬間を乗り切るために、力になれるかどうか問う。
5. あなたの愛する人がノーと言えば、その人をそっとしておき、感情的に脆弱な人の感情は長く続くことを思い出す。

これは単純なことのように聞こえますが、白熱している瞬間には実行するのが必ずしも容易でないことは明らかです。第4章では、段階的プロセスを具体例による説明をたっぷりつけてご紹介します。これは、あなた方双方に役立つように、愛する人に反応する方法を正確に決定するためです。本書の至るところで、すべきことをたくさん提案しますが、最初はいつも同じです。査定する（客観的な質問をする）、答えを聞く、承認する、です。あなたがこれから始めれば、非承認的にならずに聞いてくれる人がいるという経験からだけでも、愛する人の感情は何度となく少し静まるようになるでしょう。第3章では、承認がどのように機能するのかをより詳細に説明します。

第3章 承認の隠されたパワー

あなたが愛しているBPDをもつ人に何か素敵なことをしてあげるとき、何が起こりますか？　私の知っているある女性は、職場で成功するために娘が必要とするものを娘に与え続けようとしました。なぜなら、その娘は良い仕事を維持すれば、人生の他の全問題が解決するであろうと強く信じていたからです。様々な時期に母親が行ったのは、娘に大学教育を提供する、立派な衣装を揃える、職場まで送り届ける、同僚とうまくやっていく方法をコーチしようと試みる、などでした。けれども、母親がこのように気前良く振る舞うと、娘はわっと泣き出すか、怒りながら非難して母親を攻撃するか、沈黙のうつ状態に沈み込んでしまうのでした。とうとう母親は努力をやめました。

私の知っているある男性は、繰り返し繰り返し妹に物質乱用の治療を受けさせようとしました。彼女がバーで出会う友人たちよりも支援的な友人になってくれそうな人たちに彼女を紹介したり、そうすることで彼女の経験がより楽になるのであれば、一緒に治療に通うと申し出たりもしました。彼女は兄の申し出を無視するか、「そうね、ありがとう」と言いながら決してやり遂げることはないかのどちらかでした。二年後、兄は何も言わなくなりました。

別の男性は長年の間、妻の「番人」を務めています。彼は社交行事を事前に調整し、妻を「動揺させる」人々がその場にいないようにします。彼女が自分の苦悩に対処できないときには彼女を「なだめる」ために仕事途中でも帰宅します。出費はすべて彼まかせなので、彼女は自分の衝動買いの出費を賄えるような仕事を続けられていないという事実を案じなくてもよいのです。妻は、夫が彼女にとって物事が容易になるようにしてくれたり、窮状を救ってくれたりするたびに、言葉を尽くして礼を述べるので、彼は自分は間違っていないと考えて、毎週、新たな「助ける」方法を考案しているようです。

反応は重要です――時として、私たちが思うよりずっと

人間の行動には一つの基本的な事実があります。私たちは皆、強化、消去、罰の原理の影響を受けているということです。簡単な言葉で言うなら、これは、もしあなたが愛する人に親切なことをしようとして、その人がネガティブな反応をすれば、あなたは最終的には親切なことをするのを思いとどまるようになるだろうということです（罰）。その人のリアクションを受けずにすむように、実際、親切なことをしなくなるでしょう。これはまた、もしあなたが助けてあげようとして、その人があなたの試みを無視すれば、あなたは最終的には助けようとするのをやめるだろうという意味でもあります（消去：その人が強化になるような反応をしないので、あなたの助けようという行動が消去される）。あなたはなおもその人を助けたいかもしれませんが、助けるという行動は終わってしまうのです。もしあなたが介入して、あなたの愛する人が動揺しないように世界のすべてを整えようとし、（あなたが感謝目当てであると想定して）その人があなたに大いに感謝すれば、あなたは介入を続けるでしょうし、実際のところ介入を増やすかもしれません（強化）。

私が先ほど描写した三人は、自分が相手から受けたリアクションによって、やっていたことをやめたり、続けたりしました。相手からのリアクションは、必ずしも道理に適うものではありません。必ずしもその人を一生懸命に助けようとしてくれている人を傷つけようと意図したものでもありません。けれども、これらのリアクションは、それ自体へのリアクションを必ずや引き起こします。先ほどの母親と兄は、助けようという善意の試みをやめてしまい、夫の方はうかつにも妻を奔放な感情の統制者ではなく奴隷になるように促してしまいました。ここで学ばざるを得ない教訓は、私たちが他人に対処するとき、私たちは自分の反応に本気で注意を払わなければならないということです。

愛するＢＰＤをもつ人からあなたが受ける行動は罰するものになり得る、というのが現実です。愛する人があなたに罰を与えようとしているのではありません。そうではなくて、ＢＰＤをもつ人の感情的反応が私たちに、落胆、怒り、絶望、あきらめ、その他の感情を抱かせるのです。当然ながら、私たちは人間ですから、このような感情に反応します。動物は罰を受けた行動はしなくなります。迷路内のラットについて考えてみてください。ラットは食べ物を得るためにレバーを叩きます。けれども、食べ物を求めてレバーを叩いて、電気ショックを受けたとしたらどうでしょうか。電気ショックという罰を回避しようとして、食べるのをやめ、最終的には死んでしまうでしょう。これは人間関係の中でも起こります。関係の中での私たちの行動が罰せられると、私たちはその行動をやめてしまうでしょう。私たちはリアクションをするのです。次には、BPDをもつ人が私たちのリアクションにリアクションをします。これがどこに向かっていくのか、もはやおわかりでしょう。以前に何度もそういう経験をされてきたはずですから。

私たちには、開始地点からスタートする、反応のカスケード（階段を下っていく小滝）のような流れを管理する方法が必要です。その最善の方法は、私たちの愛する人との関わり合いの中で出てくる感情の一部を緩和することです。これは、私たち自身の感情を調整しながら、その一方で、感情がとても高ぶりやすい私たちの愛する人が感情を静められるよう力を貸しもする、という意味です。これがうまくできないと、相互作用は私たちの望むところに向かいません。人々は感情的に調整がとれていないと、十分に注意を払ったり、会話に参加したりすることができないのです。

物事がうまくいかない場合の例をここに挙げます。何事かが起こり、BPDをもつ人の感情は即座に燃え上がります。敏感な感情をもっているので、感情の感覚そのものばかりでなく、感情的に制御不能という感覚もあります。ダブルパンチなのです。実際の感情は――それがその強度と生起の点で「正常」であるときでさえも――制御不能という経験によってさらにこじれてしまいます。ひとたびその人が制御不

通常の綿々とした反応の連鎖を中断することは、あなた自身の感情の調整だけではなく、BPDをもつ人も同じことができるよう援助することを意味しています。

能であると感じると、通常は、言語的攻撃か身体的攻撃を加え、自分自身かあなたに何かしら害を与えるでしょう。あるいは、（多くの場合は後ろ手にドアをバタンと閉めながら）物理的にその場を去るか、解離（「ゾーンアウト」しているように見える、上の空といった状態に見える）して、引きこもってしまうでしょう。そしてもちろん、これが起きるとき、あなた方の関係は苦しいものとなり、解決すべき問題がある場合でも、それを解決することはできなくなります。

ＢＰＤをもつ人の感情は、私たちにさらなる感情を引き起こし、予測不可能であり、どうにも意味不明なので、私たちに嫌悪感を抱かせます。あなたの愛する人について考えてみてください。あなたはその人がどのように感情を経験するのか、判断できますか？　その人の感情は、あなたであれば感情を抱かないであろうことへの反応として生じたり、長時間継続したりして、しばしばあなたには理解できない形で発生しますか？　今すぐに、あなたの愛する人の感情について気づいていることを書き留めてみるとよいかもしれません。次に挙げるのは、私がクライアントの一人について書き留めた例です。

1. 私の反応によって簡単に傷ついてしまう。私は助けていると考え、彼女は私が批判していると考える。
2. 面接から去る時点では、感情的に大丈夫そうに見えることが多い。そして数時間（あるいは数日）後に電話をしてきて、私は意地悪なので嫌いだと言う。私が何をしたのかと尋ねると、私が言ったと彼女が報告することを私は通常覚えてさえいなくて、面接の録音を聞くと、私は彼女が聞いたということを言っていないことが多い。

3. 私が何かを見落とすと（彼女が私の気づかない感情を経験している、など）、私が彼女を大切に思っていないと考えて落胆する。

4. 私がどんなに頑張って二人の間で事態を正常化しようとしても、何週間も私に対して怒り続ける。

5. 私の彼女への反応を、彼女は自分が「愚か、無価値、悪人」であるなどの意味に解釈する。

私とこのクライアントとの接触の始まりの時点で、感情を和らげる方法か、感情の方向をどうにか変える方法が私になかったならば、私たちの間で何が起こり得ると思いますか？　大喧嘩をしてしまうかもしれません。私はこの人物がどうにも「おかしい」と結論して、彼女をどうしようもない人として扱ってしまうかもしれません。多大な努力をしたことと、返礼として受け取る感謝がないことに腹を立ててしまうかもしれません。私は私たちの関係が自然消滅するに任せ、彼女が私に激怒しているのですから、もう彼女からの連絡がなければ安堵するという可能性もあります。彼女には拒絶と感じられることですが、私は自分のプライバシーと平和の権利を守るために、私たちの関係にあらゆる種類の限界を設けることもできます。私はこのクライアントに愛想を尽かすかもしれません。あなたもまた、ＢＰＤをもつ誰かとの関係を放棄するという結末を迎えることがあるでしょう。

承認は感情の強度を減らす

あなたにはこの時点で二人の関係を断念する気などないことはわかっています。そのため、私は一章を丸ごと承認に捧げているのです。承認は、あなたの愛する人とのどのような関わり合いの中でも使用できる反応であり、感情を対処可能なレベルにまで下げ、あなた方の交わりをより実り多い軌道に乗せるという点で、想像できる他の何ものをも超越した力があります。これは、ＢＰＤをもつ人に対するあらゆる有益な反応のまさに中核にあるものです。

時として、人はある状況と自分の感情について誰かに伝えるだけで、より感情的になってしまうことがあります。何か不当な目にあったときのことを考えてみてください。たぶん家に着いて、家族にその出来事について話すまでは怒りが少し治まっていたでしょう。それが急に、気がつけばそれが起きたときと全く同じように腹を立てています。ただそれについて話すという行為が、あなたの感情を高める原因になり得るのです。

ここで、あなたの家族が「言っていることはよくわかるわ」「気持ちはわかるよ」「そう感じて当然です。誰だってそう感じます」などと言うのを想像してみてください。そのような反応を得たとき、自分の感情が少し落ち着くのを身体的に感じるのではありませんか？　しかし、相手の人が「そんなふうに感じるべきではない」と言ったり、あなたの言うことを何らかの方法でさっさと片づけてしまったりしたら、どうでしょうか？　あなたの感情には何が起こりますか？　感情は高まり、相手の話を聴く能力は低下してしまうでしょう。

> 承認は感情を落ち着かせることに役立ち、BPDをもつ人にとってだけでなく、誰にとっても、感情をより扱いやすいものにします。

承認はその人の内的経験の一部を本物と認める

承認は、私たちの文化に広く行き渡っている概念です。レストランにつながっている駐車場に車をとめたなら、駐車場の係員がチケットをくれて、駐車料金の割引を受けられるようにレストランでそのチケットを「承認」してもらうように伝えるということはよくあることです。レストランの従業員がそのチケットにスタンプを押すとき、その従業員は実際あなたがレストランに行ったと述べているわけです。承認されたチケットは、レストラン施設を使用するために駐車場に駐車したのだという、あなたの主張を裏づけています。基本的には、これが弁証法的行動療法の承認の機能であり、他者の経験のある側面を本物であると認めているのです。

テキサス大学にはビル・スワンという名の教授がいて、彼は人々が互いに影響し合うその仕方を研究しています。彼の理論によれば、私たちは皆、「自己構成概念（self-constructs）」をもっています。自己構成概念とは、私たちが自分自身をどう見るかということです。いくつかの基本的な自己構成概念があります。自分は何者であるか、人生でどこに向かっているか、何が私たちにとって難しいか、何が簡単か、などです。ＢＰＤをもつ人の自己構成概念は多くの場合、制御不能、多くの感情的苦痛を経験する、感情的苦痛を許容できない、他の人にはできることができない、自分が何者であるかという感覚がない、というものです――本質的に、第1章で論じた調整不全の五つの領域が現れています。自らの自己構成概念がネガティブであっても、人々にそれを正しいと認めてほしい、あるいは承認してほしいと期待するのが人の本性というものです。私たちは自らの自分自身についての信念に異議を唱えない人に引き寄せられます。私は白い肌でそばかすがあります。けれども、子ども時代には大半の時間を浜辺で過ごしたので、そして私の家族の他のメンバーは私ほど色白ではないので、私は自分がオリーブ色（黄味がかかった褐色）の肌の持ち主であると考えていました。十六歳のとき、水泳場の監視員が私に、私は肌が白いので日焼け止めが必要だと言いました。私は激怒したばかりでなく、一週間ハワイを巡り、人々に私の肌が白いと思うか聞いて回りました。私は、ビーチで遊べる程度に肌がオリーブ色であると信じてくれる人を探していたのです。オリーブ色の肌をしているという自己構成概念への承認を探していたということです。それだけではなく、私は色白であると言われたことについてひどく取り乱し、困惑していたので、ハワイ旅行全体が台無しになり、家族を惨めにしてしまったに違いありません。

自己構成概念は「真実」または「現実」でなければならないわけではありません。それは私たちが何者であるかについてと、世界をどう経験するかについての信念です。そういうわけで、あなたの愛する人が自分は無価値で愛情を受けるに値しないという考えを含むアイデンティティをもっていて、あなたが常に（もちろん、愛情から）その人に、そんなことはない、無価値でも愛情を受けるに値しないわけでもないと伝えると、その人はあなたの傍ではもっと感情的になるかもしれません。そして、実際にその人を無価値であるかのように扱い、時には価値がない奴だとあからさまに言うような暴力的な薬物中毒者との関係に走るかもしれません。これはあなたの愛する人による自己破壊の試みではありません。その人は、その人への対応の仕方がその人のもっている、自分が何者か、自分がどこにいるのか、自分の中核とは何であるか、についての感覚と一致する人々に引かれているのです。

これはもちろん、ＢＰＤをもつ人を愛している私たちにとっては、一種の「キャッチ22」状態［訳注：どちらに転んでも勝ち目のない不合理な状態。ジョーゼフ・ヘラーの小説より］をつくり出します。私たちは愛する人に、大丈夫、コントロールできるようになる、本当に存在価値があるのだと安心させてあげたいのですが、その瞬間には、これらのことを言うだけで、新しい感情の大波を引き起こしかねないのです。

時々、私たちの社会では、承認する（validate）という用語を、同意する（agree）という意味で用いますが、私が承認（validation）という語で意味しているのは少し違うことです。私が意味しているのは、あなたにとって真に理解可能な行動（行動主義者として、私は行動という用語の中に思考、フィーリング、行為も含めます）の（時として非常に小さい）一部分を発見して、それが理解可能であると相手の人に伝達するということです。あなたはその行動に必ずしも同意さえしなくてもよいのです。理解可能だと思うと、正直に言えさえすればよいのです。理解可能でなければ、承認はしません。それでは承認できないものを承認することになり、しばしば危険です――あなた自身のリアクションによって、明らかに有害な行動を強化することにもなり得るのですから。

何か承認できることを発見するというのは、本当に困難な場合があります。七十ポンド（約三十二キロ）で、自分は太っていると言う人のことを考えてみてください。その人が自分は太った人間であるという自己構成概念をもっていることはたぶん真実です。しかしながら、その人が太っていると同意するのでは、承認できないことを承認することになるでしょう。幸運にも、私たちが承認できることが存在します。私たちの誰にでも、自分の体重とは無関係に、太っていると感じる日があります。または昨晩食べすぎて、体重が増えると心配している日があります。これらの側面を言葉にすること――「太ったと感じているのはわかるよ」「お腹が張るのって不快よね」「体重を増やすことが必要だとわかっているときでも、そうすることが心配なことは理解できるよ」――が承認になります。その人が言うことの一部はもっともであり、理解可能であると伝達するのです。

ここで、私がたった今承認について述べたことと、前に自己構成概念について述べたことについて考えてみてください。あなたが人々の自己構成概念に異議を唱えると、その相手はひどく調整不全に陥り、他にあなたが言うことに耳を傾けることはできないでしょう。私は最近、セラピストのグループに弁証法的行動療法のやり方を訓練していました。あるグループは団体名に弁証法的行動療法とつけて訓練に来ました。このグループの人たちは、自分たちがその治療を提供しているものと完全に信じていたのです（自己構成概念）。私は「これは弁証法的行動療法ではあ

- 承認は同意と同じではありません（同じにもなり得ますが）。
- 私たちは決して承認できないことを承認はしません。

りません」と言ってコンサルティングを開始しました。私が、その人たちはその人たちが考えているグループではないと言ってしまったので、彼らは非常に取り乱し、私が与えたかった情報を何も処理することができませんでした。私は一歩引いて、「あなたたちが弁証法的行動療法をやっていると信じていることも、弁証法的行動療法を行いたいのだということも理解しています」と言わなければならず、それから、このグループのやっていることには断片的に弁証法的行動療法が入っていると保証しなければなりませんでした。彼らの感情は落ち着き、私の出したフィードバックを聞けるようになりました。あなたは愛する人の「無価値で愛されるに値しない」という自己構成概念に同意しないでしょうが、それはその人の現実なのです。あなたがその人の自己構成概念に反対する、「無価値ではないし、愛されるに値する」という言葉を使って反応したら、何が起きるでしょうか？　たぶん、その人はもっと動揺してしまうでしょう。あなたはその人を大切に思っているので、「その通りです。あなたは無価値で、愛されるに値しません」とは言いたくありません。承認を使うなら、あなたは次のように言うことから始めるでしょう。「ねえ、君が自分のことを無価値で愛されるに値しないと見ていることはわかるよ。事実はというと、これまでにしたことのいくつかがそういうふうに感じさせているんだ。人生での失敗のせいで、自分自身に対する感じ方が悪くなってしまったことはわかるよ。でも、僕は君について、こういうことを知っているよ……」。ここで、あなたは本当に言いたいことをすべて言えるようになります。

その人が基本的にはきちんとした人間であることや、誰もが愛を受ける価値があること等々についてです。最初はその人の自己の経験を承認し、それからあなたが言いたかったことに移っているのがわかりますか？　承認というのは、薬の服用を助けるスプーン一杯の砂糖のようなものです。感情の覚醒を抑え、台詞の残りの部分が言えるようなやり方で、その人の経験についての理解と認識を伝達するのです。人々の自己構成概念の一部は、時間や経験と共に変化する可能性があります。望むらくは、あなたの愛する人が異なる行動によって人生を構築するにつれて、自分の無価値性についての信念も変化することです。

承認の代わりにやってはいけないこと

誰かが感情的になると、私たち皆が犯してしまう基本的なミスがいくつかあります。

- 愛する人に落ち着くように言わないでください。

真面目な話、これが効果的であったのを一度でも目にしたことがありますか？　誰かに落ち着くように言うとき、その人の動揺を承認していないので、感情は収まらずに高まってしまいます。

- 問題を明確に理解し、愛する人があなたにその問題を解決してほしがっていると確信するまでは、問題を解決しようとしないでください。

もう一つの過ちは、私たちが問題を解決しようとすることです。私たちの多くは問題解決が上手で、誰かがその人の人生で起きていることについて私たちに伝え始めるや否や、解決策を思いついて自分の偉大なるアイディアを押しつけ始めます。すると、その人はもっと動揺します。これは私と夫との間でもかつてよくあったことです。私は彼に起こっていることを話すのですが、本当はただ聞いて、私の反応が間違っていないと言ってほしかっただけでした。何が起こっているのか話し始めようとすると、彼は「君がすべきなのは……」「僕ならその人にこう言うね……」と言うのです。私は自分の内側で感情——ほとんどはフラストレーションでした——がたまっていくのを感じ、理解されていないという感覚をもつのでした。すると私は、自分が話している状況についてだけでなく、話を聞いてくれないという理由で、彼にも怒ってしまうのでした。承認は最初から問題解決に動き出さずに、聞くことを要求するのです。

誰かを承認するときには、発言において誠実で、本気であることが不可欠です。

- 理解していないのに、理解していると言わないでください。

人々が承認を試みて、言うことなりすることなりが、慰めや見下しとして出てくる場合があります。誰かがあなたに「言いたいことはわかります」と言うものの、あなたの方では「あの人はわかってはいない。私の言いたいことが全然わかってない」と思うだけだったという経験はありませんか？　ここでも、感情が高まります。

◈承認の仕方

ここで、本当に決定的に重要な点を繰り返させてください。承認は、相手の人への同意を意味しなくてもよいということです。しばしば私たちは、ＢＰＤをもつ人がしていることに同意しません。例えば、上司と口論したからといって、その人がバーに出かけ、酔っ払い、男性を引っかけ、無防備な性行為に及ぶことには賛同しません。けれども、もしあなたの愛する人が後にあなたの家に姿を現し、あなたが即座に、その人の過ちが何であったのか、その人の行動がいかに危険であったか、その人の対処手段がいかに問題であるかを言ったとしても、聞いてもらうことはできず、あなたの愛する人はますます制御不能になるでしょう。鍵となるのはタイミングです。あなた自身がしようと思っているのは、あなたの愛する人がその人自身と他者を守るためにどこを変える必要があるのかを指摘するということです。何か承認できることを発見したときには、あなた自身の予定を延期しましょう。その予定を実行する頃には，その人も聞いてくれるかもしれません。

もちろん，完璧なタイミングを発見するために一歩退いているのは，特に感情がヒートアップしている場合には容易ではありません。そういうわけで，弁証法的行動療法は承認を六つのレベルに分けているのです。これで，ＢＰＤをもつ人が制御不能に見えたり，制御不能に感じていたりするときでも，あなたは自分自身の反応の制御に集中することができます。

◆（マーシャ・リネハンによる）承認の六つのレベル

承認のレベルとそのやり方について教える前に，はっきりさせておきたいことがあります。私はこれからほとんどの頁を割いてＢＰＤをもつ人を承認する方法を伝えていきますが，あなた自身と，ＢＰＤをもつ人を愛している他の人々を承認することも重要です。実際，誰であれ調整不全になっているときには，他の何をするよりもまず，その人を承認するというのが最善策です。たとえあなたのパートナーがＢＰＤをもっていなくても，職場で起こった何かについて悩みながら帰宅したなら，承認は対立を抑える確実な方法であるということがわかっています。自己承認はあなた自身の感情調整の重要な部分ですから，あなたの愛する人の経験と同様に，自分自身の経験を承認する練習もしましょう。章の最後で、自己承認についてさらに論じることにします。

レベル1：意識し続ける（stay awake）

感情的に高ぶっている人を承認することは、一つの技能です。動揺していない人を承認するのはとても簡単です。聞いて、頷けばよいのですから。その人が動揺しているときも、聞いて頷くことは効果があるかもしれません。今までにうまくいったことはありますか？　あなたは何かについて苦悩していて、誰かに話をしました。たぶん相手の人は素晴らしい考えをもってはいなかったかもしれませんが、その人は座って、あなたに時間を与え、見たところは客観的に聞いてくれたことで、あなたの感情はいくぶん静まりました。これが、私たちが承認の最初のレベル、意識し続けると呼ぶものです。

意識し続けることは、あなたが注意を払い、客観的で探りを入れるような質問をすること――基本的に、話している人にあなたが注意を払っていると実証すること――を要求します。前傾姿勢をとり、頷いて、あなたが注意を払っていることを示す質問をしてください。

意識し続けることの（そして実際、全レベルの承認における）重要な部分は、相手の人が言っていることについて、あなたが価値判断的にならないことです。酔っ払って、知らない相手と性行為に及ぶ人の話に戻りましょう。あなたが誰であれ――その人の母親、友人、父親――その人があなたのところに来ます。ひどい姿で、二日酔いであり、目は赤く腫れています。明らかに困惑していて、あなたに昨晩のことを話し始めます。「なんて愚かで軽率なことをしたのか」という考えがあなたの心を横切ったとしても不思議ではありません。けれども、そのような考えが頭に飛び込んでくるときに、そのような価値判断を心に受け入れないことが重要です。なぜなら、BPDをもつ人は批判にとても敏感で、たいていは、価値判断的な思考を反映する私たちの顔の変化を見て取るからです。

どうやって価値判断的な思考から脱却するのでしょうか？　最初のステップは、相手の人が言っていることに集中することです。あなたが完全な注意を払っていれば（私たちはこれをマインドフルになることと言います）、価値判断はできないはずです。第二のステップは、その状況の事実に焦点を当て続け、意見形成や評価を自分自身にさせないことです。言っておきますが、これはマスターすることが非常に難しい技能です。私たちの心は性急に価値判断に向かうように思われますし、価値判断はしばしば私たちがそれについて考えていないときでさえも、口をついて出てきます。危機的ではないときに、価値判断的にならないようにする練習をしてください。あなたの心の中を通過する思考に注目してください。それらは事実ですか？　評価ですか？　あなたの語彙から、良い、悪い、正しい、間違っている、公平、不公平、などを取り出してください。いつも〜だ、決して〜ない、誰も〜ない、みんな、のような極端な語は手放してください。こうすることが価値判断的ではないスタンスをとるための手始めの部分です。また、私たちは時にそうするつもりはなくとも、価値判断していることを認識してください。あなた自身の価値判断について、価値判断的にならないように。価値判断を捨てて、あなたが耳を傾けていることを相手に伝えながら、その人に非常に細やかな注意を払いましょう。

レベル2：鏡のように映し出す（reflection）

ここでは、あなたがその人の発言を正確に聞いたということを伝達することが必要とされます。時には、相手の人が言ったことを一言一句ただ繰り返す場合もあります。セラピストは大学院でその方法を学びます。クライアント役を演じている人が、「私にはとてもつらいことで、随分と奮闘しました」と言います。セラピストになるべく学んでいる人は、「あなたにとってはつらいことで、随分と奮闘してきたと言われるんですね」と反応します。さて、この単純な技法は、ひどく動揺している人や考え方が凝り固まっている人を相手にすると、ある程度の効果を発揮します。けれども誰かが私にこれをすると、それはほとんど非承認になってしまうと言わなければなりません。私は部屋にオウムと一緒にいるような気がするのです。

それにもかかわらず、正確さを期すことが承認の一部であるときには、このレベルの承認を使うことができます。あなたがその人の発言の要点をつかんでいることを認識してもらえるように、必ず言葉遣いを変えてください。その人が「昨晩、外出して、体を許してしまったことが信じられません。次に何が起こるのか心配です」と言ったとしましょう。その時あなたは、「ふむ、あなたは昨晩の顚末を本当に案じていて、体を任せてしまったことに気分が悪くなっているのですね」のように言えます。一言一句繰り返そうとも、要点を言い直そうとも、それは、世界に対する自分の反応は非論理的でナンセンスであると大いに感じている人に、その人の経験していることは「理解できる」ほど普遍的である、と伝えることになるのです。

レベル3：はっきり述べられていないことに言葉を補う

私はこれを読心術と呼びます。読心術は、その人があなたに言っていないことについて、ちょっとした仮説をつくりだすことを要求します。これは通常、質問形式で表現するか、正確かどうか質問すると最もうまくいくでしょう。特に、その人がひどく調整不全になっているときには。先の例を使うなら、あなたは、「きっと、昨晩の出来事のせいで、性病になることを心配しているんですね。当たっていますか？」、あるいは「二度としないと誓ったことをしてしまったので、ひどく自分自身を責めているのではありませんか？　そうでしょう？」と言えるでしょう。読心術の鍵は、間違ったとしても前向きにならなければならないということです。相

承認のレベルは流動的で、しばしば一緒に使うことができます。

手の人は「性病の心配は全くしていません。彼と関係した人たちを知っているんです。彼は大丈夫なんです」と応じるかもしれません。この場合の最善の反応は、よりレベル1（意識し続ける）的な質問でフォローすることです。「そうですか。では、今、あなたが本当に心配しているのは何ですか？　あなたが思い描いている顛末というのは何ですか？」のように言えるでしょう。

次の承認の二つのレベルは非常に強力です。その人の反応を正常なものとして扱うのです。

レベル4：個人史や生物学の観点で承認する

どの瞬間にあっても、私たちは人生のあらゆる瞬間の総合計であり、ある程度、私たちの行動は意味のあるものと言えます。より大きな私たちの社会という文脈では、機能的ではなく、意味をなさないかもしれませんが、私たちがどのような人間か、人生で何が起こってきたかを考慮すると、それは意味をなすのです。例えば、私は五歳の頃に嵐のさなか自宅が消失してしまった人を知っています。彼女の家族は火事ですべてを失いました。彼女が住んでいる場所は、よく夏に稲妻を伴った猛烈な嵐に襲われます。稲妻が光ると彼女はとても不安になり、嵐が終わるまでクローゼットの中に座り込むこともしょっちゅうです。しかしながら、彼女は職業上、嵐の間でも他の人の世話をしなければならないので、現在という観点から見れば、クローゼットに隠れるのは承認し難い行動です。レベル4の承認を使うなら、私は、「あなたが嵐の間、クローゼットに隠れたくなる理由はよくわかります。嵐で家が燃え落ちてしまったんですから。稲妻を見るとひどく不安になってしまうのは至極当然です。あなたの個人的な歴史の一部なのですから」のように言うでしょう。それから、彼女の行動（クローゼットに隠れる）がもはや役に立っていないことへと話を進めますが、そのような喪失と恐怖の歴史があることが、この瞬間の彼女という人間に影響している、という理解を最初に示したいのです。

もう一つのレベル4の承認は、その人自身の生物学的観点からの承認です。私たちの生理的特徴、身体的問題、世界への身体の反応の仕方が、世界に対する私たちの行動的な反応に影響します。例えば、注意欠陥／多動性障害（ADHD）の人々は、四時間のクラスの最初から最後まで、注意を払い続けることに苦労します。背中の椎間板に問題がある人には、四時間のクラスの間中ずっと座っていることは困難です。これら二つの例は両方とも、生物学的な性質をもっています。このタイプの承認を使う鍵は、その人を病気扱いしたり、その人にどういうわけか欠陥があるかのように聞こえさせたりすることなしに、その人の行動が意味をなす点を発見することです。バーに行った人の話を覚えていますか？　私はその人に次のように言うことができるでしょう。「あのバーに行った理由はわかります。嫌な一日を過ごしたときは、アルコールへの渇望が高まりますから。それがすべての始まりだったのです」。バーに行くのは良い考えだったとも、バーに行くべきだったとも言っていないことに注意してください。私にはアルコールが生理的渇望に与える効果について十分な知識があるので、一つのことが次のことへとつながってしまった理由が理解できるのです。私は会話をさらに進めることができるでしょう。その後に起こったことについての懸念を取り上げることもできます。「アルコールによってまさに抑制がきかなくなってしまうので、飲んだときには誰かとバーを出るようなことが起こりがちなのです」

レベル5：正常なこととして扱う

レベル5は、他の（BPDをもたない）人でも同じ反応をするだろうと相手に伝えるので、とても重要です。BPDをもつ人は、他の人とは違っている――世界の中での異端者である――という経験をずっとしてきています。それを正常なこととして扱うとき、あなたはBPDをもつ人に起こっていることは人間であることの経験であって、同じ状況にあれば、誰でも同じように感じるであろうと伝える方法を見つけているのです。これは非常に強力です。使えそうないくつかの重要な台詞を挙げます。


「私たちの誰にでも、そのように感じる瞬間があります」

「そう考えるのは当然です。あなたのような状況なら、誰だってそのように考えます」

「私もそういうふうに感じるでしょうね」

「それはとても正常な反応ですよね」

「あなたがそうしたのは理解できます。私たちには誰にでも、そういう瞬間があります」

これを、嵐の時に問題を抱える人のためのレベル４の承認と比べてみましょう。私は次のように言って、個人の歴史に基づいてその女性の嵐への恐怖を承認しました。「あなたが嵐の間、クローゼットに隠れたくなる理由はよくわかります。嵐で家が燃え落ちてしまったんですから。稲妻を見るとひどく不安になってしまうのは至極当然です。あなたの個人的な歴史の一部なのですから」。彼女の行動を正常なこととして扱うとしたら、私は、「いいですか、嵐は恐ろしいものです。稲妻や雷鳴が発生しているときには、ほとんどの人が何とかして逃げたいと思うものです」のようなことを言うでしょう。これが彼女に独特な反応であるとは言っていないことに注目してください。嵐を怖がるのは完璧に正常なリアクションなのです。

レベル４の生物学に関係した例にも同じことができます。ADHDの人に対しては、「ADHDの人は四時間のクラスの間、注意を払い続けることに苦労します」と言う代わりに、レベル５の承認では、「一度に四時間もの間、同じ話題に注意を払い続けるのはつらいものです」のように言うでしょう。腰の問題を抱えている人には、「背中の椎間板に問題がある人には、四時間のクラスの間中ずっと座っているのは困難です」と言う代わりに、「この椅子は背中や腰に固く当たります」と言うでしょう。違いがわかりますか？　一つ目はその人特定であり、二つ目は人間全般になっています。

時には、行動を正常扱いする方法がないこともあります。私は誰かに、「気持ちを傷つけられると人は自殺したくなるものです」あるいは「本当にストレスの多い一日の後には、私たちは誰でも身体を切りたくなるものです」とはどうにも言えません。正常でない行動を正常なこととして扱わないでください――それは承認できないことを承認することです。もしＢＰＤをもつ人が自分の行動は承認できるものではないと理解しているならば、行動を正常扱いしようとしても感情を急上昇させるばかりです。このような場合には、レベル４の承認に頼る方が得策です。「今日のような日があると、あなたが自殺を考えることはわかっています。あなたの即座の反応ですね」や「嫌な一日を過ごしたときには、あなたはただ何か気分を良くすることをしたいのですよね。あなたにとっては、自傷がそれだったのです」などと言うことができます。

レベル６：徹底的な誠実さ

すべての承認で鍵となるのは、誠実であることです。人々が承認しようとしているのを耳にするとき、あらゆる正しい言葉を使っているのですが、声の調子が親のようであったり恩着せがましかったりすることが時々あります。レベル６は、その言葉通りの意味です。ＢＰＤをもつあなたの愛する人に対して、徹底的に誠実であってください。

これが本当に難しいであろうことは、疑問の余地がありません。時限爆弾がカチカチと音を立てているときに、自分自身であろうとするのは困難です。大切なのは、他のあらゆる状況において他の誰かに対処するときとは違うやり方で、愛する人を扱おうとしないことです。多くの場合、特に精神保健の分野で、私たちは人々を実際にそうである以上に弱い人として扱います。徹底的に誠実であるとは、承認しようとしている人を「壊れ物扱い」したり、見下したり、内容を落として話したりしないようにすることです。

これは言葉により直接的に行うこともできますし、態度で示すこともできます。例えば、私の友人が電話をかけてきて、人生最悪の日――もうすぐ失業する上、帰宅したら子どもたちが壁という壁に落書きをしていて、夫は浮気をしているとの確信がある――を過ごしたと言ったならば、私は、「まあ、大変。ひどい話ね。私に何ができるかしら？」と言うでしょう。彼女が救急治療室に行く必要があるかどうかは問いません。彼女を子ども扱いして話すことはしません。彼女は私の注目と同情を得ますし、私は彼女のことを十分な能力のある人として扱っているのです。

かつて私にはとても小柄な――約四フィート一一インチ（約一五〇センチ）――クライアントがいました。彼女は背がとても高い男性と結婚していて、彼女の担当の精神科医は非常に大柄な元フットボール選手でした。私は何度か、この二人の男性が（間違いなく、彼女にとって最善だと考えて）、彼女が動揺しているときに「赤ちゃん言葉」で彼女に話しかけているのを目にしました。私は男性が自分より大柄な人にそのように話すのを一度も聞いたことがありません。そのような時、二人は私のクライアントを壊れ物扱いしていたのです。二人が彼女にそのような赤ちゃん言葉で話したとき、彼女の調整能力は増しませんでした。実際のところ、私がやりとりを目撃した際、男性たちが話しかけたときに彼女はよりいっそう動揺していたのです。

要するに、レベル６の承認は、愛する人に対しても他の誰かに話すときと同様に話すということです。もちろん問題は、あなたの愛する人はしばしば、あなたが関わっている他の人々ほど有能には見えない（あるいは本当に有能ではない）ことです。あなたには、人生の状況のせいであなたの愛する人の「面倒を見なければならなかった」という歴史があるかもしれません。あるいは実際にあなたが親であるため、愛する人に対して親のように振る舞うことがとても容易なのかもしれません。しかしながら、あなたの反応を変えることには、いくつかの非常に素晴らしい理由があることを思い出してください。第一に、私の推測では、あなたの反応は効果がありませんでした。第二に、承認を行うのは感情の高まりを静めるためです。第三に、人々はあなたがその人に期待するように振る舞うという十分な証拠があるのです。したがって、ある人を壊れ物のように扱うと、その人は壊れ物のようになってしまうでしょう。有能な人として扱うと、その人は有能になるでしょう。

複数のレベルの承認を一緒にする

ここで、最初のシナリオをまとめることにしましょう。私たちの愛するBPDをもつ人をレイと呼ぶことにします。朝、レイがあなたに電話をかけてきます。彼は本当に動揺しています。彼の声は大きく、今にも泣き出しそうです。

レイ　：昨晩したことが信じられないんだ。ひどい一日でね。ボブと僕はとっても深刻な問題を抱えていて。僕は家に帰れなかったから、バーに行ったんだ。［調整不全が増している］

あなた：そうなんだ、レイ。君とボブは良くない状態で、それで家に帰らずにバーに行ったんだね［レベル2］。何が起こったのか話してくれよ［レベル1］。

レイ　：（もっと大声で）何が起こったか話すよ。ボブと別れてやけになって知らない人を連れて家に帰ったんだ。酔っ払って意識がなくなって、何が起こったのか覚えていないんだ。

あなた：ああ、それはひどいね［レベル5］。昨日の夜にやってしまったことを心配しているんだね？［レベル3］。性病を心配しているのかい？　それとも、ボブがどう思うかを心配しているのかな？　僕ならたぶん両方とも心配だろうね［レベル5］。

レイ：もう、そのことは話したくないよ。話すだけでムカムカしてくる。
あなた：話すのはつらいことだよね［レベル5］。今はたくさんの感情を経験しているに違いないな［レベル3］。これまでにも人にひどい目に遭わされたことを知っているし、そのせいで僕に話しづらいんだね［レベル4］。本当に僕に助けてほしくないのかい？

あなた自身と他者を承認する

私たちは皆、悩んでいるときには承認を必要とします。BPDをもつ人の家族は、たぶん他の家族よりも、お互いからの承認をたくさん必要とします。人間関係の中での承認を研究している科学者のグループがいくつかあり、承認という技術ですべての関係がよりうまくいくことを発見しています。BPDではない他の家族を承認するためにも、同じ六つのレベルの承認に従ってください。

あなた自身のことも承認してください。特に愛するBPDをもつ人と一緒にいる状況では、そうしてください。あなた自身が調整不全になってきていると認識したら、最初の三つのレベル（意識し続ける、鏡のように映し出す、読心術）は効果がないでしょうし、とても不自然になってしまいます。けれども、レベル4とレベル5は自分自身にも適用できます。あなたの反応を見つめ、あなたの歴史、生物学的特徴、現在の状況を考えて、あなたの行動がどう理に適っているのか、特定してください。自分自身に、「あの子を大切に思えばこそ動揺しているんだ。親なら当然動揺する」と言うのは、あなたの行動を正常なこととして扱う一例です。このような手間をかければ、あなたの感情をより調整された状態で維持できるでしょう。

承認を実践する

承認にはさまざまな方法があります。あなたはある人の思考、感情、行為、観点、能力を承認することができます。

思考：「それについて気をもむのは理解できます。間違いなく気がかりなことです」
感情：「別れが悲しいのは当然です。絶望的になりますよね」
行為：「そこで立ち上がって口論する代わりに、彼から歩き去った理由は理解できます」
観点：「もちろん、今それについて話さなければならないわけではありません」

能力：「あなたにはこれができると私にはわかっています。絶対にあなたには能力がありま
す」

承認が必要であることを認識できるようにするために、あなたの愛する人との最近の経験について考えてみてください。その人の感情が高揚していて、もし承認を行っていたら感情を静められたかもしれないようなやりとりに焦点を当ててください。

空欄に、その経験がどのようなものであったのか思い出すのに十分なだけ、その状況について記述し、その状況で使えたであろう各タイプの承認の言葉を書いてください。

状況の描写

愛する人の感情が高揚しているとどうしてわかったか？

承認の例。私は次のように言えた。

思考：

感情：

行為：

観点：

能力：

承認の実際

あなたがボーダーラインの行動に異なる反応をすると、あなたの愛する人も異なるリアクションをします。それにより彼らの典型的な行動パターンが危機を生み出し、有害かつ自己破壊的で、あなたを消耗させる行動へと陥っていく可能性はずっと少なくなります。承認は感情がエスカレートするのを防ぐためのさまざまなリアクション方法の中で、一つの重要な位置を占めています。上述のエクササイズを用いた実践練習は、承認をほとんど自動的な反応にするための一つの方法です。けれども、承認があなたの自由になる唯一の道具ではありません。

第2章の終わりで、愛する人との相互作用が感情の嵐の中でバラバラになってしまわないようにするために、あなたにできることをリストアップしました。第4章では、私はそれらの単純なステップをより詳しく述べます。組み合わせれば、それらのステップは、午前二時に妹からまたしても苦境を訴える電話がかかってきたときや、息子が予告なしに現れて、彼が自ら陥った最新の泥沼から救出してくれと要求したときに、やっと何かあなたにもできることが存在するようになったと感じさせてくれるでしょう。これらの新しい反応の仕方は、BPDの調整不全の五つの領域についてこれまで学んだことのすべてに基づいています。また、危機的状況だけではなく、何か長く続いている問題について生産的な会話をしたいときにも効果的です。

第4章　バランスのとれた反応とより良い結果への五つのステップ

今では、ＢＰＤでしばしば見られる行動の背後にあるのは何かということと、その行動に対して以前とは異なる反応をすることがとても重要である理由がわかっていただけたものと思います。第3章を読んで、感情調整不全を阻止するために、なぜ承認が決定的に重要であるかがおわかりになったことでしょう。とはいえ、理解を行動に移すのは容易なことではありません。愛する人を変わらせようとして感じる無力感のせいで、消耗したように感じているときには、特にそうです。ＢＰＤをもつ人を愛している多くの人たちは、午前二時の苦境を訴える電話にはもう出られない、あるいは不愉快な不意打ちには耐えられない、と感じるまでになってしまいます。愛する人がたびたび激しい苦悩を経験するのを目にすることに耐えられなくなるのです。ではいったい、何をしたらよいのでしょうか？

私はBPDの誰かを愛している人々に、ボーダーライン行動の出所を理解することがまさに違いをもたらすのだと伝えています。けれども、現実的に見れば、新しい理解が変化を生むには時間がかかります。そういうわけで私は、危機によって圧倒されているにしても、会話を生産的な軌道に乗せたいと思っているにしても、今すぐ効果を出せるような五つのシンプルなステップを考案しました。これらは簡単に記憶できます。習慣になるように練習してください。感情が主役の座を奪おうと脅かしてくるときにはいつでも引き出して使えるようなステップです。どのつまり、あなたは自分自身の行動――あなたの愛する人へのあなたの反応――しか変えられないのです。良い知らせは、あなたがあなたの行動を変えると、時としてあなたの愛する人の行動も変わるということです。これら五つのステップを使って反応することで、どの個々の関わり合いでもその結果が大いに改善することに驚くと思います。そして時間が経つにつれ、これらのステップは永続的な影響をもたらすかもしれないのです。

危機の真っ只中でどのように反応するか

どれほど頻繁に真夜中のＳＯＳ電話を受けたとしても、一見礼儀正しい会話の最中に何回も攻撃されるに至ったとしても、そのようなことが起きるたびに、あなたはバランスを崩されてしまうことでしょう。極度に調整不全な行動は、あなたの盲点を突くようにできています。突然に、非難、要求、あるいは苦悶に満ちた嘆願に直面すると、フラストレーションや激しい怒りがわき起こったり、堪忍袋の緒が切れたりするでしょう。このような状況で冷静に反応できる人は非常に稀です。私たちが感情の炎を（大きくするのではなく）静めてくれる、迅速で自動的な反応を最も必要とするのは、このような状況においてです。あなたは以下に記述されている五つのステップの反応を、早朝四時に例の電話を受けた瞬間に作動する反射作用になるまで練習することができます。けれども、これらのステップは危機の前や後にも使えます。例えば、あなたの愛する人に、その人を傷つけている行動パターンについて話したいといったときに使うのです。危機的ではない状況で、この五つのステップを使う方法については一七一頁以降で論じています。

五つのステップに入っていく前に、最初のステップは常にあなた自身の感情を調整することである点に注目してほしいと思います。あなたがとても動揺しているならば、効果的な反応はできません。あなた自身の感情が調整不全では、あなたの反応はあまり計算されたものにはならず、言わなければよかったと思うようなことを軽率に言ってしまい、自分がしたいことについて考えることはできないでしょう。ですから、愛する人への反応でまずすべきことは、あなた自身の感情を調整することです。口でそう言うのは簡単だけれど、と思っているでしょう。けれども、あなたが不意打ちをくらったときでさえも、あなた自身の感情を調整する方法は存在するのです。詳細はこの後でお伝えします。

愛する人に効果的に反応するための五つのステップを次の頁に掲載しています。この頁をコピーして、暗記するまでは頻繁に復習できる場所に置いておくとよいでしょう。これは境界性パーソナリティ障害をもつ人とのほぼすべてのやりとりにおいて、この五つのステップがコミュニケーションの最善策であることを思い出させてくれるメモにもなります。囲い込みの中のステップの後には、各ステップの実施方法についての詳細が書かれています。

ボーダーライン行動に効果的に反応するための五つのステップ

1. あなた自身の感情を調整する。
2. 承認する（全ステップでこれを行う）。
3. 質問／査定する。
4. ブレインストーミング／調停。
5. （あれば）あなたの役割と、結果を聞いてからあなたが計画できることについての情報を手に入れる。

練習すれば五つのステップが自動的なものになる

五つのステップはそれぞれ、危機的状況にないときに練習すれば、より簡単に効果が得られるようになります。

- ＢＰＤをもつ人に直接関係しない状況で、感情調整を練習する。
- 自分の頭の中で自分自身を承認するか、ＢＰＤをもっていない誰かを承認して、承認に慣れる。

- 友人があなたに何かを打ち明けたときはいつでも、相手の人が何を必要としているのか質問して、質問することを学ぶ。
- ブレインストーミングや調停の機会を探す。職場などが、その技能に適した場である。
- あなたの役割をはっきりさせ、（友人の問題、家庭での計画、仕事での任務などに関して）目標が設定されたときには必ずその結果を聞くようにする習慣をつくる。

◇ステップ1：あなた自身の感情を調整する

いくつかの簡単な方法が、その瞬間の激情に駆られても感情を静めるのに役立ちますが、交通渋滞でのイライラに対処しているときやつらい記憶がよみがえって悲しみを感じているときなど、危機的状況にないところで練習しておけば、危機の真っ只中でも実行しやすくなります。自分自身の感情を調整するステップが習慣になるまで、一三六頁の囲い込みをコピーして、覚書として携帯してもよいでしょう。

▽立ち止まる：一息ついて、身体的な感覚に注目します。その感覚に、あなたが経験している感

情としてラベル付けをします。

「ああ、まただわ！　朝の四時じゃないの！　私の心臓は急に激しく鼓動し、即座にお腹が痛くなり、頭の中を多くの考えが急速に行き交う。私が感じている感情は怒りだ」

▼体の姿勢に注意を払う：握っているこぶしを緩め、顔の筋肉をほぐします。他の筋肉も緊張していないかどうか確認します。

「妹が朝四時に電話をしてくるとき、私は電話を手にする前には（いつだって妹だとわかっているのだから）少し深呼吸をする。そして、電話の後には決まってベッドから全身を伸ばすようにする。そうすると自分の怒りではなく、自分の筋肉に焦点を当てやすくなる」

▼微笑む：落ち着かせるメッセージを脳に送ります。

「これは、信じられないくらい効果的だわ。筋肉を伸ばすと同時に、落ち着いた感じがするのだから」

▼あなた自身を承認し、励まして応援する。

「何が起こっているのかを考慮すれば、私の感情は理解可能なものだ」
「私はこの人を愛しているのだから、このような感情をもつのは当然だ」
「感情があるからこそ、私は何か力になれることをしたくなっているのだ」
「私はこの状況について、そして私の愛する人について、これらの感情を経験していることを受け入れる」

その瞬間の激情に駆られても感情を調整する方法

立ち止まる。
体の姿勢に注意を払う。
微笑む。
あなた自身を承認し、励まして応援する。

囲い込みの中の四つのステップを使って、その瞬間に感情を調整できないならば、「反対の行為」、つまり、感情を変えるために行為を使うという便利なトリックを試してください。これは一三八〜一三九頁の囲い込みに描写されています。

感情を調整する方法を練習した後でさえも、あなた自身の感情が愛する人との相互作用の中で大きな問題になっているように感じるのであれば、どのような種類の出来事や事件があなたの感情を高ぶらせるのか探るために時間をとるとよいでしょう。

あなたの感情を刺激する出来事をはっきりさせる

私たちの誰にでも、他の人よりも感情的になってしまう状況というのがあります。それに、通常なら反応しないであろう状況に感情的な反応をするときというのもあります。愛する人に感情的な反応をしてしまう「引き金」を特定したければ、この査定を行ってください。ひとたびあなたを感情に対してより脆弱にするものや、感情に火をつける状況がわかるようになれば、どのように感情を変えるか、そしていつ愛する人と関わらないことにするかを決められるようになります。

リネハンの「反対の行為」技能：行動で感情を調整する

すべての感情には行為——感情があなたにするようにと駆り立てること——が伴います。あなたがその瞬間にその感情を少し弱めたいのであれば、ちょっとした「反対の行為」を使ってみてください。対人的な葛藤に対処しているときに人々が最も経験しやすい四つの感情は、恐怖、怒り、罪責感、悲しみです。恐怖と罪責感については第11章で論じます。ここでは、怒りや悲しみを調整するために反対の行為がどのように使えるのかを示します。

怒り

怒りは（電話で、eメールで、面と向かって、携帯メールで）攻撃したいと思わせます。怒りを減らすために最も重要なのは、離れることです。歩き去りましょう。電話を切りましょう。携帯であれパソコンであれ、メールするのをやめましょう——けれども穏やかにそうしましょう。捨て台詞なしに、憤怒なしに。ただ距離を置くのです。つながったままでいれば、怒りは激しいままであるか、増大さえしかねません。離れた後には「親切」を実践してください。愛する人の目を通して世の中を見て、その人への慈心（一八一頁以降参照）を発見し、その人に何か親切なことをしましょう。慈心があれば、怒りは維持できないものです。

怒りに関しては、多くの場合、反芻が問題になります。怒りへの合図となるものが繰り返し思い浮かぶので、怒りを抑えておくために、慈心を何度も何度も使わなければなりません。

悲しみ

悲しみは一人になりたいと思わせます。あきらめて、ベッドに潜り、頭まで布団をかぶりたくなります。無活動状態を生むのです。多くの場合、家族は愛するBPDをもつ人を助けようとして消耗しきってしまいます。BPDをもつ人はたびたび悲しく、絶望したままになってしまいます。そのうち、愛する人たちも家族と同じく消耗してしまいます。そこにおいて、「反対の行為」は活性化治療（感情を低減するのとは対照的に、身体の生理学的機能を高めることを目的とする）となります。再び動き出すのです。もしあなたがその瞬間に悲しみを減らそうとしているのなら、きびきびと散歩に出てください。テニスをしてください。泳ぎに行ってください。手持ちのエアロビクスのDVDをかけましょう。より長期的には、あなたの支援組織を動かして、あなたの愛する人に関係していない楽しいイベント（難しいとわかっていますが、これも愛する人を助けることになるのです）を行うようにしましょう。愛する人のために利用可能なものを調査し、サポートグループを見つけ、第12章で論じていて、本書の後ろにも掲載している、家族擁護プログラムに出かけましょう。あなたの身体と感情に、動かず静かにしていることを許さないようにしましょう。

1. あなたの愛する人との相互作用が特にまずい展開になってしまったときのことをいくつか思い出してください。
2. やりとりは最初から感情的でしたか？　それとも、感情は徐々に高まりましたか？　または爆発しましたか？
3. 人生の中で起きている他のことで、その日にあなたをより感情的にさせるものがありましたか？　あなたは疲労していましたか？　病気でしたか？　職場で問題を抱えていましたか？　こういった要因があると、あなた自身が感情的になるリスクが生じ、愛する人への対処はあまり効果的ではなくなってしまいます。
4. その出来事を少し分析してみましょう。
a. それはいつ始まりましたか？　これはきっかけとなる出来事です。ほとんどの問題にはパターンがあります。類似のきっかけとなる出来事を探しましょう。
b. あなたとあなたの愛する人の間での問題が避けられないものになったポイントには、いつ到達しましたか？　もう引き返せないというポイントはありましたか？
c. 爆発の後に何が起こりましたか？　あなたは自分の行動を変えましたか？　愛する人は自分の行動を変えましたか？　数日間、口をききませんでしたか？　あなたの愛する人の感情的なリアクションを強化したかもしれないこと（あなたが譲歩した、など）や、あなたの行動を強化したかもしれないこと（その人が激怒して数日間あなたに話しかけなかったので、問題の対処をしなくてすみ、休息を得た）を探すのです。

うまくいかなかったやりとりに関して、きっかけになった出来事とあなたの反応を見直してください。エスカレートしないように、その瞬間のあなたの行動を変えられる方法はありますか？　あなたの感情が邪魔になりましたか？　そうであれば、あなた自身の感情の調整の練習に戻りましょう。あなたは愛する人の行動を強化しましたか？　そうであれば、あなたのリアクションを強化的にならないように変えましょう。強化的でないリアクションを発見するまで、これを数回行わなければならないかもしれません。あなたはやりとりをエスカレートさせるように強化されましたか？　そうであれば、エスカレートさせずに望まれた結果を手に入れる方法を考え出しましょう。

◈ステップ２：承認する（すべての段階でこれをすること）

▼何か認知できること（感情、思考、行為）を発見して、あなたの愛する人の感情をなだめる。

▼感情が高まり始めたら、立ち止まって再び承認する。

承認のやり方の詳細と具体的な説明、そして実践のヒントに関しては、第2章に戻ってください。ここに挙げるのは心に留めておくべき簡単な「ルール」です。

- 常に感情的経験を承認する：「これがあなたをとても傷つけるに違いないことはわかります」「これについて腹を立てるのは理解できます」(決して「そんなふうに感じるべきではない」「そんなにひどいわけがない」「ねえ、物事の良い面を見なさいよ……」などとは言わないこと)
- 安心させようとして、愛する人の言い分を直したり、矛盾をついたりしない：「馬鹿みたいだと感じているのはわかるわ」のように言いましょう。(続けて、「でも、あなたは馬鹿ではないわ」とは言わないこと)
- 決して承認できないことは承認しない：「ああ、いいんだよ。これから先はそんなに飲まないようにね」と言う代わりに、「昨晩そんなに飲んでしまったのは、いい考えではなかったと感じているみたいだね」と言いましょう。「そうだね、どうにも仕方がなかったんだろうね」とは言わないように。(このメッセージは、あなたの愛する人の自分は無能だという恐れや、「自己コントロール」の欠如という恐れを裏づけてしまい、その人を壊れ物のように扱うことになります。代わりに、「次回、そういうふうに感じたときにバーに行くのを避けるため

には、どんな違ったやり方ができるだろうか？」と言いましょう)

●実際、疑問があればいつでも、言明をする代わりに質問をする：「〜すべきです」の代わりに、「ここでうまくいくのは何だと思う？」と問いかけましょう。「明らかに失望しているようね」の代わりに、「失望を感じているの？」と問いかけましょう。(ＢＰＤをもつ人は、しばしば何々を考えている、感じていると言われることに反発します。感じ方、考え方、振舞い方が誤っていると言われる経験を、嫌というほどしてきているからです)

◈ステップ３：質問／査定する

▼具体的に、しかし穏やかに質問する。「どのように私に助けてもらいたいのですか？　聞いてほしいですか？　助言をしてほしいですか？　すべきことを考え出す手助けをしてほしいですか？」

——もし答えが「ただ聞いてほしい」であれば、ステップ４（ブレインストーミング／調停）は飛ばして、ステップ５（あなたの役割についての情報を手に入れる）に進みます。

――もしその人があなたの意見を求めたなら、正確に何が起こっているのかを査定します。

- 何が起こったのか？
- それはいつ始まったのか？
- あなたの愛する人は何を問題と見ているのか？
- その人は問題が解決した後に、その結末がどうなることを望んでいるのか？

◆ステップ4：ブレインストーミング／調停

▼あなたの愛する人の助けを借りて、解決策のリストを作成します。

▼あなたの愛する人と協力し合って、一つの選択肢を選びます。

▼あなたの愛する人が実際に計画を実行するときに、妨害となり得るものを予想します。

◆ステップ5：あなたの役割と、結果を聞いてからあなたが計画できることについて

の情報を手に入れる

▽計画の実行において、あなたの愛する人を助ける／支援するために、あなたがする必要のあることは存在しますか？

▽あなたにとって重要であれば、報告／続報をリクエストする。愛する人に、あなたは起こったことに関心があると伝え、新たな情報を得たいと伝えましょう。これは危機的状況にある人を承認するだけでなく、あなたを推測の状態のままにしないでおくことになります。

◆あなたの愛する人が参加してくれない場合にどうするか

残念ながら、五つのステップの計画があっても、あなたの愛する人がプログラムに沿って動いてくれるという保証はありません。その人が参加してくれないときには、何をしますか？　あなたがどう助けられるかを質問し、問題を査定しようとしたところ、その人が「君に話している時間はないよ。今これを何とかしてもらう必要があるんだ。さもないと僕は自殺しなければならなくなる」と言うとしましょう。（自殺の脅しは、悲しいことですが、ＢＰＤをもつ人には非常に

実際の五つのステップがどのように見えるか

ここに示すのは、五つのステップを使ったシナリオの例です。このシナリオで、スーザンは母親の家に行きます。明らかに動揺しています。

お母さん：どうしたの？

スーザン：お母さんは本当はどうでもいいのよ。私には何が起こっても当然だと考えているんだわ。

お母さん：（間を置き、一息つく。自己弁護への衝動に気づくが、それは役に立たず、スーザンの感情を増大させるであろうと知っている **［自分自身の感情を調整している］**）。スーザン、とっても動転しているように見えるわ。望むのであれば、私は聞くなり助けるなりの準備があるのよ。私にどうしてほしいかしら？ **［質問する］**

スーザン：（怒って）私の人生をもっとましにしてほしいわ。全くひどい人生よ。

お母さん：ひどいことは知っているわ **［承認］**。何が起こったのか話してちょうだい。

スーザン：ボーイフレンドが口をきいてくれないの。（すすり泣く）

お母さん：それは傷つくわね **［承認］**。本当に傷つくことだってわかるわ。何が起こっているのか、お母さんに話してみたいかしら？ **［質問する］**

スーザン：何度も何度もかけてみたけど、電話を返してくれないの。
お母さん：まあ【承認】。そのことについて話しましょう。ただ聞いてもらいたい？　それとも、次に何を試すか考えるのを手伝ってほしい？【質問する】
スーザン：助けてほしいわ（また感情が高まる）
お母さん：（微笑む【自分自身の感情を調整している】）。わかったわ、逐一教えて。いつ始まったのか話して。聞いているから【査定する】。
スーザン：ええと、彼と昨日の夜出かけて、彼が別の女の子を見ていると思ったの。ひどい奴だって彼に言ったら、いなくなっちゃって。今は電話を返してくれないわ。
お母さん：わかったわ、次に何をするか考えるのを手伝ってほしい？【質問する】
スーザン：お母さんは何もできないと思う。
お母さん：私にもできるかどうかわからないわ【承認】。大きな問題は――それに、あなたはボーイフレンドのブルースに関しては何でもわかっているのでしょ――今日、ブルースに話をさせるようにするのと、少し時間を置くのと、どちらが効果的だと考えるかってことだと思うわ【査定する】。
スーザン：たぶん、時間をあげたほうがいいでしょうね。でも、私にそれができるとは思えないわ。

お母さん：時間を置いている間、スーザンにできることを私たち二人で考えたらどうかしら？［**質問する**］
スーザン：どんなこと？　映画に行くとか？
お母さん：出だし好調ね。リストを作りましょう。それから、一番うまくいくものを選びましょう［**解決策を考え出す**］。
後で、リストが作成されてから、
お母さん：できたわね。さて、お母さんに一緒に映画に行ってほしい？［**役割の明確化**］。それとも、お友だちのカリーに電話したい？
スーザン：カリーに電話するわ。
お母さん：もし、カリーが行けなかったらどうする？　その時はどうするのかしら？［**調停**］
スーザン：カリーが行かないなら、お母さん、行ってくれる？
お母さん：もちろんよ。もしカリーが一緒に行くなら、映画の後で電話してくれる？　どんな調子か、ちょっと知らせてほしいの。［**結果について、あなたの知りたいこと**］

よく起こります。他の誰の場合とも同じで、この脅しは真剣に受け止めなければなりません。反応の仕方については第12章を参照してください)。あるいは、その人があなたの邪魔をし、質問したり、助けを申し出たりさせないとしましょう。

このような場合には、ポジティブな結果が出せるかどうかは、あなたがどのくらいよく自分自身を知っているか、そして、あなたが愛する人をどのくらいよく知っているか、に大いにかかっています。あなた自身を知っているということの第一の意味は、この出来事の展開がどうあなたに影響するのかを全面的に意識しているということです。そこで、あなたの愛する人が参加したがらないときには、あなたは、

▼立ち止まって、自分の経験に注意を向ける必要があります。以下のものに注意を払ってください。

▼身体的感覚

胃腸(締めつけられていますか? 緊張しているようですか? 不調ですか? 落ち着いていますか?)

胸(きつい感じですか? 呼吸はゆっくりですか? 浅くなっていますか? 速くなっていますか?)

横隔膜――肋骨の間の場所(乱れているように感じますか?)

筋肉（固くなっていますか？　緩んでいますか？）
手／こぶし（握り締めていますか？　開いていますか？）
顔の筋肉（皺が寄っていますか？　滑らかですか？）
心拍（遅いですか？　速いですか？）

▽思考
「私があなたをどう助けられるかということにあなたは何の敬意も示さないですね」ではなく、
「あなたは私の言うことを聞いていないと思いました」

▽衝動
「電話をガチャンと切ってしまいたいと感じる」
「私の話を聞けとこの人に叫びたい」
「彼が何も劇的なことをしないように、彼の家に急行したい」

▽感情
「私は怒り、不満、恐怖の感情を抱いている」

あなたが自分の経験に注意を払い、それにラベル付けすると、あなたの感情は即座に調整が利き始めます。けれども、この状況がいかにあなたを不快にさせているかについて、もっと知ることにもなります。そして、それが、ＢＰＤをもつ人に効果的に反応するために知っておく必要のある重要な事柄をあなたに伝えているのです。あなたの限界はどこにあるか、そしていつその限界を超えてしまうか、ということです。

私としては、あなたの限界をはっきり見定めて、それをいつ超えてしまうのかを知ることを、限界の観察と呼びたいと思います。あなた自身と状況を客観的に観察する必要性を強調したいからです。ＢＰＤをもつ人を、要求が多く「操作的」であり、最後通告、限界設定、「線を引く」といった処遇を受けても当然であるとみなすのはとても簡単なことです。あなたが自分の身体的な感覚、思考、衝動に全意識を向けて、それから感情にラベルを付けるようにすると、自分の本当の限界がどこにあるかについて、だんだんと情報を収集することができます。そうなれば、いつ限界を超えてしまうのかを知るための十分な情報も手に入ります。煮詰まってやきもきするしかなかった挙句、突然「もうたくさん」となり、愛する人との間に壁を築く（関係を断たねばならない）ようなことはもはやなくなるのです。

巧みな限界観察は時間をかけて発達させる技能ですが、開発すべき重要な技能です。なぜなら、感情的な負荷のかかったやりとりの中では、重要な個人的な好みは見失われてしまうことが多いからです。詳細に関しては一六一頁以降を参照してください。あなたの愛する人が危機的な状態であなたのところにやって来たものの、感情を抑える五つのステップのアプローチに参加することを拒むときには、限界を超えているのかどうか、それについて何をすべきか、考察が必要な場合が多いでしょう。そこで、ひとたび自分の経験に注目するために立ち止まったなら、以下のことが必要となるでしょう。

▼限界を愛する人に伝達する。

▼もし［　　　　］が起こらなければ（あなたが声を下げないと、あなたが私にしゃべらせないと、あなたが私をののしり続けるのをやめないと）、会話を終わりにするとその人に言う。

▼短い間であっても、その人に、あなたにとって有効なやりとりの方法に行動を向け直す時間を与える。これは非常に主観的な手段です。その状況を考慮して、理に適っているものについて考えることが鍵です。もしあなたの限界がただこの一回のやりとりに関するものであれば（「私があなたを大切に思っていないと言うのはやめてほしい」）、二回くらいチャンスを与えます（「あなたはまたそう言っている。そう言うのはやめてもらいたい」）。もしあなた

の限界が複数のやりとりに関するものであれば（「私と意見が合わないといつもドアを激しく閉めて出て行ってしまうね」）、より長期的にそのチャンスを与えます。愛する人がドアを激しく閉めるのをやめるまでには、数回、同じような状況が起こるかもしれません。行動を変える時間が確実に存在するようにすることが大切です。

▽自分のリアクションとあなたが二人の関係から何を求めているかを理由として、あなたがこのやりとりを終わりにすることを必ず「告知する」ようにする。

「これがあなたにとって苦痛だということはわかっているわ。でもこれは、私たちの関係にとどまれるようにするために私が必要とすることなの」

「今すぐにはこれはできない。仕事でいろいろあって、君にあげられる時間がないんだ」

「確かにこれまでずっと電話に出ていたけれど、今ではあなたは一日に二十回も電話してきているわ。二十回は私にとってどうにも多すぎると認識したのよ」

▽実際に、最後までやり遂げること。もしその人の行動が変わらなければ会話をやめるとあなたが言って、その人の行動が変わらなければ、あなたがすると言ったことをしましょう（そ

うでないと、あなたはやめてもらいたい行動を不注意にも強化してしまうでしょう）。

▽あなたの愛する人を知ることが、どうしてそれほど重要なのか：愛する人の参加拒否が自傷の脅しを含むのであれば、反応の仕方を知るために、その人のこととその人にとって何が強化的なのかを知っていなければなりません。あなたはたった今「これから自殺する」と言った人に、「もうあなたとは話しません」とぶっきらぼうに言って電話を切るような真似は決してしないでしょう。けれども、経験から、もし後先考えずにあなたの限界を超えさせることを認めれば、あなたが許容し難いと思っていることをし続けるように相手の人を促してしまうことになるでしょう。そういう時は、違う反応を見つけなければなりません。「今すぐにこれを解決してくれないと自殺します」という女性には、「わかりました。では、警察に電話します」と言ってもいいでしょう。彼女が本当に自殺を考えているのであれば、いずれにしても警察に電話するのは正しいことです。しかし、多くの場合、ＢＰＤをもつ人は、本当は自殺を望んではいないと言うでしょう。これであなたは質問と査定に戻れます。その間ずっと、あなたの限界を繰り返し伝え、同時にあなたがこの限界を伝達したことが、その人にとってどのように感じられるかということを承認します。

▼限界が確立されたことについての愛する人の感情を承認し、なだめる。

▼別の時、あるいは違う問題については相手をするつもりであると、愛する人を安心させる。

◆あなたの愛する人が攻撃してくるか、極度に感情的になったらどうするか

思い出してください。五つのステップの反応の主な目標は、感情を調整することです。もしあなたの愛する人が参加を拒絶し、あなたの承認に耳を貸さないか、あなたの質問に答える時間をとらなければ、その人の感情は制御不能となり、らせんを描いて降下し続ける可能性が高いのです。時として、助けになる反応を試みたにもかかわらず、攻撃されるはめになることもあるかもしれません。このようなケースでは：

▼1．立ち止まって、あなたの感情を調整する（一三四頁以降を参照）。

手が届くところにあるなら、氷を手に握りましょう（攻撃し返したいという衝動を抑えるでしょう）。

不参加への反応が実行されるとどのように見えるか

かつて私には、私に電話をかけてきてわめきだすクライアントがいました。私が話そうとすると、私より声を上げて話し、悪態をつくのです。それから彼女は電話を切ってしまい、私は彼女が自殺するのではないかと心配になるのでした。最終的に、私は電話が鳴るたびに恐怖心を抱くことと、彼女との電話に出ているときには電話を切る衝動に駆られることに気づきました。私はその感情にフラストレーションというラベルを貼り、それが本当に私の気持ちを傷つけていることに気づきました。

まず私はクライアントと話をして、実情を説明しました。「最近、電話をかけてくるたびに、あなたは私に叫び声を上げ、ののしって、電話を切っています。今、私は自分の電話が鳴ると、あなたからの電話なのではないかと怯えるという経験をしている自分に気づいています。私はあなたが電話を切る目的でかけてくるのではないと思いますし、電話してくるときは本当に、本当に動揺しているのだと知っていますが、このことで私の気持ちは傷つき、私は自分がだめなセラピストのように感じるのです。もしあのような電話を私の気分が改善する方向にもっていけなければ、私はあなたからの電話を受けるのをやめなければなりません」

この時点で、彼女は調整不全になり、私が自分のことだけを考えていると言いました。私はこれを承認し、（私についての）真実を述べ、先に進みました。「これがあなたの聞きたいことではないことはわかっています。ここにも、あなたと話したくない人がもう一人いる。あなたの人生のパターンと似ています。けれども、あなたは正しいのです。これは私の問題です。私は中断されるのも、ののしられるのも、電話を途中で切られるのも好きではありません。私は聞いてもらうことや感謝されることが好きなのです。私はどうにもそういう人間なのです。大切なのは、私たちがこれを解決しなくてはならなくて、そうでなければ私は定刻過ぎの電話に出るのはやめるということです」

彼女に話を聞かせられるようになってから、私は自分が望むことを正確に彼女に伝えました。彼女が私に話をさせる、ののしらない、電話を切らないということです。私は彼女に、せめて進歩を見せるようにと数週間を与えました。これが彼女にとって厳しいことだとわかっていると彼女に繰り返し伝え、これは私が電話に関して望むことなのだと彼女に思い出させました。結局のところ、彼女はやめてくれませんでした。その時点で、私は彼女に、日中のもっと早い時間の電話によって彼女が行動を改めたと実証するまでは、午後五時以降は電話をしないようにと伝えました（彼女には私への別のアクセス方法を教えました）。数カ月かかりましたが、彼女の行動は変わりました。行動が変わるとすぐに、私は再び夜間に電話をする許可を出し、私の限界がもはや超えられることはありませんでした。

▼ 2. 数分間、承認のみを行う。

愛する人の言っていることを言い直す。

「では、あなたは職場にいて、上司があなたと話したがった。あなたは本当に、本当に、不安になったんですね」

関心をもっていて、気にかけているように聞こえることを言う。

「わかります。もっと話してください」

質問する。

「次に何が起こりましたか？」

愛する人の行動の中に正常化できる何かを見つけるために何かをでっち上げなければならないと感じるのであれば、私たちが行うことの中には自然に行うこともあれば、戦略的に行うこともあるのだと思い出すとよいかもしれません。

その人の反応の中の何かを正常扱いする。

「それについてただ話すだけでも、本当に気が動転しますよね。つらいことです。これが厳しいことだというのはわかります。誰にだってつらいことですよ」

▼3. 愛する人の感情が爆発する前にあなたがしていたこと（問題解決、助言など）に戻る。

ここでの鍵は、感情が落ち着くまで立ち止まって承認することです。十分な承認があれば、誰でも感情の湯気は出きってしまうものです。瞬時にまた高ぶるかもしれませんが、その時はまた立ち止まって承認するのです。

限界を見極めて伝達する

私たちは、個人的な限界を抱えていて、それを維持していくことは私たちの仕事です。この章の前の方で論じたように、ＢＰＤをもつ人の人生で起きる危機と、私たちが愛する人を助けようと無理をすることの結果として、しばしば私たちの限界は引き伸ばされ、超えられてしまいます。

残念ながら、研究により、限界には「もう引き返せないポイント」というものが存在することがはっきりとわかっています。無理がかかりすぎたとき、限界も関係も修復不可能になるのです。そこで、そういう事態にならないように、私たちは自分の限界がどこにあるのかを知らなければならないのです。困るのは、誰か／何かが限界を超えそうになるまで、自分の限界の場所がわからないことです。そういうわけで、私たちは自分の限界を知るために観察を行う必要があります。あなた自身の感情を調整するためのステップ（一三四頁以降参照）は、内的プロセスを観察する方法を示しています。あなたの身体的な感覚、思考、行為への衝動に注意を払ってください。次のようなことに気づいた経験がありますか？　特定の人の周りにいると、いつも身体がこわばっていた。その人と一緒にいることを考えて強い恐怖心を抱いた。電話が鳴ったのに出たくなかった。あなたは観察していたのです。もし、何がそのリアクションを引き起こすのかがわかっていたのであれば（その人はあまりに遅くに、あまりに頻繁に電話をかけてきた／あなたの前であまりにもひどくののしった／厳しく非難あるいは批判した／あなたを傷つけることを言った）、あなたは自分には限界がある（午後十時以降に電話されることが好きではない／一日四回以上電話をかけられるのは嫌だ／ののしられる、厳しく非難や批判をされるのは嫌だ／心を傷つけることを言われるのが嫌いだ）ことを観察していたのです。その関係が十分に重要であるかどうか、そして「それらの限界を伝達」すべきかどうか、決定しなければならなかったことでしょう。

◈あなたの限界を見極める練習をする

私たちの誰にでも、明確に言葉にはしていない限界があります。限界を見極めるための能動的な自己観察を始める前に、あなたの愛する人とは何ら関係ないものも含めて、はっきり言葉にはされていないあなたの限界のいくつかを特定してみると役に立つかもしれません。自分自身に以下の質問をしてください。

- あなたには、愛する人が自宅に来ることに関する限界がありますか？　あるならば、あなたの愛する人が訪問してもかまわないのはいつですか？　あなたの愛する人が訪問すると困るのはいつですか？
- あなたには友人との電話に関する限界がありますか？　家族とは？　ＢＰＤをもつ人とは？
- あなたの愛する人との接触に関する、あなたの身体的な限界は何ですか？
- 言語や感情に関するあなたの限界は何ですか？（あなたはののしり、大声での発言、身体的な興奮状態を許容できる人ですか？）

◈限界を超えたと伝達する決断をするために「プラス面とマイナス面」を使う

弁証法的行動療法では、人々が賢明な決断を下せるよう手助けするために、四分式の賛否分析を使用します。一見すると、これらはただの堂々巡りのように見えますが、非常に異なる解決策を生み出します。金曜の晩に、私の妹が飲みに出かけて、午前零時を回ってからわが家に電話してきたときに電話に出るかどうかについて、「プラス面とマイナス面」をやってみます。

	電話に出る	**電話に出ない**
プラス面	彼女が土曜日に怒っていない 一晩中電話が鳴ることはない 彼女が家にいるとわかる	怒鳴られない 夫との時間を過ごせる 彼女に激怒しない
マイナス面	私の夜を台無しにする 夫が怒る 私が制御不能に感じる	彼女について心配するだろう 彼女は母に電話するだろう 彼女は百回もボイスメール（音声媒体のメール）を残すだろう

「プラス面とマイナス面」には正しい解釈も誤った解釈もありませんし、異なる四半分を足し合わせることが大事なわけでもありません。あなた自身で「賢明な」答えを見つけることが主題です。私がこのプラス面とマイナス面を見ると、私は電話に出ることのマイナス面と電話に出ないことのプラス面の方に気持ちが傾きます。もし可能であれば、私は妹と前もって会話をし、私の限界が何であるかを説明し、金曜日の夜、ある一定の時間を過ぎたら彼女が電話をしても出ないと伝えるでしょう。

限界を見極めて伝達するプロセスは以下に要約されています。効果的に限界を観察するプロセスを始めるに際しては、これをコピーして携帯することを考えてください。

限界の特定と伝達

自分の限界をはっきりさせるため、自分の経験を観察する。

自分の限界が超えられていないかどうか注意を払う。

自分の限界が超えられたと伝達するかどうか、決断する。

そうすると決めたならば、あなたの愛する人に伝達する（必要であれば、あなた自身の感情の調整から始める）。

◆前もって限界を伝達する方法

金曜日の晩の妹の電話の例のように、たいていの場合は、特定した限界についてあらかじめ伝達することが最善策と言えるでしょう。

▼1. 自分自身の限界を確実に知る。

▼2. 愛する人がすでに何かのことで感情的に苦悩しているときには、あなたの限界について話さない。この時点ではその人は傷つきやすくなっていて、反応はきっとネガティブなものになるでしょう。状況の事実を描写しましょう——通常、皆が記憶している最近の出来事を持ち出すと役立ちます。

「金曜日の夜、あなたはハッピーアワー（割引料金時間帯）に出かけた後、家に着いてから私によく電話をしてくるわ。この前の金曜日は、十時を過ぎてから四回もかけてきたわ」

▼3. あなたの愛する人を承認し、なだめる一方で、この状況についてのあなたの気持ちを表現

する。

「あなたと話すのは楽しいけれど、金曜日の夜は本当は夫と過ごしたいの。あなたが電話をしてきて、飲みすぎていると、本当にイライラするの」

▽ 4. 限界を述べる。

「それで、金曜日の夜、バーに行った後ではもう電話をしてほしくないの」

▽ 5. 感情の高まりを予想し、積極的になだめて承認する。

「金曜日の夜に、大きな古いアパートに帰宅すると孤独になるのはわかるし、話をする人がいないのはつらいことよね」

▽ 6. ここで、危機的ではなくなった状況で行動するために、五つのステップの使用へと進んでいくことができる。そして、あなたの愛する人がその人自身にとって有益な何かをしながら、

あなたの限界を超えることを回避するために何ができるか、問題解決を実行できる。

「金曜日の晩に寂しくなったら、何ができると思う?」

効果的に限界を伝達するためのヒント

- 次に何が起きようとも、承認と並んで、あなたの限界（「バーに行った後で電話をしてほしくないの」）を繰り返し伝達し続けてください。
- 限界はあなたの愛する人ではなく、あなたを中心に据えていると覚えておきましょう。このことを伝達してください。バーから帰って午後十時に電話をできたら、あなたの妹さんにとっては人生がもっと良いものになるのかもしれないことを認識してください。より悪くなることはきっとないでしょう。限界が相手のためであるかのように振る舞わないでください。限界はそういうものではありません。あなた自身のためのものなのです。
- 限界を伝達するときには、必ず愛する人の気持ちを落ち着かせるようにしましょう。限界とは厳しく、ある種、破壊的なものです。可能であれば、他の何かを差し出しましょう。金曜日の夜の電話のケースであれば、「金曜日の晩に本当に私と話したくなることは知っているし、私もあなたに何が起こっているのかぜひ聞きたいわ。土曜日の朝、起きたときに電話をかけて、金曜の夜の話をするというのはどう?」と言ってもよいでしょう。

- 誰かに何かを取り下げられることがいかにつらいか、承認しましょう。「あなたは金曜日の晩に本当に話をしたくなるのだし、誰かがあなたの望むことをできないと言うのを聞くのはつらいことだから、これが厳しいことだというのはわかるわ」と言いましょう。あるいは、「電話したいときに電話できないと誰かに言われるのはつらいことよね」と言いましょう。
- 自分のしていることとその理由について、正直になりましょう。電話できないのはあなたの夫があなたにそうさせているからだ、と妹さんに言わないように。

限界を伝達する際に一歩も譲らないようにする方法

- 限界を伝達したときにあなたの愛する人が動揺し、あなたがそれに屈してしまうと、その人の感情が高まるのを強化してしまうということを忘れないようにしましょう。（同様に、次の金曜日に当然かかってくるであろう電話に出るならば、その行動を強化しているのです）
- あなたの限界について話を聞くのは、あなたの愛する人にとって苦痛である可能性が高いということと、その苦痛であなたが考え直そうかという気持ちになる可能性が高いということに留意しておきましょう。あなたがお兄さんの家賃を数カ月肩代わりしていて、もうそんなお金はないと認識したとしましょう。あなたは自分には限界があると「観察」したので、それをお兄さんに伝達する必要があります。あなたがお兄さんにもう家賃は払えないと伝えるとき、彼は間違いなく感情的に反応するでしょう。その感情とは、あなたがもう払ってくれないことへの怒りかもしれませんし、自分には家賃を払う手段がないことへの不安かもしれません。あなたはそのような感情に負けて、家賃を払い続けようとするかもしれません。ここで、あなたの限界を再考するとよいでしょう。数カ月分余計に家賃を払うお金はあるのかもしれません。あるいは、あなたは真夜中の電話に出てもよいのかもしれません。通常、問題は、あなたの愛する人の感情（そして、結果としての行動――涙、脅迫）があなたの感情に影響しているということです。

限界を伝達しているときに人々が感じる典型的な感情は、罪責感（「言うべきではなかった。この人は私よりもこれを必要としているのに。傷つけてしまった」）、恥（「私はもっと良いパートナー／夫／友人になるべきだ」）、恐れ（「私がこれをしないと、この人は自殺してしまうかもしれない」）です。これらの感情的反応については第11章でさらに論じることにします。今のところは、自分自身の感情から限界を取り払うと、愛する人の感情的リアクションを強化することになるということを知っておいてください。より重要なのは、あなたは二人の関係において燃え尽きてしまう方向へとじわじわと進んでいってしまうということです。限界を変更し続けると、あなたの中の怒りが大きくなるでしょう。誰かがやっていることがどうにも気に入らなかった状況について考えてみてください。その人に本当に伝えたかったことについて、あるいは伝えたかったけれどそうしなかった限界について考えてみてください。最終的には何が起こりましたか？　とても多くの場合、その行動に対する限界点に達してしまい、ある時点で爆発するのです。たいていは、その最終爆発は関係の終焉という結果につながります。

限界は伝達が難しいものですが、あなた方を関係の中にとどめてくれるのです。

- 限界を伝達するときには、「壊れたレコード」の技法を使いましょう。これが意味するのは、一言一句繰り返すということです。これはマインドフルになれる何か――あなたの限界を繰り返し言うこと、なだめる言葉など――を与えてくれて、感情を軽いタッチで抑え続けてくれるのです。限界を伝達する利点を思い出しましょう。もし「プラス面とマイナス面」の分析をやったのであれば、その結果を自分自身に対して繰り返しましょう。重要なのは、限界を伝達しなかった場合の最終的な結果を繰り返し自分自身に伝えることです。
- 限界をあきらめることと、状況が変化したので限界を変更することとの違いを理解しましょう。限界を境界線として考えると、石の上に刻まれているもののように思われるでしょう。歴史的に、セラピストやトークショーの司会者たちが、ＢＰＤをもつ人との間に「境界線を引く」必要性について語ってきました。しかし、今日私たちは境界線（boundaries）という言葉は使いません。境界線は壁のようなものです。貫通できず、柔軟性がありません。ひとたび境界線を設定すると変更はできないのです。私たちは限界(limits)という語を使います。柔軟性があり、状況に合わせて変化可能であると見ているからです。限界は、時間と共に、人々の間で、状況によって、変わります。夫に対する私の限界は母に対する私の限界とは違い、それはまた私の同僚に対するものとも違うのです。BPDのクライアントがアクセス可能であることに関して、私の限界は通常かなりオープンですが、もし私のパートナーが腰の手術を受けて、数週間私のケアを必要としていれば、私の限界は一時的に違うものになるでしょう。いつものようにアクセス可能ではなくなるでしょう。

限界は状況によって変わることがあります。もし何か混乱するような出来事があなたの愛する人の人生で起きているなら（その人が、廃業しかけていて従業員を解雇しそうな会社に勤めている、など）、あなたは通常よりも限界を引き伸ばすことになるかもしれません。例えば、「電話連絡なしに家に来るのはやめてほしい」という限界をあなたがもっている場合は、解雇が起こってから、愛する人が新しい仕事を見つけるまで、その限界を緩めてもよいかもしれません。もちろん、その人が毎日不適切な時間帯に訪ねてくるようなら、あなたは現在の一時的に引き伸ばした限界に関しても、いくらか制限を設けることを伝えなくてはならないかもしれません。鍵となるのは、限界を流動的で変更可能なものとみなすことです。

危機以外の状況でどのように行動し、反応するか

ＢＰＤをもつ人は、破壊的行動や自己破壊的行動のパターンにとらわれている傾向があります。誰かそのような人のことを大切に思っているなら、何度も何度も同じ過ちが繰り返されるのを見ることは恐ろしく、つらいことでしょう。とはいえ、愛する人の感情蜂起を誘発せずに、これらの問題について話し合う方法を見つけることもまた困難です。例えば、たぶんあなたはお兄さんが危険な性行動をしているのを目にするのが嫌で、落ち着いているときに、もっと自己防衛的な選択肢がないのかどうか彼と話し合いたいと思うでしょう。あるいは、あなたの娘が平然とあなたのところにやって来て、ボーイフレンドとの間で何が起こっているのか話したがるようなことがあるかもしれません。ＢＰＤが絡んでいてもいなくても、あなたの愛する人の人生でのこのような問題については、建設的な議論ができればよいと希望していることでしょう。愛する人が、その人の幸せ、さらには安全を妨害してきた問題を少しずつ片づけていってくれることが、あなたの心からの願いかもしれません。

残念ながら、ＢＰＤが存在していなくても、このような議論はあまりにも多くのスイッチを押

してしまい（地雷を踏んでしまい）、状況を改善しないままに終わってしまう可能性があります――あるいは、事態を悪化させてしまうこともあるでしょう。しかしBPDが絡むと、お兄さんは批判されたと感じて極度に感情的になってしまうかもしれません。あるいは、娘と良い会話をしていると考えていた矢先、何かが彼女に火をつけて、気がつけばあなたは娘から、お母さんが彼のことを嫌っていることがあらゆるトラブルの原因なのだと突如責められているかもしれません。潜在的な感情的負荷があるため、五つのステップを使って感情をコントロールし、問題解決への道を開くように反応することが特に重要となります。

ステップは危機の只中で使うのと同じものです。けれども、危機が迫っていなければ、ステップ3のところで分岐点に至ります。

▼ 3. 質問する：「何か私に手伝えることはありますか？」または「私の援助を望みますか？」

「はい」

↓

査定する：何が起こっているのか？　問題がどこで、いつ始まったのか、問題を解決するには誰が必要とされているのかを正確に理解する。

「いいえ」
↓
愛する人の視点を承認する。
助けられないことを受け入れる。
後でまたその問題について、愛する人にアプローチする。
その行動が続くせいで必要になるのであれば、限界を見極めて伝達する。

◈あなたの愛する人があなたの助けを望むなら……

あなたの課題はステップ4、ステップ5へと進み、度が過ぎないようにしつつ、支援的で勇気づけるようなやり方で、コミュニケーションのために最善を尽くすことです。愛する人に、その人にはあなたが計画したことができると（過度でなく、壊れ物扱いもしない）控えめな励ましを与えましょう。自分はコーチなのだと考えましょう。あなたの愛する人は運動選手であり、あなた抜きでも競争できますが、あなたがサイドラインのところにいるとよりうまくやれるのです。

ステップ4で、あなたがどのような役割を果たすべきか質問する際には、はっきりと質問しましょう。

「私は直接的に手伝うべきでしょうか？」
「私にサイドラインのところにいるチアリーダーになってほしいですか？」
「どういう結果になったのか聞けるまで、ただ待っていてほしいですか？」

ステップ5では、結果への関心を表現しましょう。

「どういうふうになるのか、本当に知りたいと思っています」
「私に連絡をして、どうなったか知らせてくれますか？」

五つのステップの最初から最後までを通じて、あなたの愛する人の感情が高まったなら、一歩引いて、たくさん承認を行ってください。感情が収まってきたら、問題解決に戻りましょう。あなたの感情が高まってしまったら、あなた自身の感情を静めるためのヒント（一三四頁以降）に戻ってください。

◈あなたの愛する人があなたの助けを望まないなら……

あなたは「受容」を育むために努力しなければならないかもしれません。以下の節で論じられている慈心と受容は、BPDをもつ人に対応する際に大いに役立ちます。

もし助けるという申し出が拒否されたことについて、自分がとても悲しく感じているとわかったなら、一三八〜一三九頁の囲い込みの中に記述されている「反対の行為」の技法を試してください。

あなた自身を調整し、愛する人へ助けを申し出て、すべてのステップを実行したというのに、愛する人はあなたの助けを拒むばかりか、もっと調整不全になってしまうという可能性もなくはありません。その時点で、受容と自慈心が、愛する人と共にあなた自身も感情と行動の奈落の底に落ちてしまわないようにするための手段となります。

受容と自慈心（self-compassion：自分を慈しみ、慰める心のあり方）を練習する

私たちは他人を変えることはできないとよく言われます。私は行動主義者として、私たちには

他人に対する自分のリアクションを変えることによって他人を変える能力がある、と信じています。この本の大部分がそのようにする方法について語っています。けれども、結局のところ、私たちの愛する人に対応するには多くの受容が必要とされます。

弁証法的行動療法では、苦悩は（精神的あるいは肉体的な）痛みに加え、その痛みを受容しないことによって引き起こされると教えます。痛みは人生の一部であり、間違いなく、他の人々に対処することの一部です。痛み抜きの関係をもつことはできません。しかしながら、私たちが痛みから苦悩へとエスカレートしてしまうのは、現実を受け入れないときなのです。

熱いストーブのバーナーに手を置くことを考えてみてください。ストーブはあなたの手を焦がすでしょう。受容しないということは、手を動かさず、バーナー上に置いたままにするということです。あなたは「手が痛い。火傷している」と大声で叫んでいます。あなたの手がストーブ上にあることを受け入れるまでは、何も変わりません。受け入れてはじめて、あなたは手を動かします。しばしば私たちは、いかにひどく手が痛むかについて、ただ語り続け、手がストーブの上にあって、ストーブの火がついていることを決して受け入れません。

あらゆる瞬間に、私たちは現実をありのままに受け入れる必要があります。私たちが受け入れなければならないのは、

1. この瞬間のあるがままの存在としての愛する人。
2. この瞬間のあるがままの愛する人への私たちのリアクション。
3. 目下の状況。

はっきりさせておきたいのですが、これらを受け入れることは、それらが違っていたらよいと希望しないという意味でも、次の瞬間を変えるために一生懸命努力しないという意味でもありません。これが意味するのは、私たちが現実をありのままにはっきり見ているということなのです。人はしばしば未来を受け入れなければならないと考えます。「彼女は決して変わらないということを受け入れなければならない」と言うのです。あなたは未来を受け入れなければならないわけではありません。この瞬間だけを受け入れなければならないのです。私はかつて、服役中のBPDをもつ女性たちを担当したことがあります。彼女たちのほとんどが不幸な罪を犯して、終身刑を受けていました。彼女たちは、死ぬまで刑務所にいるであろうことをどうやって受け入れたらよいのだろうか、と私に問うのでした。答えは、死ぬまで刑務所にいることは受け入れなくてもよい、というものでした。彼女たちはまさにその時に刑務所にいることを受け入れなくてはなりませんでした。まさにその日に。もちろん次の日に再び、刑務所にいることを受け入れなくてはならないでしょう。そしてまた次の日も。彼女たちにとっての受容は何度も何度も繰り返されなければなりませんでした。

あなたは、あなたの愛する人を、その人がたった今存在する姿で受容しなければなりません。明日も、その人は同じままであることを受容しなければならないかもしれません。または、明日は違っているかもしれず、その時もその人を受容しなければなりません。同じように重要なのは、あなた自身もまた、今ある姿の自分自身を受容しなければならないということです。明日、あなたは自分が同じであることを受容しなければならないかもしれません。あるいは、明日は違っているかもしれず、その時も自分自身を受容しなければならないのです。

あなた自身の受容とは、あなたの感情を受容することを意味しています。あなたは愛する人について多くの感情を経験するはずです。その人の人生があなたの願ったようにはならなかった悲しみ。その人が何か破壊的なことをするだろうという恐れ。その人が自分自身とあなたを傷つけていることへの怒り。その人の状況に対する失望。愛する人を助けるために、ある時にあることをしなかった罪責感。どのようなものであっても、感情がわき起こるときにはそれを受容することが大切です。感情の存在を認めなければなりません。認めた後ではじめて、感情を受容し続けるか、あるいは変えようと努力するかのどちらかができるのです。

受容に関して使われた練習という語について注意を一言。私たちがただ受容するというものも存在します。ある朝目覚めて、その日は仕事に行きたくないとしても、あなたはその日は水曜日で仕事に行かねばならないことを受容するでしょう。そこで、あなたは起床して出勤します。けれども、私たちがここで話している受容は水曜日と仕事の受容よりも厄介です。ここでの受容は痛みを与えるものの受容なのです。物事がそれほど苦痛ではない「受容」と呼ばれる魔法の場所があって、そこに到着するわけではないと認識している印として、私たちは練習という語を使います。私たちは受容の点で努力に努力を重ねるので、その旅路を認識して、受容に到達するという代わりに受容を練習するという語を使うのです。

◈どのように受容を練習するのでしょうか？

あなたの愛する人と一緒にいてかっとなっている瞬間に、自分が一つの考えや感情に固執していて、それがあなたに不快感をもたらしていると気づいたとき、受容を練習することができます。あるいは、あなたの愛する人と関わっていないときにも練習はできます。あなたは以前の関わりから来る痛みや現在の人生の状況についての苦悩をたくさん経験するでしょう。これらに対しては受容を練習することが必要となります。

1. 自分が何を受容していないかを明らかにする。何が自分を惨めにしているのか、自問してください。

2. 「私は～を受容する」と言葉に出して述べる。

3. 自分の身体の姿勢に注意を払う。受容的な姿勢を必ずとるようにする。

a. 手を握り締めないこと。

b. 顔の筋肉をリラックスさせること。

◆受容としての慈心

私たちの感情を確実に抑えておくための一つの方法は、慈心を練習することです。もちろん、これはあなた自身とあなたの愛する人を受け入れることを必要とします。他人への慈心を発達させるために本当に役に立つ、慈愛の瞑想（loving-kindness meditation）という、正式な仏教の実践があります。しかしながら、あなたは慈心を発達させることにより、受容と感情調整を練習することができます。慈心は他人の苦境への感情移入を経験させてくれるのです。慈心や感情移入を哀れみと混同しないことが大事です。哀れみによっては、あなたは愛する人を絶望的であるか壊れ物であるかのように扱うことになり、有益ではありません。受容とは違い、哀れみはしばしばそれ自体に価値判断が入っています（「～なので、私はその人をとても可哀想に感じます」）。

慈心というのは、その瞬間のあるがままのその人への深く根強い受容なのです。慈心は自慈心に始まります。自分自身への慈心がなければ、他者を受容して、その人に慈心をもつことはできません。白熱している瞬間に慈心をもつことは難しいので、感情が高まる前に練習しなければなりません。

慈心の練習の仕方

1. 自分自身から始めましょう。
   a. 楽しんでいて、受容的な自分自身を思い描いてください。それはどのように見えますか？　あなたの顔に浮かぶ微笑みを見てください。親切なことをしている自分自身を思い描いてください。忍耐と技能をもって状況に反応している自分自身をイメージしてください。
   b. あなたのポジティブな性質について考えてください。過去のあなたの親切行為はどのようなものでしたか？　不愉快さに直面しつつも、誰かを受容していたのはいつでしたか？
   c. 自分自身についての共感的で受容的な言葉を声に出して述べましょう。これらは確認ともとれますが、過去の共感的瞬間についての事実の言明にもなり得ます（「私は彼女の立場に立ってみて、彼女が私に向かって『大嫌い』と叫んでいるとき、何もかも失ったように感じるのはどれほどつらいことか、認識したのです」)。自分自身について、愛すべきことを発見し、何度も何度も繰り返して言いましょう。

2. 今度はあなたの愛する人について同じことをやってみましょう。さまざまな慈心の練習方法では何がうまくいくか、書き留めると役に立つかもしれません。

a. あなたの愛する人が、楽しんでいて、重荷から解放されている様子を思い描いてください。これはどんなふうに見えますか？

b. あなたの愛する人のポジティブな性質と、その人の人生でその人が行った親切で共感的な行為を思い出してみましょう。

c. あなたの愛する人に対する共感的で受容的な言葉を声に出して述べましょう。あなたに受容（平和な気持ち）をもたらす言葉を選び、それらを暗記できる言葉へと変えましょう。

◆自慈心としての自己ケア

愛する人との関係を大切にする一つの方法は、自分自身をケアすることです。自分自身について受容的で共感的なスタンスを発達させることに加え、あなたの身体と感情のケアをする必要があるのです。健康な身体をもつことはあなたをより強くし、あなたの愛する人が感情的になっているときでさえも、感情を経験することに対して脆弱になりにくくしてくれます。これを行う方法は幾通りかあります。

- 最初に、あなたの身体をケアしましょう。良い食事をし、よく眠り、過度のカフェイン、アルコール、砂糖を控えましょう。自分を充電させるために仕事を休む時間をとりましょう。自分自身に喜びを与え、コントロールできていると感じさせてくれることを発見しましょう。これらによって、あなたの感情がすぐに反応してしまうことが少なくなるでしょう。
- あなたの感覚を静めましょう。毎日自己沈静化を行う人は自己沈静化を行わない人たちよりもイライラしにくいことを専門家は発見しました。自分の感覚を必ず沈静化するようにすることは、感情を高ぶらせないようにするための一つの方法です。毎日、時間をとり、あなたの感情からピリピリした感じをそぎ落とす、小さなことをしましょう。五感について考えましょう。

触覚：温かいお風呂に入る。ペットを抱いて横になる。柔らかい毛布を触る。

味覚：落ち着かせてくれる食べ物を食べる。口の中に安心を与える味のもの（キャラメル）を入れる。温かい紅茶、ココア、コーヒーを飲む。

嗅覚：家や自分のスペースで、ラベンダー、ユーカリ、花、シナモン、ろうそくなどを使い、リラックスできるスパのような香りをつくる。

視覚：あなたを冷静にするものを見る。水、山、絵、遊んでいる子どもなど。

聴覚：落ち着かせてくれる音楽、寄せる波の音、猫が喉をゴロゴロさせる音を聞く。

- ちょっとした休息をとりましょう。休息の要は、生活のための燃料を積み直すために、自分自身を癒して強化することにあります。自分自身のために数時間をとりましょう。芝生の上の椅子に座ったり、スポーツを見たり、小説を読んだりしましょう。過去や未来を案じたり、思いを巡らしたりせずにできる何かをしましょう。ただ休息をとりましょう。休息の後には、感情に対する脆弱性が減るでしょう。

難しい状況を切り抜ける一つの方法は、あなた自身のチアリーダーをすることです。私たちの多くは、苦しい状況にある人に乗り越えられると伝えることや、怯えている人を力づけることは本当に得意ですが、自分自身のためにそうすることは不得手なのです。あなたもそのような人の一人ならば、次のようにしましょう。

1. 友人が電話をしてきて、あなたの状況と似た状況にあると言ったならば、自分は何と言うだろうか、考えてみましょう。
2. 友人を励ますために言うであろうことを三つ挙げましょう。

3. 自動的に述べられる言明となるまで、毎日自分自身にそれら三つのことを繰り返しましょう。

今やあなたは、愛する人の制御不能な行動と感情に反応するための段階的な手段を手に入れたのですから、以下では、これらの行動が正確には何なのかを見ていくことにしましょう。次のセクションでは、ＢＰＤをもつ人における六つの具体的な行動パターンを検討し、それぞれに対して調整と受容を用いる方法をわかりやすく説明します。

第II部　境界性パーソナリティ障害の多くの顔

第5章 「こんなふうに感じるのは我慢できない！」

「ジャックを失いそうなの！　間違いないわ。あまりにつらくて耐えられないの。彼を失ったら生きていけないわ」

これはダナの姉がある晩十一時に電話に出たときにダナから聞いた話でした。そして午前一時と最後は午前四時にも。ダナは、日中に数回夫に対して大声を上げ、浮気をしていると責め、泣き、自殺すると脅迫してしまったので、夫を失いかけていると信じ込んでいました。姉のゲイルは、ジャックはダナを愛しているし、ダナを捨てたりはしないと言って、ダナを安心させようとしました。他の話題で気を紛らわそうともしました。妹を落ち着かせてくれそうなアドバイスは片っ端から伝えました。けれども、ダナは渦巻きの中にぐるぐると落ち込んでいき、その渦は彼女をどんどん深い絶望へと引きずり込むのでした。ダナはどうやって脱出したらよいのかわからず、ゲイルが彼女を引っ張り出して解放してくれることを求め続けました。

ゲイルは疲れていました。その夜の睡眠不足のせいばかりではなく、前にも一通りこれを経験していたからです。周期的に、ほとんど警告なく何かがダナに火をつけ、彼女は激しい感情に支配されるモードに囚われ、残りの人生もずっとそのままだと確信してしまうのです。彼女は全く制御不能で絶望的だと感じて――そして行動して――しまいます。ある瞬間にはゲイルの助けを嘆願します。それからゲイルを罵倒し、ゲイルがどのような種類の支援を与えようとしても、全然心配してくれないと責めるのでした。その後、彼女は深みに落ちていき、彼女の唯一の選択肢はすべてを終わりにすることだ――決して何も変わらないし、もうどうにも我慢できない――と言うのでした。

もしあなたがＢＰＤをもつ誰かを愛しているのなら、このようにして障害が現れてくることにはとても慣れていることでしょう。感情調整不全はＢＰＤの中核的な側面ですから。そして、もちろん私たちは感情調整不全をＢＰＤをもつ人の一定不変の項目であるかのように論じました。現実的には、それは一定不変の常態ではありません。一定不変なのは感情的な脆弱性です。どのような時でも、あなたの愛する人には感情調整不全に陥る脆弱性があるのです。ＢＰＤをもつ人の大半は、相対的に感情が落ち着いた時期を経験します。しかしながら、しばしば感情の渦に巻き込まれ、そこに何日も、長ければ何週間もとどまってしまうかもしれません。私がこの章で語りたいのは、この行動についてです。そのサイクルが発生する理由を理解すれば、この主要なBPDの行動への対処が前より容易に思えるでしょう。

あなたは第2章で、BPDをもつ人は生まれつき感情的で、自分の感情を信用せず考慮に入れないよう学習していることを知りました。このダブルパンチのせいで、極端な感情を経験しやすいばかりではなく、感情的に制御不能と感じることに対して極端なリアクションをしやすいのです。こうして渦巻きが旋回を開始します。

ダナのケースでは、ゲイルは何が妹の奈落への旅をスタートさせたのか知りません。実際、ダナにもわかっていませんでした。けれども、一度彼女がその暗い穴に落ちると、彼女の感情はどうにも蓄積し続けていくように思われて、そうなるとダナは、何であれ最初に感情に火をつけたもののせいではなく、その感情を止める能力がないように感じるせいで、ますます動揺してしまうのです。

私はこの現象を、渦巻き、あるいは流砂として考えます。それはあなたの愛する人を周期的に――たぶん、かなり頻繁に――罠にかけますが、その人の常態ではないからです。常態ということはあり得ません。このレベルの情け容赦のない感情的な痛みは、実際のところ生き延びるのが難しいでしょう（そういうわけで、悲劇的ではありますが、BPDをもつ人の間では自殺が珍しくないのです。第12章参照）。大半は、時には効果的な行動により、時には調整不全な行動により、そして一番多いパターンとしては（第6章で論じられている）自己非承認に入り込むことにより、自分自身を渦から引き抜いて、許容可能な感情レベルに戻ります。私は絶望以外の何ものでもないように見える人生を送りながらもなお、自分自身を引っ張り出す方法はあるのかもしれないと信じられる瞬間をもっている、BPDをもつ人たちに出会ってきました。

BPDをもつ人は、一度渦巻きが回転を始めると、しばしば何が自分の感情に火をつけたのかわからないので、あなたは世界全般の中であれ、あなた方の一対一のやりとりの中であれ、あなたの愛する人にとっての危険がどこにあるのか、ほとんどわからないでしょう。しかし、このことはあなたにとって本当は重要ではないかもしれません。BPDをもつ人を捕らえて離さない感情と行動の複雑な連鎖を解明することは、資格をもつ専門家の仕事なのです。あなたは感情への刺激となり得るものをすべて封じようと不毛の努力をして、抜き足差し足で歩き回り、疲れ果てているかもしれませんが、それでも渦巻きはその口を開いて、あなたの愛する人を飲み込んでしまうのです。あなた方のどちらにも我慢できないほど頻繁に。良い知らせは、あなた自身のリアクションを変更すれば、愛する人の中で燃えさかる感情の炎を静められるということです。いずれおわかりになるように、あなたはそのプロセスの中で、あなたの愛する人の感情の誘発に関わる主題とパターンについて何かを学ぶでしょう。

感情の渦巻きの解剖学

この渦巻きと、それがあなたの愛する人を——それからあなたを——引きずり込む様子を詳しく見ていきましょう。

◈あなたの愛する人の経験

何かＢＰＤをもつ人にとって苦痛なことが発生します。さしあたり、それがあなたや他のＢＰＤをもたない人にとって苦痛かどうかは問題ではありません。重要なのは、その出来事が、ＢＰＤをもつ人が強い感情的リアクションをする原因になるということです。痛みはずっと続いていきます。制御不能にして、制止不能に見えます。この痛みの経験は圧倒的なものとなります。これがＢＰＤをもつ人が失望するときです。それが続くにつれて、絶望が広がっていきます。あなたの愛する人にとっては、これらの感情を抱えて行けるところなどないように思えます。断崖絶壁に立っていて、見えるものといえば永遠の痛みと絶望です。絶望しているときには、あなたのパートナー、あるいは親、子ども、きょうだいは、現状からの脱出口を見つけられず、痛み以外には何もない未来を目にしているのです。

マリーは四十五歳で、ＢＰＤの診断基準を満たしています。彼女とパートナーは一緒に子どもを育てていました。マリーは、パートナーと五歳になる子どもによって繰り返し繰り返し傷つけられてきたと言います。彼女のパートナーは、マリーを傷つけようなどとしていないし、実際およそ彼女を傷つける可能性のあることは何も言わないように一生懸命頑張っていると言います。マリーは自分には感情的な負荷が過剰にかかっていると考えていて、あらゆることを、人々が彼女を傷つけるさらなる一例として経験しています。マリーにとって自らの痛みは、それを封じるためならば何でもするというほどに激しく際限がないように思われるのです。彼女の痛みを緩和しようとして誰が何を言おうとも（彼女の痛みを引き起こしている問題を彼女が解決できるよう手助けしようとするにせよ、ただ彼女の痛みを理解していると伝えようとするにせよ）、それは彼女にとっては苦痛であり、彼女はパートナーに言い始めるのでした。あなたが私に与える痛みをもうこれ以上受けつけられない、と。彼女は痛みと、痛みの状態にある痛みを同時に経験しているのです。マリーは痛みからの出口が見つからず、永遠にそのように感じ続け

> 絶望はＢＰＤをもつ人、そして彼らを愛する人々にとっての敵です。

るのだと信じてしまうのです。

感情的脆弱性の渦巻きはしばしば、あなたの愛する人が有害だ、恐ろしい、混乱を生じさせる、あるいは苦悩をもたらすと思うような、ある出来事と共にスタートします。すでに述べたように、この特別なメカニズムを理解するためには、必ずしもその出来事が正確に何であったのかを知る必要はありません（しかしながら、ＢＰＤをもつ人は自分の問題を解決するために、きっかけとなる出来事について、最終的にはある程度の理解に至る必要があります）。あなたがぜひ理解する必要があるのは、ＢＰＤをもっていない人の心の中では静まって折り合いがつくであろう感情が、あなたの愛する人の中では永続化してしまうということです。その渦は他の感情や行動をも引き入れ、一連の長い行動になってしまいます。その一連の行動の最後に来るのは、痛みをなくすための破れかぶれの試みとして、何かしら衝動的行動をしてしまうというものです。マリーは時にはアルコールに頼りました。やけ食いをして下剤を使うこともありました。こうして彼女自身の行動は、別の不快な感情と共に彼女がリアクションをする原因になります。その感情とは多くの場合、恥と罪責感です。まず、彼女には自分の感情をコントロールすることができません。そして今、彼女は自分の行為をコントロールすることができません。彼女自身の心の中で、彼女は軽蔑する価値さえもないのです。

よくあるもう一つの二次的感情は怒りです。ＢＰＤをもついとこが、あなたの家に夕食を食べに来ることになっているとしましょう。ところが彼は一日中一人で家にいて、着替えてやって来るだけの元気が出ません。あなたは彼に電話をし、どこにいるのか聞きます。彼はあなたの家にいないことに恥と罪責感を感じますし、すでにとても悲しく、孤独に感じていたのです。今や怒りの感情がとても激しくわいてきます。この怒りは強力でエネルギーに満ちているので、恥、罪責感、悲しみ、孤独を封鎖する安全弁として役に立ちます。怒りは、あなたのいとこがこれらの他の感情を回避することを可能にするのです。他の感情の方が、彼には怒りよりも受け入れ難く――それゆえずっと痛みを与えるように――思われるのです。しかし、そうなると彼は怒りからあなたにかみついてきて、その行動がまた彼に恥と罪責感を感じさせます。彼の感情はエスカレートしていきます。渦は前にも増して急旋回し、その下向きの引力はそれまで以上に強力になります。彼はますます制御不能に感じ、そのせいでもっともっと感情的になってしまうのです。

このサイクルがいかに複雑で自己永続的となり得るか、あなたにもおわかりでしょう。この複雑さは、あなたの愛する人が感情の渦の中に何日も、悪くすると何週間も囚われたままになる理由の一つなのです。典型的には、苦痛な感情を回避する試みとしての衝動的行動は、それ自体への感情的リアクションを引き起こし、多くの人を継続的な危機状態に陥らせます。危機――家族メンバーとの反目、暴飲、暴食、派手な浪費、法律に触れる行為――が解決しないままになっているときには、それもまた渦にエネルギーを与えてしまいます。

しかしながら、渦巻きをスタートさせ継続させるのは、出来事や感情だけではありません。記憶もまた同じことをします。ＢＰＤをもつ人には、苦痛についての活発な記憶があります。私たち皆がもっている非常に柔軟性のある脳のおかげで、ＢＰＤをもつ人は苦痛な出来事の記念日や記憶に焦点を当てがちです。私たちは皆、経験から学びます。あなたがカーニバルに行き、素晴らしい時間を経験するとしましょう。あなたの脳はカーニバルに対してポジティブな連想を形成します。あなたがカーニバルを思い出させるものに遭遇すると、あなたは幸せに感じ、わくわくするかもしれません。けれども、もしあなたがカーニバルに行き、道化師に怯えたとしたらどうでしょうか。あなたの脳はカーニバルと道化師に対してネガティブな連想を形成するでしょう。道化師の写真を見ると、その恐怖が再燃するかもしれません。車で路上カーニバルに遭遇しても、その恐怖が再燃するかもしれません。カーニバルか道化師のどちらかが、あなたの生命に対して真の脅威であれば、この恐怖は完璧に機能的なものかもしれません。けれども、道化師があなたの子どもの誕生日パーティにやって来たときにパニック発作を起こすようでは、機能的とは言えないでしょう。このカーニバルや道化師に対するのとちょうど同じように、ＢＰＤをもつ人の脳は感情に対してネガティブな連想を形成します。その感情は多くの場合、過度に強烈であり、それゆえ極めて控えめに言っても不快なものです。これらの感情は受け入れ不可能で、ネガティブな連想の原因になり、こうして一つのネガティブな感情の経験が別のネガティブな感情に火をつけるのです。あなたの家に夕食に来なかったことについて恥を感じたときに怒りが誘発された男性は、この一例です。

感情は感情が大好きです。ネガティブな感情はネガティブな感情が大好きです。BPDをもつ人は痛みを吸い取るスポンジのようなものです。ネガティブなものは何でも吸収してしまいますし、自分の人生の悲劇から逃げ出す方法など存在しないと感じています。感情はたまりにたまり、そのネガティブな感情の蓄積の結果としての最終状態は、絶望です。絶望はあなたの愛する人とあなたの敵です。自殺のリスクは絶望と怒り（あるいはそのどちらか）の増大と共に高まります。それは、「どれほどひどく傷ついているか見せてやる」と言うための一つの方法なのです。

◈あなたのリアクション——そして、それがどこにつながるのか

典型的には、愛する誰かが感情の渦巻きの中に吸い込まれていくのを目にしている人たちは、二つのモードのうちの一つに入り込みます。「修正する」モード、もしくは「守る」モードです。私たちは皆、飛び込んでいって、愛する人にとって機能していないことを修正したがる傾向にあります。愛する人が感情的苦悩を経験しているのを目にするときには、その衝動はさらに高まります。あなたは、何であれ、あなたの愛する人を傷つけているものを「修正しよう」として、怪

力無双の英雄ヘラクレス並みの努力をしてきたことでしょう。それではなぜ、あなたのあらゆる努力は失敗するように――あるいは事態を悪化させるように――思われるのでしょうか？

あなたはたぶん相手の人を「励ます」試みがことごとく失敗するのを見てきているでしょう。おそらく、そのような試みはあなたの愛する人を怒らせたかもしれません。善意と愛情から、多くの安心させるような言葉やポジティブな提案を与えたときに、愛する人から強烈な怒りが放射されるのを感じ、全く混乱して立ち尽くしてしまったことがあるのではないでしょうか？　それは、あなたが助けになっていないせいでも、あなたの愛が足りないせいでもありません。通常、BPDをもつ人は自分がどれほど痛みを感じているか理解していないとして、あなたに腹を立てますし、また、ひどく感情的になっていることと問題を自分自身で解決できないこと（あるいは、そのどちらか）から、自分自身にも腹を立てます。BPDをもつ人にとっては、痛みの経験を承認しない反応はどれもが非同情的なものです。ですから、問題解決を手伝おうとする試みは、その問題がどれほどの痛みを引き起こしているかを認識したときにのみ、承認的なものになるのです。その一方で、問題の大きさを小さく見せようという試みは、その問題があなたの愛する人にどれほど多くの痛みを引き起こしているかということに対する非承認になります。問題を解決できると安心させようとする試みは、これまで自力で解決できていないために感じている恥や罪責感に対する非承認になってしまいます。第3章と第4章で学んだように、まずは最優先でその人の感情的経験を承認することが不可欠です。

たぶんあなたには、次のような出来事の連鎖はおなじみのものでしょう。あなたの愛する人がどんどん気落ちしていって、あなたは提案をするのですが、その人はあなたの助言が役に立たない理由を述べ立てます。あなたが事態は改善すると伝えると、その人は怒って、「何もわかっていない！」というような趣旨のことを言います。その人を一人にすると、あなたはその人を大事に思っていないとか、その人の痛みがどれほどなのかわかっていないと言われます。

当然、あなたは何か言えば必ずトラブルが起こると心配するようになります。そこで、あなたは――マリーのパートナーがマリーに対してそうしたように――何も言わないという手段で愛する人を守ろうと試みます。するとあなたの愛する人は――マリーがパートナーに対してそうしたように――何も言わないことも傷つけるのだと言います。あなたはＢＰＤの「キャッチ22」（どう転んでも勝ち目のない状態）にぶち当たってしまったのです。

極度に感情的なとき、ＢＰＤをもつ人が他の人から知らせてほしいのは、自分の痛みのレベルが理解可能であるということですが、概ね、それとは反対のことを経験してきています。ＢＰＤをもつ人の感情は理解できないほどに度が過ぎている、というわけです。自らの感情に怯えていて、それと同時に、過剰反応していると伝えられることには甚だしく敏感です。全面的に制御不能と感じていて、一方、制御する必要があるのだと伝えられることには非常に敏感なのです。自分自身への希望がもてず、あなたもその人に希望をもっていないのではないかと恐れています。自分自身の感情の中で溺れ、自分自身がもがく様を見ているのです。

もしいくらかでも弁証法的行動療法を経験していれば、その人は自分に承認されなかった歴史があることを鋭く意識しているでしょう。自分が問題を引き起こしていること、自分が制御不能の貨物列車のようであることはわかるのですが、だからといって止め方がわかるというわけではありません。ブレーキのない貨物列車が自力で止まれないのと同じようなものです。

守るモードについては、どうにも機能しませんし、途中であなたは消耗してしまいます。三十歳のステイシーは両親と暮らしているときに、何回も上司に「キレて」しまったので、救急隊の配車係としての仕事を失いかけていることに気づきました。彼女は配車作業中に聞いた話に多大な感情的反応をしていて、一回の通報でわいた感情が後続の通報に集中する能力に影響しがちでした。職場で報告書に書かれ、解雇警告を与えられた後、彼女は自室に引きこもって何日も出てきませんでした。彼女の両親はどう反応してよいかわかりませんでした。二人は彼女をそっとしておこうとしましたが、彼女はますます失望しているようでした。両親が仕事について彼女と話そうとしないので、彼女は動揺していました。とうとう両親は、彼女と「話をしよう」としました。ステイシーの両親は彼女にとてもとても優しくしようと努力しました。ステイシーのリアクションはエスカレートし、自分を子ども扱いしているとして両親を責めました。

ひとたび愛する人の問題を修正しようとあらゆることを試みても、その人の感情を落ち着かせることはできず、それどころかいっそう悪化させてしまうかもしれないと認識すると、あなたは自然とただあなたの愛する人のために、ストレスがなく、平穏で、対立的でない環境をつくろうと決意するかもしれません。これは、どの家族でも対処しなければならない困難な課題――病人の世話、金銭的な問題への対処、対人的な葛藤の解決、不安定な未来への準備――のすべてをあなたが引き受けるという意味かもしれません。これをやろうとすれば、私たちの中で最強の人々でさえも、身体的、金銭的、感情的資源が枯渇してしまいます。

けれども、思い出してください。感情の引き金となり、大渦巻きの旋回を開始させるのは、愛する人の人生に起きる出来事だけではありません。愛する人を、その人自身の痛みの経験から守ることはできません。そして、ある出来事があなたの愛する人をどのように感じさせるのかわからなければ、その人を煩わせないことからその人を守ることに多大な労力を注ぎ、一方で、結局はその人の心を極度にかき乱す出来事にその人をうっかりさらしてしまうかもしれないのです。高度に過敏になった感情は私たちが情報を処理する仕方に影響を与えることを思い出してください。つまり、あなたの愛する人は事実を誤解する傾向があるかもしれません。あなたやBPDをもたない他の人に感情的痛みを引き起こすような影響を削り取るようにその人の人生を演出するということでは、その望ましくない傾向をあまり変えることはできないのです。それは暗闇を怖がる子どものために照明をつけたままにしておくようなものです。家具が作る影が怯えた子どもにとってどう見えるかは、いまだにコントロールできないままであり、その子は暗闇が脅威ではないことを決して学ぶことができません。

愛する人の痛みを追い払えないとき、最終的にあなたは引き下がるか、飛び込んでいって万事を改善しようと試みるかのどちらかになります。引き下がれば、それはあなたの愛する人がもっと破れかぶれになって絶望を感じる原因になるでしょう。万事修正しようと試みれば、あなたの愛する人が無力だと感じて絶望する原因になるでしょう。苦痛な感情の引き金となるあらゆることからパートナーを守ろうとする試みは、あなたを疲弊させ、どうにも効果がありません。では、代わりに何をすればよいのでしょうか？

あなたは何が愛する人の感情的激動を引き起こしたのか、あるいはなぜ引き起こしたのか、はっきりさせられないかもしれませんが、あるテーマやパターンが実際に何度も何度も出てくることを意識するとよいかもしれません。ＢＰＤをもつ人にとってのテーマは、直接的にせよ、間接的にせよ、非承認と何らかの関係があるものです。

あなたの愛する人が感情の渦にはまってしまっているときに、今までと違うやり方で行えること

ここに渦や流砂の奇異な点があります。飛び込んで、誰かを引き上げようとしてみてください。あなたも引き込まれてしまう可能性が大です。愛する人をその人自身の感情から「救済」しようとしてあなたが何をしても、別の感情的リアクションを誘発してしまいます。その多くは、あなたを過度に感情的にするようなリアクションです。そこで、ＢＰＤをもつ人への反応で変えられる第一のことは、感情から反応しないようにすることです。

1. どのような感情を自分が経験しているのか自分自身に質問し、その感情から反応しないことに焦点を合わせましょう。第4章で見たように、あなた自身の感情の調整は、常にＢＰＤをもつ誰かに効果的に反応するための第一歩です。第Ⅱ部で描写されるＢＰＤの顔のどれを見ているときでも、これは真実です。けれども、あなたのパートナーが感情的脆弱性に引きずり込まれているときには、これが最も重要なこととなります。あなたの配偶者・きょうだい・親友が、自分の人生は良くならないという極度の悲しみや絶望と、あなたへの怒りの間を行ったり来たりして

いると想定しましょう。攻撃をされて、感情的なリアクションをするのは、人間として当たり前のことです。加えて、あなたの愛する人が実際に感情をコントロールできなくなるかもしれず、その結末が悲惨なものになるかもしれないと考えることは恐怖です。事態を修復するために死に物狂いになったり、愛する人から手を引いたりする原因になるのは、このようなあなた自身の高ぶった感情です。前者は、すでに学んだように、あなたのパートナーの経験に注意を払いながら賢明に反応することを難しくします。これでは、承認されなかったとあなたの愛する人に感じさせるばかりで、その人はあなたをさらに攻撃するかもしれません。後者は、あなたのパートナーを見捨てられたように感じさせ、あなた方の関係を無傷に保つための建設的なことには全くつながりません。そこで、最初にすべきことは、あなた自身の感情の調整です。

第2章で私が記述したクライアントを覚えていますか？　私が何を言おうとしても私への怒りを表現し続け、一つの問題に関して助けてほしかっただけなのに、私が自分の仕事をしていないと言って、最後には爆発した、あのクライアントです。正直に言うと、その瞬間、私はただただ面接をやめてしまいたかったのですが、その代わりに私は沈黙しました。私自身の感情を調整して、次に何をするか決定するために沈黙したのです。私がしゃべるのをやめたとき、クライアントもまたしゃべるのをやめました。私と同様、沈黙したとき、彼女の感情も収まり、数分後に私たちは先に進みました。もちろん、私たちはそれまで、彼女の攻撃に対して私がとった反応が状況を悪化させていたことを私が把握していなかったので、彼女が私に対して動揺して腹を立てた状態で面接時間のすべてを使ってしまっていたのでした。

もし愛する人の感情的爆発への反応方法について、自分自身がコントロールを失くしていると か、途方に暮れていると思ったならば、立ち止まって、自分が何を感じているかに注目してください。第4章の自分の感情を調整するための手順に従いましょう。身体的感覚、思考、衝動に注目するのです。腹部が痛み、胸は締めつけられ、手は握り締められ、額には皺が寄り、しかめっ面をしていて、愛する人に対してあなたが抱いている考えをすべて今すぐ伝えたいという衝動を経験している、などの観察を足し合わせれば、あなたが経験している感情は怒りであると理解できるでしょう。

第4章のあなたの感情を調整するためのアイディアが功を奏していなかったら、マインドフルにあなたの感情を受容することへと移行しましょう。あなたが取り乱していて、自分自身の経験を観察することさえままならなければ、沈黙を守って深呼吸することから始めましょう。息を吸って吐きましょう。深くなくても、ゆっくりでなくてもよいのです。ただあなたの呼吸の道筋に一瞬、焦点を当ててましょう。感情的反応ではなく、賢明な反応をすることに焦点を当てましょう。呼吸によって感情を静められなければ、あなたのいる部屋の中の何かを数えてみましょう。その時点で問題を中断して休息をとれるのであれば、とりましょう。離れて、入浴する、気持ちを落ち着かせる音楽を聴く、屋外に座って自然を観察する、慰めをもたらす何かを食べるなど、何かあなたの感覚を落ち着かせることをしましょう。これらの「技能」を使うときの鍵は、マインドフルに行うということです。マインドフルであるということは、愛する人に何が起きているかを考えるのではなく、あなたの注意のすべてをあなたがやっていることに向けるという意味です。あなたの思考は、あなたが愛する人について感情的になったり心配したりする原因となった出来事へと不可避的に戻っていくでしょう。他のことを考えているのに気づいたら、自分の心を「つかみとって」、自分がしていたことへと連れ戻しましょう。後で、それほど感情的でなくなったときには、愛する人を手助けすることができるのです。

あなた自身の感情の沈静化に成功していないならば、第4章の一三八〜一三九頁の囲い込みに戻って、「反対の行為」という技能の使用を考えてみましょう。

ＢＰＤをもつ人は、周りの環境から規制を受けます。あなたも周りの環境に含まれるのです。環境が落ち着かせてくれるものであれば、彼らは落ち着くのです。単独でよりも、助けてもらえる関係の中での方が技能を発揮できるでしょう。良い知らせは、あなたがあなた自身の感情を調整する——ＢＰＤをもつ人に自分の感情をコントロールしろと命じるのとは全く異なります——だけで、ＢＰＤをもつ人の感情調整を助けられるということです。

但し書き：冷静になろうとしているときには、子どもに語りかけるような調子でＢＰＤをもつ人に話しかけてしまいがちです。これは二つの点で問題です。第一に、BPDをもつ人が自分は見下されたようだと知覚すると、すでに興奮している感情が激化するでしょう。誰が感情的にならずにいられるでしょうか？　上からの目線で話されることは、私たち皆に強いリアクションを引き起こします。第二に、このような話し方は、あなたの愛する人がひ弱ではないときにも、壊れ物扱いするのに等しいかもしれません。これはその人の感情に対する非承認であり、その人が無能であるというメッセージを送ってしまいます。

2. 非承認的な「～してはいけない」は避けましょう。助けようとしているだけなのに、愛する人がますます動揺してしまうのであれば、感情の渦に捕らえられている人との関わりの規則に縛られているかどうか、自分自身に質問してください。

- 愛する人の感情的経験について、真の理解を表現しようとするまでは、何も言わないように。一般原則として、問題を解決しようとする前には、少なくとも承認的な言葉（「わかります」「これはあなたにとって本当に大事なのですね」）を二回は言いましょう。助言を与えること、その人の気を紛らわそうとすること、その人に「そんなに悪くない」と伝えることはすべて非承認的です。あなたの愛情と心配は彼らの耳には届きません。あなたの愛する人の耳に聞こえるのは、その人が今現在どれほどひどく痛みを経験しているかをあなたは理解していないということだけです。ＢＰＤをもたない人に対してなら、その人がそのように反応する理由がわからないと非難的にならずに言えば、その人は説明のためにあなたに率直に話してくれるでしょう。ＢＰＤをもつ人にとっては、これがしばしば感情を高めてしまうのです。

- あなたの愛する人に変わることを求めようとしないように。ＢＰＤをもつ人は何であれ、「自力で何とかしなさい」のように聞こえかねないことには敏感です。あなたの言うことで、英語で言うと〝just〟という語〔訳注：「とっとと」「つべこべ言わずに」「～だけのことだ」などのニュアンスを添える〕を含むセリフはどれも、愛する人が変わることは（指を鳴らして合図すれば可能なほど）容易なはずだ、とあなたが信じているということを伝えてしまう可能性が高いのです。「とっととベッドから出なさい」「とにかく叫ぶのはやめなさい」「考え方を変えればいいだけのことでしょう」のようなことを言うのは避けましょう。

- 解決策があるのならば、差し控えないように……けれども、あなたの手助けが必要かどうか質問せずに事態を「修正しよう」としないように。第4章で論じた五つのステップの反応の中で「質問する」が決定的に重要なのは、介入してＢＰＤをもつ人のために事態を改善

ＢＰＤをもつ人は、自分の感情が他人には意味をなさないのだと耳にすることにはうんざりしています。

しようとすることは、その人の痛みの価値下げ（低く見ること）をしてしまう可能性があるからです。その人はこう考えるかもしれません。「もし私がどれほど絶望的なのか理解したら、あなただって私の人生の問題を解決しようと試みることさえないはずだわ」と。あるいは、その人があまりにも制御不能なので、他人が介入しなければならないのだと伝えることになってしまうかもしれません。あなたからの助けに関心があるのかどうか質問をしないと、その人の感情の激しさを承認していないか、あるいはその人の無能さを承認しているかのような印象を与えかねません。質問のタイミングは、あなたが自分の感情を調整して、愛する人の感情を適切に承認した後です。以下の6番を参照してください。

●誠実に意図していないことは何も言わないように。BPDをもつ人は愚かではありません。そして、他人が自分について考えていることに鋭敏な感覚をもっています。BPDの研究者の中には、BPDをもつ人が実際に他の人たちよりも他人の感情、特に怒りの感情を読み取るという点で優れていると信じている人もいます。私は、自分ではまだ意識していなかったのに、自分がクライアントに対して怒っていることを本人に指摘された経験があります。この感受性のせいで、BPDをもつ人は確実に不誠実さを感知するのです。あなたの愛する人に話すとき、セラピストを演じてはいけません。あなた自身でいて、本気でないことは言わず、通常の会話では使わないような言葉は使わないようにしてください。

- 「私たちは〜する必要がある」とは言わずに、「あなたにとって〜することは役に立ちますか？」と言うように。一つの些細な言葉が、あなたの愛する人に多くを語り得るのです。感情がすでに高ぶっているとき、「私たち」ほど保護者然とした——それゆえに非承認的になる——言い方はありません［訳注：英語では親が幼い子どもに話すときや医師が患者に話すときに、わざと「私たち」という主語を立てた表現を用いる］。このような発言は、あなたとあなたの愛する人の両方に関して語る権利があなたにはあるということを想定しているのですから。

3. その人の現在の感情について、何か承認できることを発見しましょう。もしあなたの愛する人が怒りを表現しているのであれば、その怒りが何か他の感情に対して二次的なものであると、あなたは気づいているかもしれません。愛する人に、その人の怒りは傷心、痛み、恥、その他の感情を隠蔽している、またはそれらからの逃避を可能にしているのだとは伝えないように。代わりに、怒りを承認し、それから他の感情について少々読心術（第3章のレベル3の承認を参照）を試みましょう。「あなたは仕事のことで本当に怒っていて、それなのに明日には仕事に戻る必要があるとわかっているので、つらいのですよね。彼女に受けた扱いでかなり傷ついてもいるに違いないのだと思います。そうですか？」。その人の人生がいかに苦痛に満ちたものであるかについての理解を伝達するように。

4. その人の、自分の感情をコントロールできないという感覚を承認しましょう。次のような言葉を言うとよいでしょう。「自分の怒りはコントロール不可能だと感じますか？　それは本当に不快なことでしょうね」または「私自身、コントロール不能であると感じるのは本当につらいことです」「コントロールできないと感じるとき、私はつらいです」「制御不能だと感じていますか？　まるで怒りが今にもあなたを焼き尽くすかのようですか？　それは苦しいに違いありません」。最初に言うべきなのは、その人には自分の感情をコントロールできるということではなく、感情をコントロールすべきだということでもなく、本当は制御不能ではないのだということでもありません。最初にすべきなのは、その人が制御不能だと感じていることと、制御不能の状態は苦痛で恐ろしい状況であると理解していることを、愛する人に知らせるための言葉を発見することです。

5. 次に、その人のコントロール能力に対する信念と希望を伝達しましょう。これは愛する人が今現在の状態にあるべきではない、と述べることではなく、その人自身のもっている感情を調整する能力を信じていると述べることです。これはあなたの愛する人のチアリーダー役をすることに他なりません。上で見たように、これは誠実に、そして気づきと共に行われなければなりません。もし愛する人に、その人にはこれができるとわかっている、前にやったことがあると伝え始めて、その人の感情が高まっているのに気づいた場合や、その人が「僕に何ができるかなんて、君にはわからないよ。僕にはできない。あらゆることを試してみたし、こんなに一生懸命努力することにはもう疲れたんだ」と言う場合には、ひとまず引いて、あなたの愛する人の現在の感情の承認に戻りましょう。

その大変さを承認しながら、愛する人に、その人が似たように感じたのに切り抜けられたときのことを思い出させましょう。その人が「もうこのように感じることには我慢できない」と言うときには、「我慢できないように感じるのはわかります。でも、あなたは信じられないほどの力がある人で、私は前にあなたがこのような状態になったときに切り抜けるのを目にしました。あなたには今回も切り抜ける能力があるものと、私は全面的に信じています」と言いましょう。何か提案することは、あなたが愛する人の能力を信じていないために介入して干渉しているかのように思われかねませんから、関心を示す質問は、それに取って代わる素晴らしい代替案です。例えば、「ボブと破局したときのことを覚えていますか？　その時、どうやって乗り越えましたか？　あなたにとって大打撃だったことを私は知っていますが、あなたはそれを乗り越えました」のように言います。あるいは、「前に

私は、私を希望を守る係にしてくれるように、そして希望を期待して私を頼るようにとクライアントに求めます。あなたが心からそのような希望を感じていれば、あなたも愛する人のために同じことができます。

役に立ったことを今回もできますか？」と聞いてみるのもよいでしょう。

6. 愛する人に、その痛みを引き起こした問題が何であれ、それを解決するうえでの手助けを望んでいるか質問しましょう。先に注意したように、最初にその人が助言を求めているかどうかを確かめずに、「これがあなたのすべきことです」と言うと、感情を静めるのではなく、高めてしまうでしょう。「質問する／査定する」は第4章で記述した五つのステップの反応の中でも重要なステップです。とはいえ、はっきりした答えは得られないかもしれないと覚えておいてください。その人はこの種の相互作用に参加することを拒絶するかもしれません。感情が高ぶりすぎたままかもしれません。第4章で提案したように、「私はどのように手助けできますか？」に対して、BPDをもつ人が「あなたには手助けなどできません。誰にもできることなんてないのです」のように答えるときには、いつでも承認に戻るべきです。「たった今はそういうふうに感じられるのはわかります。私にも私が手助けできるかどうかはわかりません。でも私には、やってみようという気持ちが間違いなくあります」と言いましょう。あなたの愛する人に問題解決をさせないように。一緒に少しブレインストーミングをしようと提案してもよいでしょう。けれども、その人のアイディアを生み出す力は深刻に損なわれていることを覚えておいてください。私たちは皆、感情的になっているときには、集中したり、ブレインストーミングをしたり、問題の解決法を選択したりする能力を失っているものです。感情への反応として、私たちの脳組織に神経化学的プロセスと変化が起こり、そのすべてが問題解決の能力を妨害するのです。ですから、もしあなたがブレインストーミングを試そうとし、愛する人がギブアップして「解決策なんてありません──私にできることはありません」と言う場合にも、その人が受動的あるいは非協力的になっていると結論しないようにしてください。多くの場合、その人は感情があまりに高ぶっているので、そのような精神状態では何の解決策も考えつかないということなのです。そのような場合にはいつでも、後でまたやってみようと提案することができます。

7. 他のすべてが失敗し、あなたが読心術を使えないときには、承認に戻りましょう。第4章で説明したように、大切なのは、これらのやりとりの間、愛する人のあなたへの感情的反応を意識し続けることです。その人の感情が激化し始めたなら、承認に戻りましょう。静まってきたならば、どのように手助けできるか質問しましょう。

感情が高まっているときには、あなた自身の感情が煽られないようにすることがひどく困難になりますし、そうなるとあなたは、BPDと格闘している人と一緒に渦巻きの中に引きずり込まれてしまいます。そういうわけで、この章では、愛する人にとって耐え難く感じられる感情への反応について、第4章で論じたことをさらに詳しく説明するために、これだけの頁数を費やしました。あなたのきょうだい・友人・お子さんは、強烈で執拗な感情に対して生物学的に脆弱で、これらの感情は受け入れ不可能であると学習しているのだと理解しましょう。そうすれば、現時点ではその人にはどうにも行う能力がないことをさせようとして、多くのエネルギーを浪費することをやめることができます。ここに記述されている技能を学び、適用してください。そうすれば、自分自身を感情的負担から解放できるばかりでなく、あなたの愛する人が時間をかけて感情調整を学べるような環境を創造することができます。あなたの愛する人はさまざまな感情によって調整不全になっていて、さらにはその感情があまりにも制御不能に感じられるために、ますます感情的になってしまうということを忘れないようにしてください。また、当人ほど、自分を批判して責める人間はいないということも覚えておいてください。そうすれば、すでに感じている慈心を用いることが容易になるでしょう。次章では、BPDをもつ人を駆り立てている油断ならない自己非難について、また、あなたがそれに対処するための方法について述べたいと思います。

愛する人が「反対の行為」を使えるように手助けする

あなたは、自分自身の感情的反応を変えられる（第４章参照）のと同じように、愛する人を観察して、その人の感情の正体を見極め、それから穏やかにその感情とは反対の行為へとその人をそっと後押しできるかどうか確認することができます。すべての感情には行為への衝動、つまり、感情のせいでやりたくなる何かがあります。幼い子どもについて考えてみれば、感情による行為を理解することができます。怯えると、子どもは何であれ怖いものから逃げます。怒ると、子どもは身体的または言語的に攻撃します。悲しいと、皆に背を向けて引きこもってしまいます。罪責感があれば、謝罪のように、事態を改善するために何かをするでしょう。あなたの愛する人の主要な感情状態は、（怒りや恐怖のように）生理的覚醒が増加したものでしょうか？あるいは（悲しみのように）生理的覚醒が減少したものでしょうか？もしあなたがその感情が何であるか決めかねるのであれば、あなたの愛する人が抱えている行為への衝動は何かを見定めましょう。それから、感情を変化させるかその強度を減らすために、行為への衝動とは反対のことをさせるように試みましょう。何か恐ろしいものから逃げる代わりに、その人がそれにアプローチできるような方法を提案しましょう。以前に断られたので、仕事への応募を恐れているのであれば、その人が怯えているのはわかっていると伝え、断られた経験を認め、それから「その恐怖を抑える唯一の方法は仕事に応募することだとわかっていますよね。その考えがあなたの心を恐怖で打ちのめすことは私にもわかります。問題は、『あなたが自分の恐怖を弱めたいか？』だと思うのです」のように言いましょう。もしその人が悲しんでいるのであれば、その反対の行為は、寝室から出て、自分は有能であり、自分の感情や人生をコントロールできていると感じさせてくれる何かをすることでしょう。

第6章「すべて私が悪いのです」

ローラは、夫のスティーブに彼女の悲しみが制御不能であることを理解してほしいと嘆願しながら何時間もすすり泣いていました。彼女は彼にその苦しみを止めるために何か――何でもいいので――してほしかったのです。スティーブはローラを助けるために、思いつくすべてのことを試していました。彼はお茶を入れ、慰めを与えて彼女をなだめようとしました。それから、彼は実践モードにシフトして、妻を悲しませているのが何なのかについて、「徹底究明」を試みました。彼が試すすべてのことがローラをよりいっそう動揺させるように思われ、ほどなく彼は、彼女の気分を良くする方法を突き止めるために手を貸してほしいと彼女に懇願している自分に気づくのでした。完全に消耗しきって、ローラはやっとのことで顔を洗うために部屋を出ました。戻ってきたとき、彼女の涙は乾いていました。彼女が話し出したとき、その声は自分自身をコントロールするために必要な努力のせいで震えていました。「私はこんなふうに感じるべきではないわ。それに今、あなたを傷つけている。私が一番愛している人を」と彼女は言いました。「私は大丈夫。もうこれ以上私のことは一瞬たりとも心配しないで。私はひどい人間で、あなたを夫にもつ資格なんてないの。これ以上、この件について話すことはないわ。もう大丈夫だから」と。

何よりも、スティーブはローラを信じたいと思いました。けれども、長年そうであったように、彼には経験から大丈夫ではないこと、このシーンが繰り返されるであろうことがわかっていました。彼はあとどのくらい我慢できるのか、自信がありませんでした。時々、彼はローラに、彼女は嘘をついていると叫びたくなりました。彼女はわがままだ、と。彼女が万事の中心にある、狂った妄想の世界に住んでいるのだ、と。二回ほど、彼は実際に自分の気持ちを口走ってしまいました。その結果たるや、散々でした。一回はローラがジンをボトル半分飲み、車に乗り込みました。彼女が走り去る前に制止できたのは、全くの幸運によるものでした。もう一回は、彼女は電話を手にして、家にいる上司にかけ、自分は無能で現実から遊離しているので仕事を辞めると言いました。

事実、ローラの気分と行動がとても急速に、予測不可能に変化するように思われるため、スティーブは自分にはコントロールできないかのように感じ、そのせいで自分は彼女がひどい気分になるのを止める役には立たないと感じてもいます。第4章で見たように、彼には彼女が気分悪く感じるのを直接コントロールできないというのは真実です。しかしながら、ローラが変われないというのは真実ではありません。けれども、彼女は助けを必要としています。彼女は内面で聞き続けている自己批判の声を消すために、外側にいる人々に助けてもらう必要があるのです。

ＢＰＤをもつ人は、しばしば自分は無価値で、何ものにも値せず、何をやってもだめだと言い張り、自分自身を鞭打つ時期を経験します。この行動パターンは自己非承認（self-invalidation）と呼ばれ、学習された行動です。私たち全員が行動を学習します。もしあなたが「そんなふうに泣くのはやめろ。さもないと、もっと泣かせてやるぞ」と言われるような家庭で育ったのであれば、泣きたい気持ちを押し殺すことを学ぶでしょう。あなたはこのセリフを初めて聞いたときや、三回言われた後にも、衝動を押し殺せないかもしれませんが、最終的には、泣くのをやめるように言われて実際に泣きやむことはあなたの行動の一部になります。泣きたくなるような状況で、あなたは自動的に泣くことをやめるでしょう。自己非承認のケースでは、ローラのようなＢＰＤをもつ人は、泣くようなことは何もないのだ、ただ泣きやむべきなのだと自分自身に言い聞かせて、泣かないようにするでしょう。あるいは、何であれ自分が生きてきた中で学んだ非承認的な言葉を使うでしょう。他の章でも、思考や言葉で封鎖しなくても感情が自動的にストップする様子について述べることにします。

第4章で記述された感情の渦をボーダーライン行動のスペクトラムの一方の端に存在するものと考えると、自己非承認は反対の端にあります。しかしながら、これら二つのパターンは同一人物の中でとてもよく現れるのです。感情の上に感情が蓄積していくと、あなたの愛する人は感情の渦の中に引き込まれるでしょうが、その人が無防備であるほど、感情は実に圧倒的なものとなり、その後、その人は文字通りもはやそれを我慢できなくなって、自分の経験の非承認へと動いていくのです。突如として、あれほど強かった感情が関連性を失うか、存在しなくなります。あるいは、感情の原因となった問題が簡単に解決可能になります。時として、BPDをもつ人は、正確に伝達できないせいで、自分の問題を矮小化して見せます。あるいは、他人を守るために問題を矮小化するかもしれません。これは（第8章で描写されている）見せかけのコンピテンス（apparent competence、見せかけの有能さ）と呼ばれる行動です。

もちろん、誰であれ十分な期間、自己を承認しないでいると、極端な感情が戻ってくるでしょう。ローラが自分自身を鞭打って、自分は過剰反応しているのだ、とっとと「乗り越えてしまう」べきなのだと自分自身に言っているうちに感情の強度は高まるのです。絶望感と怒りは多くの場合、自己非承認の結果です。BPDをもつ人は、自分は無能であり、生きるに値しないと決めてしまい、良くなる望みがないように感じます。怒りは、自分は無価値で無能だとして自分自身に向けられることもあれば、その人の人生の状況が本当にどれほどひどいのか認識していないとして、他人に向けられることもあります。第5章で論じたように、これらの感情が蓄積するにつれて、その人は感情的脆弱性へと戻っていきます。ひとたび、あなたの愛する人がこの感情的脆弱性が高まった状態に入ったなら、それはまるで振り子の上に乗っているようなもので、その勢いをそぐことは困難です。その人は破壊的なほどに強烈な感情から、その感情の有効性を否定する必死の試みへと揺れ、そして非常に強い感情に戻るという具合に揺れ続けます。もしこのような揺れを目撃してきているのであれば、この振り子を見て、自分には止める力がないと感じることがいかに苦しいかご存じでしょう。疑いもなく、振り子に乗っている側にとってもどれほど苦しいかということも、容易に想像できるでしょう。

スティーブとローラの場合、ローラは自分の感情のすべてを止めて、再びコントロールを失ったりしないとスティーブに約束します。彼女は家族内に問題を起こしたことを理由に、自分自身を罰するのです。彼女は「二度と再び動揺しない」のような、非現実的な目標を掲げます。しかし、彼女が本気で言っていると理解することが大切です。あれほどまで感情的に制御不能な状態には入り込まないと、本当に約束しているのです。問題は、ローラにとってこの約束は守ることが不可能だということです。彼女の自己非承認の隙をぬって、感情が大きくなっていきます。彼女は自分を価値判断し、自分自身に対して非現実的な期待をかけているので（「私はただ感情をもつのをやめます」)、彼女はまず自分自身の行動に動揺を感じ始めます。自分はひどいパートナーだ、嫌な人間だなどと自分自身に言うので、罪責感、恥、絶望がたまっていきます。時間が経つと、これらの感情は感情的脆弱性へと戻っていってその一部となり、そうなれば、彼女は感情の深い淵へとまた飛び込んでいってしまいます。たぶん、BPDをもつあなたの愛する人は、この大まかな例として挙げたローラと正確に似ているわけではないでしょう。けれども、その人はもっと微細に自己非承認を表出するかもしれません。自己非承認は、三つの異なる行動パターンという形をとり得るのです。

自分のリアクションが正当化できるものであるときでさえも、自分の感情的経験を承認しない人がいます。あなたは先ほど、ローラが、自分は自分の経験している感情をもつべきではないと言うのを聞きました。たぶん彼女は正しかったのです。もし彼女がボールペンをなくしたという理由で深い苦悩を抱えているのなら、彼女の感情は確かに状況に対して不釣合いだと思われるでしょう。しかし、彼女が可愛がっていた猫が死んでしまったとしたら、どうでしょうか？　その場合、彼女の感情的反応は完璧に承認できるものだったかもしれません。BPDの自己非承認における問題は、他の皆がその感情は完璧に妥当だと考えるであろうときでも、その人自身が自分の感情は承認できるものではないと主張する可能性がかなり高いということです。例えば、自己非承認をしている人は、同じ状況にあれば他の誰でもある同僚への不満を感じるであろうときに、そのような不満を感じるべきではないと自分自身に告げるのです。喪失の苦しみを経験するときには、悲しみの経験を否定するでしょう。感情の経験を抑えてしまうのです。

このプロセスが進行しているのを実際に目にすることはないかもしれません。けれども、あなたの愛する人が一見冷静そうだということは観察できるかもしれません。実際、感情を抑圧し、否定しているので、冷静なのかもしれません。その場合、あなたの愛する人は意志の力でただ感情を消そうと試みているのです。その人は若い頃にこうするように学んだ可能性が高いのですが、私たちは研究から、感情を長い間抑圧するとリバウンドする傾向があることも知っています。そして実際に戻ってくるときには、感情は予想していなかった形で強烈に襲ってくるのです。

妥当なものでも、そうではないものでも、自分自身の感情を承認しないでいると、BPDをもつ人にとってもその人を愛する人にとっても、さらなる痛みや困難をもたらす多様な反応が誘発されます。感情を経験しているとき、あなたの愛する人は自己批判と恥でそれに反応するかもしれません。恥はそれ自体が強烈な感情になり、それをその人は批判し、それにより恥の気持ちは増大します。私たちは恥をBPDをもつ人の「生命に関わる敵」と呼びます。BPDをもつ人にとって一番問題となる感情なのです。これは自殺、自傷、その他の衝動的な行動と相関性が高いものです。恥は非常に急速に蓄積し、彼らを他人から切り離してしまいます。激しい恥を感じている人がどのように振る舞うか、ちょっと考えてみてください。うなだれて座り込み、人と交わらないでしょう。これはその人を人々からより切り離されたように感じさせ、より恥ずかしく感じさせ、究極的にはより問題の多い行動へとつながっていくのです。

あなたの愛する人はまた、世界中のあらゆる痛ましい――その人自身と他人に襲いかかってきた――出来事を自分の中に取り込み、それに反応して自分自身の感情を承認できないかもしれません。ＢＰＤをもつ人の頭の中では、自分の痛みは受け入れ不可能で非現実的だという、とても頻繁に耳にしてきたメッセージがあまりにも高らかに鳴り響いているので、彼らは自分には価値がないという証拠を探す傾向にあります。痛ましい出来事の吸収は、なぜその人には存在価値がないのか、その理由についての情報を収集する一方法なのです。彼らは自分があらゆる苦痛な出来事を引き起こすと考えるか、アメリカ同時多発テロの場合のように、他の人が苦しんでいるときに自分など存在するには値しないと考えるのです。彼らは通常そのように認識していないのですが、第5章で触れたように、結果はしばしば絶望となります。絶望は自殺思考を生み出すので、ＢＰＤをもつ人にとっては生命に関わるナンバー2の敵です。

恥はＢＰＤをもつ人にとって生死にも関わるナンバー1の敵です。絶望が敵のナンバー2です。

状況に対する自分自身の感情的反応を信頼しない人々もいます。ＢＰＤをもつ人で自己非承認をする人は、自分はあまりにも不完全なので、他の人たちが経験するように感情を経験しないのだと信じています。あなたの愛する人は、たいていの人なら感情を刺激されるような状況の真っ只中にあって、「私はどのように感じるべきなのか、わかりません」と言ったことが一度でもありますか？　その人はあなたに、「私がこのことについてどう感じるべきだとあなたは考えますか？」と一度でも質問したことがありますか？　私たちの多くは、相対立する感情を抱いたときや、自分が過剰反応しているかもしれないと案ずる理由があるときに、このような疑念を表現します。そのような場合、私たちは通常、心の中で自分の気持ちに折り合いをつけようとしているか、信頼する人に現実の確認を求めているのです。しかしながら、ＢＰＤをもつ人は自分自身の感情経験を疑うあまり、自分の内的経験を定義するために外からの意見に全面的に依存するようになるのです。自分の内的経験に関する疑惑は、そもそも自分の感情に命名する能力さえも阻害します。自己非承認のせいで、「私の感じていることは間違っていて、病的で、あまりにも狂っているので、私にはそれが何なのかもわからない」というふうに考えるのです。

最後に、ＢＰＤをもつ人は過度に完璧主義的なことがよくあります。これは、あなたを本当に動転させるような、いくぶん逆説的な行動パターンです。あなたの愛する人は自分自身に対して非現実的な高い目標と水準を設定するかもしれません。他の誰かであれば、どう見ても手が届かないと思われるような大志を抱くことは、尊大に見えるかもしれません。多くの小さなステップを介してではなく、単独の巨大なステップで成功できると考える人は、謙虚さに欠けるとみなされるかもしれません。けれども、BPDをもつ人にとっては、これらの非現実的な大志は反対のことを表しています。自分自身の行動を変化させようとして、彼らは自分自身を罰することに集中しようとします——達成不可能な目標を設定し、それからそれらの崇高な志が到達不可能だと判明すると、予想していた通りに、自分は無価値だと宣言するのです。

おそらくあなたは、あなたの愛する人が時間をかけ、やりがいを求めて自分の行動をゆっくりと変化させる方法を学ぼうと格闘しているのを見たことがあるでしょう。「広告業界に就職したい——それが私の目標です——だから会社の受付係として働くことから始めます」と言う代わりに、その人は「私は広告業界で働きたい。マーケティング部長に応募するつもりです。もしその仕事に就けなかったなら、それは私が愚かで良い仕事に就く価値がないからです」と言います。そして、もちろん何の経験もないのですから、マーケティング部長の仕事になど就けません。それからその人は自分自身を叱責し始めるのです。無能で、無価値で、どうしようもない、と。この罠にはまった人は、しばしば事態は決して良くならないし、自分など死んだ方が世のためだと自分自身に言い聞かせます。少なくとも、この「失敗」経験のせいで、また「失敗する」恐怖から、その人は前向きに新しいことを試すことができなくなってしまいます。最終的には、有能だと感じるうえで役立つかもしれないリスクを冒すことを回避するかもしれません。

シンディーはたくさんの潜在能力がある女性でした。高校をトップの成績で卒業し、大学に入りました。そこで恋に落ち、家庭を築くために退学しました。何年かの間に、彼女は複数回の入院をして、毎日酒を飲むようになりました。人々は彼女に外に出ろ、仕事に就くべきだ、ボランティアをすべきだ――何であれ、気分を良くするためにできることをすべきだ――と言うのでした。シンディーは大学に戻って、ソーシャルワークの学位を修了することについて語ったものでした。シンディーが大学に通い出して授業に合格できるとわかれば勢いがつくだろう、と皆が思っていました。けれども、口で言うのとは裏腹に、シンディーは決して授業に出ませんでした。合格できるとは思っていなかったのです。彼女は自分自身を愚かで「壊れている」と見ていました。能力不足をひどく恥じていたので、大学のプログラムに決して登録しなかったのです。恥の感情のせいで、達成感をもたらし、自分自身について気分良く感じさせ、最終的にはその感情を減らしてくれるであろうことができなかったのです。

非現実的な目標を設定して、達成できないというパターンは、薬物乱用のような衝動的行動でよく見られます。薬物使用の直後に、BPDをもつ人は頑固に主張します。「薬物はやめた。もう二度と使わない。やめるのに何の助けも要らない。ただやめるのだから」と。その人は薬物使用中止の「意志力」モデルを用います。人生の中で「苦境を自力で乗り越えなさい」という教訓から学習されたモデルです。しかし結局、この人はまた薬物に手を出してしまいます。すると罪責感と恥が増します。その人は薬物を使ってしまったことで自分自身を罰し始めます。自己非難と批判で一杯になります。自己嫌悪は急上昇します。生きるに値しないとして、自殺を試みます。自傷もまた、BPDをもつ人が非現実的になってしまうもう一つの衝動的行動です。もしあなたの愛する人が自傷をするのであれば、その人はあなたに二度とやらないと言い、その後その件について話すのを拒むでしょう。愛する人がこのようなことを言ったとき、あなたはその行動をどのように解釈してきましたか？　あなたの愛する人は、あなたがその人を煩わすのをやめさせようとしているのだ、あるいはもっと情報をくれとあなたに乞わせたがっていると想定することは容易です。あるいは、あなたは、その人は単に話すのが不愉快なので自傷について話したがらないのだ、と結論したかもしれません。しかし時として、その瞬間には、その人は自分が再び自傷するなどとは本当に信じていないのです。その後、衝動が起こり、挫折するのです。

自己非承認への反応方法

前に私は、たぶんローラは大丈夫ではないだろう、彼女が自己非承認をやめるために助けを得なければ、同じシーンが彼女とスティーブの間で繰り返されるだろうと述べました。それでは、誰かの自己非承認行動をどのように変えればよいのでしょうか？　ある程度まで、あなたは自分自身の行動を変えることにより、他人の行動を変えることができます。第5章で注目したように、BPDをもつ人は外部の出来事に影響を受けています。これはあなたが確かに何らかの影響を与え得るという意味になります。しかし、あなたの愛する人は他の状況での自分の行動を変えるために、専門家の助けを必要としているかもしれません。そして自己非承認と感情的脆弱性はなおも存在することを忘れないように。それを心に留めて、以下の提案を見てください。

◆自己非承認ではなく、感情と経験を承認する

愛する人が自分自身をけなすとき、私たちは一般的には何をするでしょうか？　私たちはそんなことはない——その人は愚かではない、悪くはない、不器用ではない、図々しくはない、または何であれ、その人がその人自身に貼りつけたネガティブなラベルは正しくない——と言います。私たちが大切に思っている人が、自分は無価値だ、愚かだ、生きるに値しないなどと話しているのを耳にすることは非常につらいものです。そこで、私たちは即座のリアクションとして、そのコメントを否定することによって反論します。あなたの配偶者が「あんな状況、対処できて当然だったのに——私は全くの馬鹿だわ」と言うと、あなたは本能的に「君は馬鹿ではないよ」と言いたくなるでしょう。私たちは、これが愛する人が私たちに望んでいる種類の支援や慰めだと考

えていますし、ＢＰＤが存在しない状況では、それで間違ってはいないでしょう。けれども、愛する人がＢＰＤをもっているときには、大いに忍耐を発揮し、達人的な承認の準備をする必要があります。鍵となるのは、自己非承認を承認せずに、あなたの愛する人の経験と感情を承認することです。

これはあなたが第3章で読んだ、承認できないことを決して承認しないという「ルール」から直接的に導かれる当然の結果です。少々まやかしめいて聞こえますが、愛する人の自分は馬鹿だという主張に対して、あなたが単純に「あなたは馬鹿ではありません」と言うと、その人の感情的経験を承認していないことになるのです。たとえ、その人が自分自身について導いた誤った結論だけを承認しないのだとあなたが意味しているとしてもです。あなたの言うことは、正確でないと論じて愛する人の感情を変化させようとしているのだとみなされるでしょう。あなたの愛する人には、自分は価値があり、愛されているのだとは聞こえないでしょう。その人は自分は馬鹿だと感じていると言っているのであり、その人にとって、あなたが言っているのは、そのように感じるべきではないということなのです。その人の感情は信頼に値しない、承認できない、あるいは純粋に間違っていると言っているのです。あなたはその人が全生涯にわたって聞いてきたことを裏づけしているにすぎないのです！

あなたが学習しなければならないのは、愛する人の経験に対するリアクションを、その人が自分の感情を感じて引き出した結論へのリアクションから分離することです。ですから、その人が困難な時間を経験したのは知っている、その状況はつらいものだったと知っている、その人が馬鹿だと感じているのも知っている、とその人に伝えましょう。それから状況次第で、問題解決を手伝おうと申し出てもよいですし、その時点でその人が馬鹿ではないと安心させてもよいでしょ

自己非承認に反論する正しい方法

1. **その人の経験を承認しましょう。**その人はつらい時間を過ごした、その状況は困難なものだった、期待されたように事態が展開しなかった、その人には次にすべきことがわからない、など。
2. **その人の感情を承認しましょう。**その人が馬鹿だと感じていること、失敗者であるかのように感じていること、事態が決して改善しないかのように感じていること、恥あるいは無力感（またはその両方）を感じていることを、あなたは知っているのです。
3. **問題解決を手伝うと申し出るか、その人のその人自身についての結論は不正確であると言って安心させましょう――もしその人の感情が落ち着いてきているように思われるのであれば。**
4. **ステップ3を試して、その人の感情が再び高まっていることに気づいたら、承認に戻りましょう。**

う。もしその人の感情が高まっていることに気づいたならば、一歩引いて、承認へと戻りましょう。

◆ゆっくりした変化を促す

BPDをもつ人にとっては、行動の段階的変化を許容して、ゆっくりと目標や期待を達成できるように学習することが重要です。私たちは遅い変化を「シェーピング（shaping）」と呼びます。定義上、シェーピングとは目標に段階的に接近していくことです。鍵になるのは、変化を段階的に増やし、各ステップを補強することです。とはいえ、自分自身を罰して新しい行動をさせる代わりに、ゆっくりした変化を認めて、新しい行動ができたら自分自身に褒美を与えるように、BPDをもつ人を説得することが容易であるとは言えません。鍵となるのは、承認できる小さなステップを発見することです。シンディーの例に戻りましょう。シンディーは、唯一大切なのは学校に通いA評価を取ることだと信じていて、自分にはこれを達成する能力がないと思い込んでいることが、授業に登録することさえも阻んでいるのです。けれども、ある日彼女はネットに接続して、大学のサイトに目をとめます。彼女の友人や親戚はその努力を強化するという手段で、彼女に力を貸せるでしょう。「それはすごくいいことだよ――一人ひとりが持ち寄る多種多様なことにいったん目を向け始めると、大学にワクワクするようになったことを覚えているよ」「大学のウェブサイトって素晴らしいわよね。関心のある領域を本当に掘り下げられるし、印刷された大学案内からは得られそうもない詳細な情報が手に入るのだから」などと言ってもよさそうです。ポイントとなるのは、目標に焦点を当てずに、今発生していることだけにマインドフルになることです。ですから、「このステップがシンディーを究極の目標にどう近づけるか」ではなくて、「このステップの達成からシンディーが何を得られるか」という点を強化すれば、彼女に自己非承認を思いとどまらせる役に立つでしょう。これは、シンディーの目標やガレージをきれいにするといった目標のように、行為志向型の目標で実行する方が他の行動で実行するよりも容易です。特に自己非承認では、BPDをもつ人が自己非承認をしていないときか、自己非承認の最中で立ち止まったときに注目して、強化するようにしてもよいでしょう。

ゆるやかな変化を促すために、段階的に進んでいくステップを強化するときには、誠実であることが不可欠です。上から見ているような態度が少しでもあれば、自己非承認を強化してしまいます。

以下に挙げるのは、従うべきガイドラインです。

- あなたの愛する人の目標を決して否定しないように。愛する人がそれらの目標を達成できる見込みはとてもないとわかっていても、自分はその人が目標を達成できるかどうか告げる立場にはないと自分に言いましょう。あなたの愛する人の努力が失敗に終わったときの後始末をあなたが押しつけられている場合には、これは本当に難しいことでしょう。あなたが一番望まないのは、その人が成功を通して能力を発達させる代わりに、「狂った」方向へと逸れ続けるのを許してしまうことでしょう。その人に「夢を見ているだけだ」と伝えたい衝動に抵抗するためには、焦点を当てられるような小さな事柄を発見することです。もしその人が永遠に薬物とは縁を切ると望み、あなたはどうしても無理だろうと信じているのであれば、今日は薬物を控えられることはわかっていると伝えましょう。もしその人がソフトウェア会社の社長になりたがっているのなら、その人がコンピューターを楽しんでいる点を承認しましょう。あなたが真にその目標を達成できると思わないのなら、嘘はつかないように。承認できる他の何かを発見しましょう。

- 目標を多くの小さな達成可能な目標へと分割するように、あなたの愛する人を導きましょう。小さな、達成の可能性がありそうなステップは成功を生み出します。また、小さなステップは振り返って、再考察し、再編成する時間も与えてくれます。もしあなたの愛する人がより大きな目標に向けて段階的な進歩をし始めれば、そこでの小さな成功によって築かれた自信が武器となり、本能的リアクション、つまりどのような小さな失敗もその人自身の「大失敗」を反映しているというリアクションから身を守ってくれるのです。ステップとステップの間で一呼吸置くゆとりがあれば、物事を考え直す余裕も生まれます――「私はこれはうまくやれたけれど、あれは楽しめていない（あるいは苦労している）し、私の最終目的地に到達するためには、あれもうまくこなさなければならないのだ」というふうに。もっと良いことに、その人は新しい最終目標を示唆するような、何か自分が本当にうまくできることを発見するかもしれません。その間、あなたは愛する人が人生で望むことに対して非承認的にならずにすむのです。

かつて私には、欠席しすぎたために高校を中退してしまったクライアントがいました。その後、彼女の飲酒と自傷は増え、十二年間も強い自殺傾向がありました。私との治療の間に、彼女は医学部に行きたいと思うようになりました。私は、高校卒業資格をもたない、長年制御不能状態にあった三十歳の女性が実際に医学部を卒業するという話に自分がいかに懐疑的であるか、彼女に伝えませんでした。代わりに、彼女と一緒に彼女が医学部に入るために必要な事柄すべてをリストアップしました。私たちはそれを小さな、達成可能な目標に分割し、彼女はスタートを切りました。彼女がGED（高校卒業と同等の学力を証明する検定試験）の勉強をしているときに、私たちはさらに小さな目標が必要だと認識したので、週ごとの学習目標も立てました。それから週間目標の達成に対して、彼女が自分に褒美を与えるために各週末に何をするかのスケジュールも立てました。

もちろん、彼女にはギブアップしたくなってしまう瞬間がありました。勉強できつい一週間を過ごしては、やめたくなってしまうのです。彼女は私に、自分は馬鹿で、頭がおかしくて、自分には無理だと言うのでした。私は彼女に、彼女にはそれができるということを事実としてはわからないけれど、彼女の力を信じていると伝えました。私たちの誰にでも、学校で自分はあまり賢くないと感じる瞬間があるものだと言い、彼女を安心させるようにしました。最終的に、彼女は静脈切開術を学ぶ学校に行き、医療職に就いています。彼女は時間と共に、医学部は現実的な選択肢ではないと認識したのです。けれども彼女は、自己非承認をせずに感情を許容する方法と、小さく、達成可能で強化可能な目標をもつということを真に学んだのでした。

◆あなたの愛する人が事実を確認するのを手伝いましょう

自己非承認をする人は、自分自身の感情経験を許容することを学ばなければなりません。自己批判へと引きずり込むのはたいていが感情である、と覚えておくことが重要です。感情は燃え上がり、厄介なので、ＢＰＤをもつ人は、感情を間違っている、悪いなどとして承認しません。私たちの誰にでも悪いことは起こるものですが、ＢＰＤをもつ人に何か悪いことが起こるとき、彼らは自分が邪悪だから自分には悪いことが起こるのだと思い始めます。このような場合、あなたの愛する人が事実を確認するのを手伝ってあげることが役に立ちます。これは、悪いことは私たち全員に起こるのだと伝えるという意味ではありません。その状況における事実を見ることがテーマです。以下のガイドラインを覚えておきましょう。

- その人に、何も付け加えることなく正確に何が起きたのか話してくれるように求めましょう。つまり、「私が大馬鹿だから、高速道路でタイヤがパンクしたのです。私は友人と外出するだけの価値がないのです」ではなく、「高速道路を運転していました。夜十時でした。友人と夕食に行ってきたのです。高速道路でタイヤがパンクしました」となります。
- ここで、その人がどのような感情をその時に経験していたのか質問しましょう。タイヤのパンクのケースなら、きっと怖かっただろうと私は推測するでしょう。
- それから感情を承認しましょう。私たちの誰でも、夜間に車をパンクさせてしまえば不安を覚えるでしょう。特に女性であれば。危険な状況なのです。
- その人に、何かもっと広範な解釈（一個人としてのその人が何者であるか、他人がその人についてどう感じているか、など）へと般化することなしに、その瞬間の行動を描写するように促しましょう。あなたが感情を承認した後でさえ、ＢＰＤをもつ人のほとんどは、その出来事が発生したのは自分が悪いせいだとすぐに言い出すでしょう。車の所有者がタイヤのパンクに関係している可能性があるのは事実です。タイヤが古くて磨耗しており、最近オイル交換をした際に新しいタイヤが必要ですよと言われたのに先延ばしにしたのかもしれません。取り除く必要のあった釘がタイヤに刺さっていたのに取り除かなかったのかもしれません。そのような場合には、あなたの愛する人に、その行動はその人自身のものだと認めさせればよいでしょう。けれどもタイヤの修理をしなかったのだから悪人であるとか無能であるという結論に飛びつかせないようにしてください。あなた自身が事実から離れずにいれば、これを実行できます。「わかりました。あなたはタイヤから釘を抜かねばならないことは知っていたのですね。次回はそうするということで意見が一致しますよね」などのように言うとよいでしょう。

● 壊れたレコードになりましょう――そして愛する人の自己批判が的確かどうかについて論じる誘惑に駆られないように。あなたの愛する人が、自分がいかに邪悪かという話に戻ってしまったら、その人はタイヤを直すべきであると知っていたのだと繰り返し、その人が愚か者であるという点には賛成も反対もしないようにしましょう。

恥への対処

ＢＰＤをもつ人に適切に反応するためには、恥についていくらかの知識を得なければなりません。私たちの文化は恥をほとんど理解していません。私はセラピストが、どのような状況下であろうと誰であれ恥を経験すべきではない、と言うのをしばしば耳にします。とはいえ、恥は進化の中で私たちを生存させ続けてくれました。部族生活をしていた私たちの祖先にとって、部族から追放される結果になるようなあらゆる行動は回避することが責務でした。追放されることは不可避的に飢餓、（風雨や危険への）曝露、（肉食獣の）捕食による死を意味していました。恥は私たちの行動を秘密にするように強く促し、個人が部族から追い出されるに至るようなことを他のメンバーに漏らしてしまうのを防いだのです。

刑務所で服役中の女性たちを担当したとき、私は彼女たちが自分の犯罪に関して多くの恥と罪責感（私たちが自分自身の価値観に反することをしたときに発生する感情）を抱いていることを発見しました。私は彼女たちに言ったものでした。釈放されたら、彼女たちを知らない人々に彼女たちが何者であるか、あるいは何をしてしまったのか（またはその両方）を伝えることを控えるために恥を使うように、と。新しく引っ越してきた人間として近所のパーティに出かけて、犯罪行動と服役について明らかにすれば、排斥されてしまうでしょう。そうする代わりに、不必要に秘密を伝えることを避けるため、自分の恥を使えるのです。

問題は、ほとんどの場合、私たちの恥は妥当なものではないということです。一般に、私たちが他人に語れるような秘密では、部族から追放されるような目には遭いません。例えば、私はリアリティーテレビ［訳注：素人がドラマ仕立ての状況やコミカルな状況に直面する様子を番組化したもの］が大好きです。かつては恥ずかしく思っていたので、この種の番組を見ていると誰にも言いませんでした。こんな番組を見ているなんて、私にはどこかおかしなところがあるのだろうと考えていたのです。最終的に、私は自分の恥は妥当なものではないことに気づきました。もし人々がリアリティーテレビの話をしていて、私もそれを見ていると言ったとしても、ほとんどの人は私を拒絶したりはしなかったでしょう。

あなたの愛する人は、高いレベルの恥を頻繁に経験している確率が高いのです。時として、非常に問題のある行動を繰り返す人たちは自分の過ちについて恥や罪責感を感じないのだ、と考えることは容易です。あなたがいくつかのテーマについて話そうとするときの、あなたの愛する人の行動について考えてみてください。その人が沈黙を続けたり、下を向いたり、話題を変えたりするなら、その人が恥を感じている可能性は大いにあります。ＢＰＤをもつ人が不可避的に自分自身の行動、感情、さらには恥そのものまでも批判すると、その恥はこじれてしまいます。これはもちろんすべての感情をこじらせてしまい、その人を感情の渦巻きの中へと再び引きずり込んでしまいます。

恥を静める唯一の方法は、あなたの愛する人に何が恥を引き起こしているかについて話してもらうことです。恥を静めるためには、何であれ、それについてアイコンタクトを取りながら、繰り返し話さなければならないのです。もしその人があなたに向かって話しているのであれば、拒絶と解釈されそうなことは絶対にしないようにしなければなりません。ですから、その人から目を逸らしたり、その人の言うことを笑ったりしないでください。その人の脳は、自分の行動あるいは感情が理由で「部族から追放され」はしないのだと学ばなければならないのです。時間と共にその人の恥は収まってくるでしょうが、それにどのくらい時間がかかるか、この恥への曝露をあなたが開始すべきか、またはセラピストが行うべきかは、恥のレベルと恥のきっかけになる行動次第です。例えば、虐待の被害者は恥を克服するためにどうしてもセラピストの助けを必要とします。

私は自分のリアリティーテレビに関する恥をどうにかしようとして、人気のある番組についての会話に加わるようにしました。私は誰であれ会話に入っている人とアイコンタクトをし、誇りをもって「私はリアリティーテレビが大好きです」と言えるところまで努力をしました。これができたとき、私の恥は小さくなりました。

あなたの愛する人に関して言うと、恥に火をつけている状況は、大体がリアリティーテレビよりもずっと人生を変容させるようなものです。典型的なBPDをもつ人は、過去に問題を経験していて、自分には根源的に壊れた／おかしなところがあるかのように感じさせる行動をしてきています。過去の記憶が浮かび上がるときや、過去の経験と似た現在の状況に遭遇するときにはいつでも、恥に火がついてしまうのです。問題は、恥が過去の経験から現在の経験へ、文脈から文脈へと般化されていくことです。繰り返しますが、トラウマによる恥はセラピストによって治療されるのが最善ですが、それでも現在の恥に関してはあなたが助けられます。あなたにとって重要な原則は、その人に何であれ現在の恥の引き金となったものについて話してもらうことです。その人は恥が小さくなるまで繰り返しそれについて話すべきです。例えば、あなたの愛する人が仕事に応募して面接を受けるものの、仕事を得られないとします。その人は恥のせいで、あなたにそれについて話したがりません。その人に、面接について、仕事を得られなかったことについて話すように求めましょう。できれば繰り返し何度も話してもらいましょう。あなたの愛する人が「これを知らなかったなんて愚かですが……」と言えば、愚かだという非承認なしでその言葉を繰り返すように求めましょう。もしあなたの姉があなたに何かを伝えたいのに、「私にはとても話せないわ。あまりにひどいから。私は自分自身を辱めてしまったの」と言うのであれば、「私に話してちょうだい。それと折り合いをつける唯一の方法は、それが屈辱的でなくなるまで私に何度も話すことよ」と言いましょう。

自己非承認全般と、特に恥は、ＢＰＤをもつ人に深く染みついているかもしれませんし、取り組むには時間がかかります。それでも、努力するだけの価値があります。なぜなら、自己非承認は通常、人々が無力ではなく、また無力である必要のないときに無力感を抱かせるからです。もしあなたの親族に自己非承認の歴史があれば、その人は問題解決のための技能や自信に欠けているかもしれませんし、あなたはこの欠陥が、積極的受動性（active passivity）と私たちが呼ぶものとして形づくられるのを見ているかもしれません。積極的受動性とは、その人があなたに、その人に代わってその人の問題を解決するように要求するものです。第7章では、この次なるＢＰＤの発現について論じます。

あなたの愛する人が恥を克服できるように助ける方法

1. 恥がいつその場に入り込むかに注意しましょう。これは非常に多くの場合、その人が目を逸らしたり、突然会話の話題を変えたりすることで示されます（「髪、切った？」）。
2. 合図を消し去ろうとしないようにしましょう。もし、あなたがその日に起こったことについて話していて、あなたの愛する人がアイコンタクトをとるのをやめても、何が起こったか話すのをやめないように。
3. 恥を強化しないようにしましょう。その人に恥を感じるべきだと伝達しないように（「わぁ、それは本当に間抜けな反応でしたね」とは言わない）。
4. 恥が収まるまで先に進まないようにしましょう。もしあなたの愛する人が、あなたは恥を強化しないようにしていると知っているのであれば、「まだ何かおかしなところがあると考えているのですか？」と言いましょう。もしその人が、あなたは恥を強化しないようにしていると知らないのであれば、必ずその人が目を逸らそうとしたり話題を変えようとしたりするのをやめるまで、その話題について話し続けましょう。
5. それから、その人を強化するか、話題を変えることを認めましょう。

第7章 「あなたが私のためにこれを修正しなければいけないのです！」

次のような会話をしたことがありますか？

ポール　：君に、僕の代わりに銀行に行ってもらわないといけないんだ。僕の小切手口座はめちゃくちゃになってる。

スーザン：ポール、あなたのために銀行に行く時間はないわ。会議があるし、子どもたちのＰＴＡの会合も今日なのよ。

ポール　：でも、僕にはできないんだ。自分では何を間違ったのかわからない。君にこれの面倒を見てもらう必要があるんだ。僕を大切に思うなら、やってくれるだろう？

スーザン：どうしても時間がないのよ。

ポール　：（声が大きく高くなり）僕にはできないんだよ。君が銀行に行く必要があるんだ。さもなければ、口座から残額以上の引き出しをするからな。

もちろんこの筋書きでは、最終的にはスーザンは銀行に行く以外に選択肢がないように感じました。彼女は口座から残額以上の引き出しをされるという結末を恐れていましたし、ポールは自力では銀行預金を管理できないと信じていました。彼女は、ポールとこの状況と彼女自身にフラストレーションを感じました。銀行に行けば、ポールにはどうにも銀行の預金を管理する能力がないことを認めた、とポールに伝達することになるとわかっていたからです。

もしあなたの愛する人にポールと似たように振る舞ってきた歴史があるならば、あなたにはどんどんフラストレーションがたまってきているでしょう。たぶんあなたは姉なり息子なりに、その人があなたのところに持ち込み続けている問題への対処法を示そうと試みたことがあるのでしょうが、あなたのコーチではうまくいかないようです。あるいは、誰にとっても一人で取り組むには複雑だとわかっている問題であれば、たいていは助ける気持ちがあるでしょう――あなたの愛する人がかっかとして要求する代わりに礼儀正しくお願いしさえすれば。あなたは、どうしてあれほど頭のいい人が、全く予期していないときに無力な子どもに変身するように見えるのかを解明しようとして、眠れない夜を過ごしているかもしれません。時には、あなたの大切に思っているその人は自分の努力を惜しんで、あなたをいいように使おうとしているのだろうかと思い悩んでいるかもしれません。

ポールのように振る舞う人たちは、私たちが積極的受動性と呼ぶことを行っています。この状態では、あなたの愛する人は受動的な問題解決様式を採用しています。少々複雑な理由から、あなたの愛する人は今そこにある問題を解決する能力がないと感じて、それゆえにあなたにその仕事をやってほしいと頼ってきます。ＢＰＤをもつ人は、自分自身が努力をしなくてすむようにするため、注目を得るため、責任を放棄するために、これをするのではありません。彼らは自分の人生をこのようにすることについて、気分良く感じてはいません。実際、全く反対です。残念なことに、積極的受動性は非常に疎外的です。疑いもなく、スーザンと同様に、あなたが果たすべき自分自身の義務を挙げれば長いリストになるでしょう。スーザンと同様に、あなたはしょっちゅう引き裂かれそうに感じているかもしれません。この問題を未解決のままにするともっと大きな問題が生じるので、それに伴う好ましくない結末を回避するために、この余分な仕事を強引に詰め込むべきでしょうか？　あるいは、あなたは「自分の権利を自分で守り」、あなたのパートナーが責任をとるように主張する（それから、幸運を祈る）べきでしょうか？　もしあなたがあなたの愛する人のリクエストに応えれば、あなたの怒りは強まるかもしれません……そしてあなたの愛する人の恥の感情も。拒めば、心配に加えて自己疑惑と罪責感（「私は不公平で愛情が足りないだろうか？」）で拷問にかけられたかのように感じるかもしれませんし、あなたの愛する人はもっと絶望して、不安を感じるかもしれません。積極的受動性が一つのパターンになっているところでは、何が起きているのかを理解することが極めて重要です。さもなければ、この行動はあなたとあなたが大切に思っている人の間に、抜き難いくさびを打ち込んでしまうでしょう。

なぜＢＰＤをもつ人は自分自身の問題を解決できないのでしょうか？

これこそ、あなたを夜眠れなくさせている問いでしょう。なぜなら、積極的受動性はかなり逆説的に見えるかもしれないからです。ＢＰＤをもつ人は、他の人と同様に生まれつき知的である可能性が高いのです。それでは、どうして根本的な問題解決技能を欠いているように見えるのでしょうか？　あるいは、もしかするとあなたは、あなたの愛する人が本当はある特定の問題を解決するための技能と知識をもっている、と知っているのかもしれません。そうだとしたら、なぜその人は自分にはできないと確信しているのでしょうか？　時として、あなたはある問題について今の今まで一言も聞いたことがなかったでしょう。つまり、あなたの愛する人はどういう経緯で、それを解決しようと必死になり、やけに理不尽な要求をあなたに対してする気にまでなったのでしょうか？　ポールのようなジレンマ状態にある人たちにとっては、次の二つのうちの両方、もしくは一方が問題を引き起こしている可能性があります。一つは、一般に（または特定的に）問題の解決方法を知らないこと。そしてもう一つは、問題解決を実行に移す自信がないことです。

◈問題解決技能の欠如

ほとんどの人は問題解決技能をもっていますし、自分のしている行為を問題解決と命名せずに、その技能を四六時中使っています。例えば、あなたが仕事でプロジェクトのリーダーを依頼されているとしましょう。あなたはいろいろと査定をします。自分の目的は何だろうか？　何を必要とするだろうか？　実施できる解決策は何だろうか？（ブレインストーミング）。どれが最善の選択肢だろうか？　解決策の時系列はどうなるだろうか？　何が自分の目標達成を妨げ得るだろうか？　あなたはこれらの質問に答えるとき、問題解決技能を使っているのです。

あなたの愛する人は、他のいくつかの分野ではかなり複雑な問題に対処する能力があるかもしれません。あるいは、あなたの愛する人は対処できないときでさえも「対処できる」と言ってあなたを説得するかもしれません（見せかけのコンピテンス［有能さ］として知られる問題で、第8章で論じます）。そのため、あなたは信じないかもしれませんが、BPDをもつ多くの人たちは問題解決技能をどうにも学んできていないのです。

どうしてこのようなことがあり得るのか、とあなたは疑問を感じていることでしょう。多くの人々は、朝ベッドから出て動き出すことと同じくらい自然に問題解決技能を獲得するように思われます。解決策を思いつき、適用する方法が直感的にわかる子どももいるでしょう。非常に創造的な人々の中には、問題解決戦略の一部だけを使う人たちもいます。一つの問題を見て、多くの解決策をブレインストーミングで出せるような、「大きな全体を見る」人々だからです。問題解決は生まれた瞬間から生き残りのために決定的に重要なので、一部の学校ではその重要性を認め、問題解決のコツを生得的にもって生まれなかった子どもが幼いうちにその技能を築き上げられるように、段階的な問題解決を積極的に教えています。

問題解決技能は、他の多くのBPDの関連行動が生じるのと同じ根本的な理由で、つまり感情の調整不全と非承認という理由で、BPDをもつ人の手には入りません。単純に言うと、高ぶった感情はしばしば認知能力を阻害します。私たちが「すっきりした頭」で問題を熟慮したいと言うとき、それは通常、「強烈な感情がもたらす行為衝動で攻め立てられていない精神状態」で、という意味です。（あなたが激怒しているときや恐怖に襲われているときに、今、子犬を叩いた人やあなたの財布をひったくった人に反応するための選択肢を、迅速に自信をもってリストアップして分析することができますか?)。第1章で記述したように、感情調整不全は認知調整不全を引き起こす可能性があります。そのため、全人生を通じて感情に対してひどく脆弱であった人たちは、問題解決でうまくいったという経験をしたことが少ないのです。その人たちの心は他のことで占められていて、何が機能して何が機能しないのか、学ぶ機会にどうにも恵まれなかったのです。しばしば、彼らは感情によって、機能しないものにばかり導かれてきたのでしょう。

それから、非承認的な環境が問題解決の学習を妨げることもあります。BPDをもつ人は、調整不全の感情に対する他人のリアクションや、さらには家族の他の誰かもまた感情調整不全に苦しんでいることが理由で、効果的に問題を解決する経験をしていないことがあるのです。多くのケースで、両方の要因が関与しているでしょう。

よくある子ども時代の出来事で取り乱している、感情的に脆弱な子どもを想像してみてください。お気に入りのおもちゃを壊したか失くした、あるいはいじめられたか、からかわれたといった出来事です。その子は問題に対処する

いくつかのケースでは、今そこにある問題についてのその人の感情――通常は不安――があまりにも高ぶっているため、その人は感情的不快感を回避する試みとして問題を無視することがあります。そうして、そのうち問題はひどく大きなものとなり、本当に他の誰かの介入を必要とするようになるのです。その、他の誰かというのはあなたであることが多いでしょう。

さまざまな方法――おもちゃを修理する、あるいはおもちゃを探すために系統的な探索を実施する、仲間の意地悪に対処するために権威ある大人の協力を得る、あるいは傷ついた気持ちを克服する方法を発見する――を教えてもらえるかもしれません。けれども、子どもの生活に関わっている大人が子どもの感情を許容不可能あるいは受け入れ不可能などと思えば、その子を「助ける」べく時期尚早な救出に猛進するかもしれません。大人はその子のリアクションを理由にその子を叱り（「何でもないことで泣くな！」）、子どもの注意を今すべき問題解決から必死に感情制御を試みることへと逸らすのです。その子は感情のコントロール方法を知らないというのに。なかには、非常に厳密な独自の問題解決様式をもっていて、どのような任意の問題に対しても唯一の解決策というのが存在し、「その」解決策を発見しなければならないのだと伝える人もいるかもしれません。これでは何が最もうまくいくのかを発見するために、子どもがブレインストーミングをして、多様な解決策を分析して試してみる機会を奪ってしまいます。一部の環境では問題への創造的な解決策は罰せられ、あることができると考えるなんて「頭がおかしい」、または、決してそれは達成できないなどと言われてしまうかもしれません。このようなケースでは、子どもたちは何も問題はないふりをするのが最善だと学びます。あるいは、創造性はあっても仕方がない、または自分に期待されているのは後ろに引っ込んでいて、他の人に問題を解決させることなのだと学びます。その後、このような子どもたちは十分に発達した問題解決技能なしに、成人期に達するのです。

感情の役割には興味深いねじれが加わることがあるため、子ども時代の環境の中には、感情をエスカレートさせるように実際に子どもを強化するものがあります。子どもたちは、あまり感情を込めず静かにまたは礼儀正しくすると無視されることがあります。子どもが言いたいことを聞いてもらえなかったとき、何が起こりますか？　子どもはより大きく高い声でリクエストします。無視が続くと、子どもは要求の強さを上げ続けるでしょう。もしその子が、望むものを手に入れるという点で技能をもっておらず、声高で強要的な声を使う一方で、環境がその子にその子の望むものを与えれば、その子は大声を出し、高い声を出し、どぎつい声を使えば必要なものを手に入れられると学んでしまいます。時間とともに、その子は人々に助けを求めるために、自動的に（考えずにという意味です）大きく厳しく責め立てるような声を使う人間へと育っていくのです。

◈自信の欠如

多くの成人がやっているように、自動操縦状態で問題解決を始めるには、技能だけではなく、自信も要求されます。ＢＰＤをもつ人の中には、少なくとも部分的に発達した問題解決技能を有する人もいます。けれども、問題の解決方法についてある程度はアイディアがあっても、問題解決のために必要となることが自分にできるという感覚がないのです——これはＢＰＤでは頻繁に起こります。たぶん、このような人は不成功に終わった努力のすべてが非承認になる環境で育ったのでしょう。「勝つこと」がすべてだったのです。子どもの努力の結果に誰も十分な注意を払わなかっただけかもしれません。子どもが明らかに努力したので十分だと考え、物事が首尾よくいかなかったときには、そう、「人生なんてそんなもの」だったのです。このような経験をすると、失望や恥の感情的経験が平均よりも強烈な子どもは「負け犬」のように感じ、失敗の痛みをなしですませた方が賢明であると感じてしまいます。また、やり直す経験、間違いから学ぶ経験、精神的レジリエンス（回復力）と創造性を伸ばす経験ももてないままになってしまいます。

あなたの愛する人がかつては問題解決について何かしら知っていたのだけれども、問題解決を試みたときに「失敗した」ので、問題解決技能が新しい行動へと形づくられることがなかったという可能性もあります。時として、その問題が悪化したり、解決しなかったりしたのです。もし問題解決が失敗に終わり、自分で問題を解決しようとした、あるいは「悪化させた」ことで他人がその子を批判すると、その子は自信を失い、受動性が発達しかねません。結局は自分で自分の問題を解決できるという信念を決して発達させられない、ということにもなりかねないのです。

この自信にとって代わるのは、あなたなら問題を解決できるという揺るぎない信念です。ＢＰＤをもつ人はこのような場合、自分に代わって問題を解決してもらおうとして、あなたに迫ってくるでしょう。

対人関係での技能は重要事項でしょうか？

あなたが愛しているＢＰＤをもつ人は、おそらく問題解決という面で別の困難にも対処しているでしょう。対人関係技能の欠如です。第1章で見たように、「対人関係での渾沌状態」はＢＰＤをもつ人に影響する五つの調整不全領域の一つです。理論的に言って、他人とうまくやっていく方法を学ぶうえでの困難は、多くの角度から問題解決を阻害するのです。

第一に、あなたの愛する人が子ども時代に感情調整不全を理由として他人とのコミュニケーションで問題を抱えていたとすると、建設的な問題解決への助けを大人に頼むという点であまり成功してこなかったかもしれません。このつながりで、対人関係での問題があると、ＢＰＤの成人は問題解決技能を発達させられないままになってしまうことがあるのです。

第二に、もしあなたの愛する人が――たぶん解決すべき問題に関する決断がまずいために――多くの人とぶつかったり壊れたりしがちな関係をもっているのであれば、問題が発生したときには、自分の「間違い」で誰かの怒りを買うことを恐れて全面回避を図るかもしれません。ＢＰ

Dをもつ人は問題が喚起する感情から逃れたいという理由だけで問題を回避するのではありません。「またしくじってしまう」という対人的な結末に怯えているから回避するのです。

最後に、あなたの愛する人が――あなたに、そしてその人が依存し始めた他の誰かに――助けを求める方法にも問題があります。前に触れたように、子どものときに「大騒ぎする」アプローチが問題解決で助けを得る唯一の方法だと学んだ成人は、行き詰まったときには今日でも大きな耳障りな声を出し、自己本位な要求をしがちです――相手をいじめようとしているのではなく、単に他の方法を知らないからです。残念ながら、力ずくの要求に直面して、格別に度量の大きい気持ちになれる人はいません。この本の他の箇所で、訓練を受けたセラピストにとってもオープンで共感的であり続けることがどれほど難しいか、具体的に示している話を読まれたことでしょう。予期せぬときに電話をかけてきて、いきなり私に「その人の人生を修正する」ように要求し始め、それから私が第4章の五つのステップの反応方法を適用しようとすれば、怒って攻撃的になるようなクライアントがいると、時として冷静で支援的なままであり続けるためには、私のもてるすべてを出し切ることが必要になります。（クライアントの問題を客観的に見られるところまで戻るためには、私が黙って、クライアントにも黙るように促すしかなかったという状況を思い出してください）

愛する人からのこのような要求に直面して自分自身が悩まされていると思ったなら、一般にこの行動の背後にあるものを知ると役に立つかもしれません。助けを要求する人は、おそらくそれが聞いてもらえる唯一の方法であると信じているだけでなく、高度の不安から動いているのかもしれません。自分では問題を解決できないと確信していて、かつ問題は解決されなければならないと信じている人は、自然と多くの不安や恐怖を感じます。

ちょっとの間、恐怖について考えてみてください。それはエネルギーを生み出しませんか？恐怖は通常、人々にその恐怖の原因となるものを回避させるように作用します。蛇から走って逃げる、蜘蛛の巣を避ける、採用されないのではないかと恐れている仕事には応募しない、などです。恐怖はヒトという種の生き残りにとって優れた道具でした。もし私たちに恐怖がなければ、私たちは人食い虎から逃げることもなかったでしょう。しかしあいにく、高レベルの恐怖や不安は、情報を分類し、新しい解決策を考案する脳の能力を妨げます。そういうわけで、あなたの愛する人に恐怖や不安が起こったとき、問題解決能力――あらかじめ困難が多いかもしれません――が減少するのです。恐怖や不安によって創造された生理的なエネルギーはまだそこにありますが、それはあなたの愛する人があなたに助けを求める際の求め方へと変換されていくのです。通常レベルの覚醒であれば、「あなたが助けてくれると本当に助かります」であるものが、高度な不安の下では、「いいか、絶対に私を助けなければいけないのだ」になってしまうかもしれません。

すべての積極的受動性が執拗な要求という形をとるわけではありません。ＢＰＤをもつ人の一部は、その代わりに無力であるというスタンスをとります。もしあなたの愛する人がこのような態度をとり、あなたはそれが全くの純粋なものではない、あるいは同情させるために罪責感の罠にはめられているのだと信じている場合には、これは執拗な要求と同じように腹立たしく感じられるでしょう。そういうわけで、ここでもまた、本当に起きているのは何であるか知ることが大切です。すなわち、多くの場合は恥が、あなたの愛する人に無力に振る舞うようにと動機づけているのです。ＢＰＤをもつ人が静かではにかんだ（そして、時として子どもっぽい）様子で、うつむいてあなたの助けを求めてきたら、その積極的受動性は恥が動因になっているのかもしれません。ＢＰＤをもつ人は、自分自身の問題を解決する能力や自信がないことについて、良い気分ではありません。彼らが感じている恥は、時間をかけて、彼らの環境と彼ら自身の自己非承認（第6章参照）傾向によって強化されてきているかもしれません。あるいは以前に無力であったときに、環境があなたの愛する人の問題を解決してくれたので、その人の中で無力感が強化されたのかもしれません。

ＢＰＤをもつ人は、あなたに介入するように要求するとき、問題解決の責任から逃れようとしているのではありません。その瞬間、問題を解決しようとしているのです。あなたからの助けを手に入れることで、そうしようとしているのです。

別の大人をその人自身の――時には平凡な、他の時には普通ではない――問題から救出するために、自分が出動待機しているように感じるのはつらいことです。特にあなたの愛する人の助けの求め方が、しばしばあなたがノーと言いたくなるような求め方であるときには。私たちは皆、このような対人関係様式が人々を追いやり、次第に相手を助けなくさせることを知っています。けれども、あなたが大切に思っている人が、他の人と同じように問題解決の仕方を学ぶ機会をもてなかったのかもしれないこと、自分自身を信用しないように教えられてきたかもしれないこと、今日適切なやり方で助けを求めるのに必要なコミュニケーション技能をもっていないかもしれないことを理解すると、積極的受動性に違う反応をする方向へとあなたも傾いていくことでしょう。そうであれば、あなたは愛する人に矯正的な技能構築の機会を与えるプロセスに入っていきます。それは将来的に、その人の問題解決における洞察力を徐々に改善するであろうプロセスです。

積極的受動性を受動的攻撃性と混同しないように

ハンナはあなたの姉のベサニーのために、出産祝賀会の幹事役を引き受けました。けれども彼女は計画作業を先延ばしにし、ケーキ屋と話をせず、招待状を送るのを忘れ、そして祝賀会の直前になってあなたに電話をしてきます。彼女はひどく困っていて、自分にはできない、祝賀会はキャンセルしなければならないと言います。祝賀会が大失敗になる事態を避けるため、あなたが介入し、ケーキを手に入れ、人々に電話して招待し、祝賀会は見事に成功します。しかしながらあなたは本当に怒っていて、ぶつぶつと独り言を言い、「彼女はひどく受動‐攻撃的だ」と考えます。

このことについて考えてみてください。それは何を意味するのでしょうか？　受動的攻撃性は何ら本当の意味をもたない、時代遅れの言葉です。全盛期には「防衛メカニズム」あるいは無意識の行動を通じて不安を軽減する手段であるとみなされていました。しかし今日では、通俗語で大雑把に、「あなたは最終的に起こったことが起こるのを望んでいたけれど、それを認めたくなかったか、その結果を望むことの責任を取りたくなかったのだ」ということを意味する何でもありの用語になっています。けれども、あなたはこの状況でハンナがあなたにわざとこんなことをしたと思いますか？　彼女は最後の土壇場で、あなたに祝賀会の責任を押しつけようとしたのでしょうか？　私は、彼女はたぶん祝賀会の幹事を務めて、会を成功させたかったのだと思います。彼女はうまくことをまとめられず、不安が任務の完遂を妨害したので、おそらくいろいろな手配を先延ばしにしたのです。気がつけば会の日時が迫っていて、パニックを起こしてしまいました。実際、祝賀会をキャンセルすることもできたのですが、あなたなら切り抜けられると考えました。そして、もちろんあなたは切り抜けたのです。

問題解決のステップ

もしあなたが、どういうわけか無意識に問題解決をしているのであれば、そのプロセスの中で以下のステップを実行していることを意識していないかもしれません。けれども、このように問題解決を見れば、あなたの愛する人が最も問題を抱えている箇所に狙いを定められるかもしれません。それから、あなたの愛する人の技能が最も低くなりがちなステップに特別な注意を払うため、第５章の七段階反応を用いることができるでしょう。

1. **問題を定義する。**ここであなたは何を解決しようとしているのですか？　あなたの目標は何ですか？
2. **問題を分析する。**問題やその問題の状況に関する事実はどのようなものですか？
3. **解決策を生み出す。**純粋にブレインストーミングをしましょう。どのようなアイディアも馬鹿げている、非現実的だなどという理由で排除しないように。
4. **解決策を選ぶ。**複数の解決策を、あなたを最も首尾よく目標に到達させ、問題を解決するもの、そして最も現実的に実施できると考えるものに絞りましょう。
5. **解決策の調停。**目標達成の邪魔になり得るものは何ですか？　それらの障害をどのように乗り越えますか？

6. **解決策を実行に移す。** 解決策を試しましょう。

7. **解決策を評価する。** それはうまくいきましたか？　うまくいかなかったなら、「解決策を生み出す」のリストから別の解決策を選び、それを実施しましょう。

残念なことに、BPDをもつ誰かを大事に思っている多くの人たちは、その人が問題からの救助を必要とするたびに、その人が「受動‐攻撃的」になっていると考えてしまいます。

実際、私たちは彼女が何も故意にやってはいないのだと信じています。私たちが祝賀会の件で何が起こったと信じているかというと、ハンナの問題解決様式が非常に受動的だということなのです。彼女は積極的に問題に取り組みません。たぶん回避するのでしょう。彼女が問題解決行動に従事し始めようとする（招待状を準備する、ケーキ屋と話す、計画を立てる）とき、彼女の感情は高まり、彼女のうまく機能する能力は落ちてしまうのです。不可避的に、彼女は自滅してしまいます。彼女はただ祝賀会をキャンセルするかもしれませんが、もっと考えられるのは、（「あなたが私をこれに引き込んだのだ――だから今、私を助けなければならないのだ」のように攻撃的に、あるいは「私にはどうしてもできません。荷が重すぎます」のように受動的に）他人から援助行動を引き出すようなやり方で振る舞うことでしょう。そこで、あなたは問題を解決して彼女を助け出すのです。困るのは、他の人の場合とは違い、これが「彼女に教訓を教え」ないということです。ＢＰＤをもつハンナは、救出されたことは、祝賀会の準備ができないと思ったときにすでに感じていた以上に恥を感じさせるだけなのです。あなたが二十四時間で祝賀会を実行に移せたという事実は、彼女の無能感を強化するばかりです。彼女は問題解決については何も学んでいなくて、次の義務に直面したときにはもっと「用心深く」なるでしょうし、たぶんすべきことがあるときはいつでも自分自身に対して非承認的になり、感情が問題解決のステップ開始さえ阻むでしょう。この状況でハンナが主に学習するのは、あなたは問題を解決できるけれども彼女にはできないということです。

あなたは愛する人の人生のコーチになることを義務づけられているのではありません。その人に問題解決方法を教えるのがあなたの仕事だと言う人はいないでしょう。けれども、あなたがその人の助けを求める嘆願なり要求に違う反応をすれば、その人は問題解決方法を自ら学習し始める機会を得られるかもしれません。

積極的受動性への反応方法

カーミラは、自分に人生の問題を解決する能力があるとは考えていません。今この瞬間、彼女の前にある最大の問題は、自分のアパートを手に入れることです。そこで、彼女はその問題を彼女に代わってあなたに解決させようと頑張っています。あなたには他に努力を傾けるべき重要事項があり、彼女に自分でアパートを見つけてほしいと思っています。あなたにはそれが大して難しく思えないのですが、彼女は自分にはできないと主張します。彼女は何度も何度も電話してきます。彼女はアパートを見つけるためにすべきことを何もしようとせず、良い物件を見つけるために案内広告を読むことさえしません。今、彼女は現在の住居を失いかけているのに、いまだに新しい住処が決まらないのです。あなたが介入しなければならないか、彼女がホームレスになるか、どちらかです。このような状況に置かれたあなたは、彼女に腹を立てます。とはいえ、彼女はあなたの娘であり、あなたは彼女を大切に思っています。彼女が住む場所を失くすことを望んではいません。そして、彼女を家族の元に戻らせるという事態に対処したくもありません。そこで出かけて行き、彼女のためにアパートを見つけ、賃貸契約書に連帯署名します。あなたはこの二十八歳の娘があとどのくらい自分に依存し続けるのだろう、いつになったら自分自身のための時間がもてるのだろうと考えます。

積極的受動性への反応方法を解明するために、以下の四つを自問することから始めましょう。

1. あなたの愛する人は問題の解決方法を知らないのですか？
2. その人の問題解決を開始する能力を感情が妨害していますか？
3. その人には、正しい解決策を特定できるという自信、あるいは自分の選んだ解決策を実施できるという自信が欠けていますか？
4. あなたはその人の助けの求め方に困らされていますか？

その人のことを非常によく知っていて、このような状況での過去の経験が豊富であれば、質問1と2への答えは推測できるでしょう。あなたの愛する人は一般的な問題解決能力を示してきましたか？　もしくは特にある種の問題を解決する能力を示してきましたか？　あなたがその人の歴史と今現在の身振り手振りについて知っていることから考えて、恐怖、怒り、恥はその人の、問題を概念化し、解決する能力を妨害していますか？

質問3については、あなたの愛する人ははっきりと自信の欠如を表現するかもしれません（「私にそれら三つの選択肢があるのはわかっているけれど、私はいつも選択を誤るの！」)。あるいは、ここでも先ほどと同様に、その人との経験から、その人には例によって自信がないとあなたは知っているかもしれません。

そして、その人が助けを求めてくる方法があなたにすぐに拒絶したいと思わせるかどうかは、あなただけにしかわかりません。ある種の要求あるいは嘆願は、私たちの「ホットボタン」（激しい反応を引き起こすスイッチ）を押します。そしてボタンは各個人で違っています――ただし、ほぼ誰にとっても反感を抱かせる一つの文句があります（この頁の囲い込みを参照）。

あなたの愛する人は〃I need you to…〃（あなたが～することを私は要求する）と言いますか？　自己主張訓練（アサーティブネス訓練）で、私たちはクライアントに決してこの言葉を使って助けを求めないようにと教えます。この言葉には、決まって皆に自動的にノーと言いたいと思わせる何かがあるからです。〔訳注：話し手にとって当然の権利であるかのように響く〕

もし四つの質問への答えに確信がもてないなら、次のステップとして、愛する人とちょっとした査定をしてみましょう。その人はあなたの助けを求めていて、あなたが助けるかどうかはもっと多くの情報を得ることにかかっています。以下の探求方法の中には、第4章の五つのステップの反応の要素が認められるでしょう。

1.「正確には何が問題なのですか？　何が起きることが必要なのですか？」

あなたにできること▼もし、その人に問題や望む結果が描写できなければ、問題をはっきりと定義できるように一緒に努力しましょう。その際は、その人と穏やかに解決策を探りましょう。その人に問題解決（二六三〜二六四頁の囲い込み参照）を伝授し、その人が特定の問題に対処するための手順を考え出すのを助け、それから試してみることに同意させましょう。これがその人にとっていかに難しいことか、あらゆる段階で承認し（第3章参照）、承認し、承認することを忘れずに。

2.「必要なことを起こせないと恐れているのですか？……効果を発揮するにはその人に怒りすぎているのですか？……これをする必要があるということに困惑しているのですか？」

あなたにできること▼これが問題になっているのであれば、あなたの愛する人にその状況の事実を点検させましょう。私たちはしばしば感情を事実として扱っているので、感情が行為を妨害するのです。例えば、もしあなたの愛する人がその人の家にある何かの修理を手伝ってもらうことについて、あなたのパートナーに話すのが怖いのであれば、その人は事実を見つめるべきです。あなたのパートナーはその人がやってもらいたがっていることを実際にできるのでしょうか？　その人がお願いしたなら、あなたのパートナーはその人に身体的危害か精神的危害を与える可能性がありますか？（もし答えがイエスであれば、頼むべきではありません）。ポールは本当に銀行で、恥ゆえに死んだりするでしょうか？　愛する人に「恥ずかしさのあまり死ぬのではないかと恐れているのは知っていますが、本当にそのような死に方をした人はいません。困惑しながらでも銀行には行けます」「彼がノーと言うのではないかと恐れていることは知っています。実際のところ、恐れていたとしても、彼に聞くことはできるのです」のように言って、その人の感情は感情にすぎず、感情があっても問題は解決できるのだと理解できるように手助けしましょう。

3.「あなたは自分には問題を解決する能力があると信じていますか？」

あなたにできること▼これは厄介です。自信の欠如はたぶん、問題解決を試みたときの長い失敗の歴史によるものでしょう。愛する人にその人の力を信じていると伝えることは少しは役に立つでしょうが、十分ではありません。現実には、問題解決の成功を繰り返すことだけが自信につながるのです。あなたが降参して、その人の代わりに問題を解決することは、長い目で見ればその人の自信を打ち砕いているということを忘れないでください。もし問題が、銀行に行く、誰かに電話するなどであれば、一緒にいてあげるけれども、話は全部その人がするようにと言ってもよいでしょう。問題が、職場やあなたがいられない場所にあるのであれば、その人とその状況をロールプレイすることを提案できます。その時はロールプレイをできるだけ現実的にするように。言い換えると、その人に相手がどのように反応しそうかを語らせるのです。弁証法的行動療法のセラピストたちは、しばしば互いに困難な状況をロールプレイします。最近、私は自分のスーパーバイザーと難しい会話をしなければなりませんでした。彼女は私を不安にさせるような反応をすることで知られています。私は必要とされることを言えないのではないかと心配していたので、私の友人（私のスーパーバイザーのことも彼女がどのようなリアクションをしそうかも知っている人）が私とその状況をロールプレイしてくれました。スーパーバイザーの反応を私が考え抜かなければならなかったことから、その実践練習なしではそうなっていたであろうよりも、私は自信をもって会話を始めることができました。

4.「助けを求められているその方法に関して、私にとって問題はあるだろうか？　私は即座にノーと言いたい気持ちになっているだろうか？　１から３までの答えを踏まえると、違うふうに頼まれたら、助けるのが適切だという気持ちになるだろうか？」

あなたにできること▼もしあなたが、あなたの愛する人は正直なところ問題解決方法を知らないのだ、感情がその人が事実を客観的に分析することを妨害しているかもしれないのだ、その人の勢いは自信の欠如によって制止されているのだ、などと判断したのであれば、将来は自分自身で対処するように学ぶことを促すようなやり方で、その人を助けたいとは思えなくなっている理由は何でしょうか？　もしこの状況で、あなたがとても大切にしている人への自然な思いやりがないとすれば、それはたぶん、助けなければならないと言われたあなたは、ほとんどの人たちと同様に腹を立てているからでしょう。これが起こっているときには、あなたの反射的な反応——ノーと言うこと——が次のどちらにより大きく関係しているのか自分自身に問うことが重要です。「これは愛する人が自力で解決できる問題だという事実」もしくは「その人があなたに助けを求めている方法」です。言い換えると、もしその問題があなたの愛する人によって解決されるべきなら、その人が助けを求めてあなたにアプローチしてくる方法に多くの時間を費やさないようにしてください。問題の解決方法に時間をかけましょう。しかしながら、もしその問題はあなたが補助する気持ちになるようなもの（誰でも解決には手助けが必要な問題）で、対人関係様式こそがあなたにノーと言わせたくさせているものであれば、愛する人にあなたへの話し方を考え直すように求めましょう。これは非常に技量を要しますし、必ずと言っていいほどあなたの愛する人の感情を高めてしまいます。そのように高まった感情があなたの感情をも高めるのであれば、第4章のあなた自身の感情調整方法へと戻りましょう。

次に、私たちが弁証法的行動療法で教える、あなたが望むものを誰かに求めるための対人関係技能を試しましょう。究極的にはあなたの愛する人がこの技能群を学べば効果的なのですが、あなたがその人の対人関係様式に取り組むためにこの技能群を使うことも、効果的だということがわかるでしょう。この技能は、DEAR（「親愛なる」「愛する人」）という頭文字で覚えられます。

D：Describe：状況を描写する。事実を述べるのみ。
E：Express：その状況についてのあなたの気持ちと意見を表明する。
A：Assert：あなたの願望を主張する。あなたが望むことを愛する人に求める。
R：Reinforce/reward：あなたが望むことを与えてくれることに対して、前もってあなたの愛する人を強化する／報酬を与える。

あなたの愛する人に話をするとき、これはどのように見えるでしょうか？　あなたには二つのDEARが必要かもしれません。一つは、その人にあなたへの話し方を変えるように求めるためのもので、もう一つは、リクエストにノーと言うためのものです。

● 助けてというリクエストにノーと言うために：

D：ポール、あなたは私に、あなたの口座を整理するために銀行に行くように頼んだわよね。

E：あなたのお金を私が扱うのは変な感じがするし、これはあなた自身でできることだと思うわ。
A：あなたの代わりに銀行に行くことはしないけれど、
R：あなたが私と一緒に座って、私が状況を理解するのを助けてくれるのであれば、私はあなたが言うべきことを正確に考え出せるように力を貸すつもりよ。

●その人のあなたに対する話し方について話すために：

D：セーラ、あなたは私の助けが必要だと言っているのね。
E：あなたがそんなに大きな声で何かしろと言うと、私はやりたくなくなるの。あなたを助けることが望ましいことだとわかっているときでさえも。
A：もっと落ち着いた、それほど価値判断的でない声で頼んでくれるかしら？
R：そうしてくれれば、あなたの問題解決を手伝うつもりよ。

あなたの愛する人との関係はあなたにとって重要なので、承認することを忘れないように。あなたは実際、力のある立場の人に助けを求めるのは難しいことだと知っていますし、私たち全員に自信をもてない状況があることも知っています。このような会話を始める前に、慈心を深める必要があれば、第4章の提案を参照してください。

私にはかつて、職に就いていたのに、上役をののしりつくし、しまいには自傷をしてオフィスに血痕を残してしまったことで失業しかけているクライアントがいました。私に会いに来たとき、彼女は私が介入して、彼女の上役に彼女を解雇してはいけないと言うべきだと断固主張しました。もちろん私にはそんなことはできませんでした。私は彼女が職場に嘆願する方法について、彼女と一緒に考え始めようとしました。私は彼女を信じていると表現し、彼女が解決策を見つけるのを手助けしようとしましたが、彼女は自分に能力があるとは信じず、ますます動揺していきました。最終的に、彼女は私の机の上に（私が暴力を振るわれていないか確認するために、私の同僚数人がドアを開けて駆け込んできたほど激しく）手の平を叩きつけ、「うるさい、先生は私の人生を修正する必要があるのよ、今すぐ何とかして！」と叫びました。彼女は全信頼を私に寄せていて、自分のことは全く信用していませんでした。そのせいで攻撃的に私に彼女を助けさせようとしていたのです。私にする必要があったのは、感情を落ち着かせるのに十分なだけ彼女を承認することでした（「あなたはこの仕事を失うことを恐れています。あなたはそれについて何もできないと考えているのですね。誰かに助けてほしいのは当然です」）。その後、私は問題解決に取り組むことができました（「いいですか、私があなたのボスに電話をしても、効果的ではないとわかりますよね。そんなことをすれば、彼の気分をもっと害するでしょう。あなたができることを考え出しましょう」）。

私がこのクライアントのことをもっとよく知るようになるにつれて、彼女がかつて家族の友人と暮らしていたことがわかりました。その友人は、私のクライアントがその人を利用していると感じたので、私のクライアントに出て行くように求めたのでした。私のクライアントは自分が何をしたのか理解できませんでした。心の中では、彼女はこの人物に親切にしていたつもりでしたし、私もきっとそうだったのだと思います。しかしながら、彼女はこの友人を自分の代わりに法的闘争に巻き込んでいました。彼女はこの法的状況に関して何かすべきことがあるといつも感情が高まり、友人はそれを許容できませんでした。私のクライアントは、共通の友人たちのことを悪く言い、友人に同意するよう求めるのでした。彼女は友人に「彼女の味方をする」ように執拗に要求し、味方をしないときには叱りつけました。治療の一部として、私たちはこの友人との関係を再確立することに取り組みました。しかしながら、そうするためには、私のクライアントはこの友人に共通の友人たちの悪口を言わないようにすることを学ばなければならず、友人が彼女を助けたくなるような方法で振る舞うことも学ばなければなりませんでした。そういうわけで、結局、彼女は独力で問題を解決する方法と、彼女が助けを必要とするときに人が彼女を助けたくなるような方法で、他の人々に対処する方法を学ばなければなりませんでした。

◈問題解決のための努力を強化する

ここまで、問題解決技能の欠如が主たる問題である場合に、あなたの愛する人がその技能を発達させられるよう手助けするためのアイディアを多数伝授してきました。支援要請は完全に妥当であるけれども、話しかけられ方が理由で腹が立ったり、防衛的になったり、抵抗が生じたりする場合に、あなた方のコミュニケーションを改善する方法も伝授しました。しかし、あなたの愛する人にとっての大きな問題が自信の欠如であれば、その人が問題解決のために試みることは何であれ――ここでも、誠実に、敬意をもって、相手を低く見るようなところが微塵もなく行えるかぎりにおいて――強化することが重要でしょう。これはあなたが失敗を無視すべきだという意味ではありません。それどころか、もしあなたの十八歳の息子が自分の銀行関連の問題を処理しようとして、銀行が彼を助けることを拒否したなら、何が悪かったのか、何を違うふうにできたのか見直すために、あなたはできることをすべきです。当然、あなたは息子がその結果について経験していそうな感情を承認することから着手するでしょう。同じように重要なのは、承認できないもの、つまりまずい決断や効果的でない行為を承認しないことです。銀行のマネージャーがあなたの息子に話をしようとしている間に、息子が出て行ってしまう、というのが一例です。綱渡りのようなものかもしれませんが、誰もが万事最高にはなれないのだと受け入れることを学んでいる子どもに対するのと同じように、うまくいかなかった事柄について正直で（かつ非難的でなく）ありながら、その人のした努力と何にせようまくいったことを強化する方法を見つけることが大切です。要は、ＢＰＤをもつ人の多くはすでに無能だと感じていて、無能さとして知覚されることを恥じているので、その人が感じている感情を承認しながらその学習された自己イメージに反論すれば、自信が欠けているときは通常閉ざされたままになる問題解決技能の学習への扉が開くということです。

◈感情調整を促す

感情が愛する人の脳を占有してしまうので、その人は問題を概念化し、試すべき良い解決策を思いつくのが難しいのだとわかっているのであれば、第４章と第５章の感情調整についての提案に特別な注意を払ってください。「すっきりした頭」をもつことは、問題解決の必須条件です。

あなたの愛する人にとって問題解決を学ぼうとすることは、日常生活を改善して長期的目標を達成するためだけではなく、「失敗」の連鎖による感情的副産物が増大するのを防止するうえでも重要です。第8章では、「見せかけのコンピテンス」について記述します。これはボーダーライン行動の一つで、万事うまくいっていて、何であれ直面しているものに（実際には対処できないのに）対処できるかのように振る舞い、問題解決全体を巧みに免れるというものです。

第8章

「ひどい事態だ……でも、心配しないで。私は対処できています」

ケイティの婚約者のマットは、人生の問題を解決する能力がとてもあるように見えます。彼のことを知るほとんどの人にとって、彼はその点で他のどの大人とも変わりありません。彼は所属しているヨットクラブのために複雑な旅行計画を立てました。職場では政治的に注意を要する争いの交渉役をこなしてきました。住んでいる地区で毎冬起こる吹雪の中でも巧みにＳＵＶ（高性能四輪駆動車）を操作できます。けれどもケイティはしばしばもう一人のマットを目にします。仕事でレストランでのディナーの予約を任されたといって、パニックになって電話をかけてきて、自分にはできないと主張するマットです。ケイティは困惑します。彼女は前にも彼がレストランの予約をするのを見ています。実際のところ，ほんの数週間前にも，彼女は彼と新しいレストランで食事をしましたが，その店には彼が彼の名前で予約してくれたのです。今，ケイティは彼女が「本物の仕事上の危機」であるとみなしている危機の真っ只中にいるにもかかわらず，彼は彼女に助けることを要求しているのです。彼女はまず彼を冗談ではぐらかそうとします。「とっても面白いわ，マット。もちろん，助けるわ。ポケットに手を入れて，キーのついたあの小さなものを取り出して。そう，私たちが『携帯電話』って呼んでいるものよ。それからあなたのお気に入りの店，ロレットに電話して，七時に十二名でってお願いするのよ」。けれども感謝の笑いではなく，まずは全くの沈黙が返ってきて，それから淡々とした調子の「ああ，そうだ。それならできる」という言葉が返ってきました。それからマットは電話を切りました。ケイティはまだ少し混乱していますが，彼女自身の問題解決に戻っていきます。帰宅すると，マットが彼女を待っていいます。彼は青ざめて見え，どうにもディナーの計画が立てられないので，彼女が助けてくれないと失業すると震える声で言うのです。

マットはBPDをもっています。時々，ケイティや，彼のことを特別よく知っている人たちは，今描写されたように彼が振る舞うのを目にします。彼を知る人々が彼なら独力でできると確信していているようなことで彼が助けを請うとき，彼は第7章で記述された積極的受動性に従事していいます。彼がある課題をこなせると当然のように言って，信じてもいるのに，その後できないと実証してみせるとき、彼は私たちが見せかけのコンピテンス（有能さ）と呼ぶものを示しています。見せかけのコンピテンスは多数の異なる形態をとりますが、本質的に、人生上の問題を解決する能力が完全にあるように見えるのに、実際にはその能力がないというパターンについて述べています。

明らかに、この行動はこの人物を愛している人たちにとって、多くの点で問題となり得ます。たぶんあなたは、愛する人がある課題をしてくれると当てにしていたのに、やっていなかったとわかるでしょう。たぶんあなたの姉妹なりいとこなりが自分にはできないと確信していたことを、あなたはできると想定していたがために、口論するはめになるでしょう。以前にＢＰＤをもつ人があることをするのを見たのは間違いないはずなのに、今ではその人にはそれができないというような事態を経験していますか？　あなたが経験した事実と、その人が行う事実とが劇的に違うと感じたことはありますか？　あなたの愛する人は、実際にはその人の人生のある領域が崩壊しつつあるのに、あなたに万事順調だと言うことがありますか？

第1章では、ＢＰＤが二人の関係の中であなたをひどく道に迷ったように感じさせると述べました。あなたは様々な形で迷子になります。見せかけのコンピテンスはあなたを途方に暮れさせる大きな要因になります。あなたは愛する人の能力を知っていると考えていましたが、今やそれはただの夢だったのかと不思議に思います。大学の授業ではあれほど容易に成果を上げられるのに、家族内では大人として機能するように見えないこの人は、いったい何者なのでしょう？　あなたの愛する人は、ほんの一時間前には微笑みながら、口論した友人には自分が悪いと言って謝罪すると言い、大切な友人なので仲良くすると私に話してくれました。それなのに、今では壊れかけた関係への絶望感から、何か劇的なことをすると脅かしているというのは、いったいどういうわけなのでしょうか？

マットと同じように、リンダは職場では非常に複雑で重要な対人関係問題に対処する能力を繰り返し示しています。彼女はチームを統率していて、メンバーは彼女と一緒にとてもうまく動いています。しかしながら、自宅にいるときは不安で憂うつになり、どういうこともない家事をしてくれと夫に頼むこともできないようです。夫がゴミ出し、猫の餌やり、芝生への水やりといったことをしようとしないので、彼女の苛立ちはどんどんたまっていきます。職場ではいとも簡単に対処できることが、家庭では不可能に思われるのです。

ジョルダンは、母親のキッチンに座っています。母親に、授業と授業の間にボーイフレンドが別の女の子にキスしているのを見て、それから二人がジョルダンに気づき、彼女に向かって笑いかけたと話しています。彼女は一六〇〇年代に誰かが書いた退屈なスピーチを読んでいるかのように、顔の表情や抑揚なしに一本調子でその場面を描写します。言葉とは裏腹に、彼女は母親に語っている内容に衝撃を受けているようには見えません。そこで母親の反応は最小限のものとなり、娘の語っている話の中身よりも娘の声の調子に合わせたものとなります。その日もっと遅い時間になって、母親はもう一人の娘からジョルダンが実際にはボロボロになっていると聞きます。ジョルダンはワインを一本がぶ飲みして姉に電話し、母親のことを浮気者のボーイフレンドや「あの泥棒猫」と同じくらい残酷だと怒鳴ります。ジョルダンは、自分が自らのショック、傷心、屈辱をはっきり伝達したものと信じているのです。母親は、ジョルダンがそれほどひどい気持ちであったのなら、なぜあれほど冷静に見えたのかわからず、その出来事が彼女にとっていかに悲劇的であったのか、なぜもっと正確に伝達してくれなかったのかも理解できません。

カリの伯母は、カリが最近はうまく人生に対処できているような様子を目にして安堵していました。七月四日の建国記念日のバーベキューでは、カリはかつてほど防衛的ではなく、リラックスして見えました。彼女の気分は軽やかそうでした。微笑み、笑い、昔のように伯母をからかい、決して意地悪なとげとげしさはありませんでした。うつ状態には全く見えませんでした。その後、伯母の家を発ってから四時間後、カリが電話をかけてきて、自分はひどいうつ状態で、いかに落ち込んでいるかに伯母が気づかなかったことでますますうつになったと言います。カリは伯母の反応のなさにがっかりしており、今や伯母自身も混乱し、落胆しています。姪が言っていることが紛れもない事実だとは思えなかったのですから。

見せかけのコンピテンスは多数の異なる形で出現しますし、それらをすべて認識すれば、最善の反応の仕方を考え出すことに役立つでしょう。見せかけのコンピテンスにはいくつかの現象があり得ます。一つには、般化の問題があるかもしれません。つまりあなたは、あなたの愛する人が一つの文脈ではある行動ができるのに、他の文脈ではできないことに当惑するかもしれません。二つ目には、あなたは愛する人が本当はもってもいない能力をもっているかのようにその人を扱って、知らず知らずのうちに事態をややこしくしているかもしれません。第三に、あなたの愛する人は「感情を覆い隠している」かもしれず、そのせいであなたは愛する人が実際には爆発寸前であるのに、大丈夫なのだと考えてしまうことがあります。最後に、あなたの愛する人はあなたがいるときには明るくなり、あなたとの接触が終わると潰れてしまうということなのかもしれません。これら一つ一つをもっと詳しく見ていきましょう。

あなたの愛する人は何かを行う能力を般化する（他のことにも応用する）ことができますか？

人間も含めすべての動物は一つの文脈で行動を学習します。これは状況特異的学習（situation-specific learning）と呼ばれています。イルカのトレーナーであるカレン・プライオアは、非常に役に立つ行動形成についての彼女の著書（*Don't Shoot the Dog!*［犬を撃つな！］）の中で、イルカは一つの水槽から別の水槽に芸を持ち越せないと説明しています。そういうわけで、一つの「シーワールド」で見事に訓練されたイルカでも、別の施設に移されると再訓練されなければなりません。行動は単に一つの文脈（環境）から別の文脈へと移動しないのです。幼い子どもは学校で静かにすることを学びますが、宗教的儀式のときにも同じことをするのだと教わらなければなりません。子どもにとって静かにすることを要求される文脈は教室であり、教室は礼拝所と同じではありません。最終的に子どもは、二つの異なる場が共有する重要な特性を理由に、それらを同じ作用をもつ文脈として同定することができるでしょう。例えば、もう少し年長の子どもは、学芸員が解説をしている博物館では、他の人々が静かにしていて、熱心に耳を傾けるグループに対して誰かが話をしているので、静粛が要求されることを理解できるでしょう。あるいは、コンサート会場では人々が静かにしていて、大きな声で話せば音楽を聴く邪魔になるので、そこでも静粛が要求されると理解できるでしょう。さらに年長の子どもは、静かにすることは葬儀のような厳粛な場では敬意を示す一方法であることも理解するでしょう。

すべての動物が行動を一つの環境的文脈から別の文脈へと般化する際に困難をもちますが、それに加えて、ＢＰＤをもつ人は感情と認知の調整不全を抱えているので、般化の問題はより大きくなります。般化するためには、すべての人間が精神的な関連づけをしなければなりません。しかしながら、高度の感情的興奮はＢＰＤをもつ人が般化するのをほとんど不可能にします。研究者たちは、人々が新しい行動を学ぶ方法について多数の研究を行ってきました。一つの場所で行動を学習した人たちは、必ずしも他のどこかでその行動を繰り返せるわけではない、ということが示されています。自殺傾向のある人や現在うつ状態の人は、行動を文脈から文脈へと移す能力が低下しています。高度の感情覚醒により、課題実行能力が低下するのです。あなたの愛する人が職場でよりも家庭で調整がとれていれば、家庭での方が有能に見えるでしょう。その人の気分状態が、異なる場所で行動する能力に影響するのです。その人が家庭でより不安になり落ち込むなら、家庭での方が行動のコントロールと表現が難しくなるでしょう。

問題は、BPDをもつ人のまわりにいる人が、いくつかの文脈ではある行動が明らかにできているのに、他の文脈ではできないという事実に憤慨してしまうことです。あなたの愛する人を見てみましょう。「ジムは父親とは意見が合わなくても冷静になれるけれど、私と意見が合わないと本当に抑制不能になってしまう」というのですね。そうなると、家族は価値判断を下すようになります。「彼は自分自身をコントロールしたくないのだ」というように。しかしながら、そうしたいかどうかは全く関係ないのかもしれません。状況が違うか、気分が違うということなのでしょう。強化するものが違っているということなのかもしれません。

BPDをもつ人は、多くの問題において感情が学習を妨害するので、行動の般化に苦労するように思えます。感情覚醒が高いため、学習された行動を使用することができず、さらにその行動を適切に使用することの学習も阻害されるのです。私は対人関係においてはかなり技能を有していると思われる人間です。私は、私のために人に何かをしてもらうときに要求される、あらゆる自己主張（アサーティブネス）技能を知っています。けれども、航空会社の社員が相手では、自分の対人関係技能を用いることに苦労するので、航空会社に何かしてもらうのは本当に大変です。通常、私は便がキャンセルされたときや、何かが生じて私が行こうとしていた場所に行けなくなっているときにこれらの技能を必要とします。このようなときには、私のフラストレーションと他の感情がとても高まります。私は言葉を知らないわけではありません。興奮のため、どうにも言葉を出せないのです。この興奮状態を変えられない限り、私は自分の対人関係技能を存分に発揮できません。航空会社の従業員に効果的に対処するための新しい方法も学べないのです。この問題を解決するためにできるのは、感情の高まりがおさまってからリクエストし始めるということだけです。

ＢＰＤをもつ人にとっては、感情にひどく圧倒されるときがあるので、たいして難しくない単純な課題でも、とても難しくなってしまいます。他の人たちは、ＢＰＤをもつ人がその課題を完了できるはずだと考え、愛する人がそれは不可能だと言う

もしあなたの愛する人が、一つの文脈ではできる何かを別の文脈ではできないように見えるとしても、懸命さが足りないわけではありません。その行動が、その特定の環境でのその人の行動レパートリーの中に文字通り入っていないということなのです。

とき、そのことを信じられないのです。リンダを例にとりましょう。一般的に、職場でとても批判的な同僚にひどく脅かされていると、仕事の指示を出したり、オフィス内での政治的な駆け引きに対処したりできないものです。一方、愛する人に対しては、信頼があるため、配偶者に公平な割り当て分の家事をするように主張することが容易にできるものです。けれどもリンダは、BPDの多くの人たちと同様、見捨てられることを恐れて、職場の同僚からの不同意よりも、夫からの不同意の可能性に脅かされてしまうのです。

◆気分が文脈になる

BPDをもつ人にとって問題をややこしくしているのは、彼らは文脈を横断して行動を般化する能力に優れていないばかりではなく、気分に依存しているということです。そのため、あなたの愛する人が一つの文脈（例えば、あなたとの関係への対処としましょう）でもっている能力は、その人の気分状態によって変化するのです。

昨日、あなたがターシャと一緒に昼食を食べていたとしましょう。彼女の感情は落ち着いていていました。よく眠れているし、人生で前進しているように感じていると言っていました。ターシャはあなたに、インターネット上で知り合った男性とデートすべきかどうか意見を求めました。あなたは彼女に、彼と電話で話してみて、それから昼食時に会うべきだと思うと言いました。彼女はあなたの意見を受け入れ、それは彼女が本当に聞きたかったことではないけれど、いいアドバイスだと言いました。彼女はあなたが、「その人はとても良さそうだから『どんどん進む』べきだと思う」と言ってくれることを期待していたと言いました。

そして今日、ターシャが電話してきたのですが、感情の覚醒状態が非常に高まっています。彼女の声は大きく、話し方も速くなっています。あまりに興奮して、昨晩はほとんど眠れなかったと言います。ベッドに入る前に、インターネット上で話していた男性から、海辺に家があるので週末一緒に出かけようと誘うメールを受け取ったのです。彼女はあなたにどう思うか質問し、あなたは昨日言ったことを繰り返します。彼女はあなたの反応に激怒し、あなたが本当は彼女のことを大切に思っていないし、孤独な人生を過ごせばいいと思っているのだと言います。昨日彼女は、たとえ同意はしなくても、あなたの意見を受け入れることができました。今日はそうできないのです。違いは何でしょうか？　気分状態です。彼女の感情は昨日はうまく調整されていたのですが、今日はその男性に会う件で非常に興奮しているということなのでしょう。彼女は眠りませんでした。睡眠不足だと、私たちは誰でも感情に対してより敏感になります。しかしながら、あなたが彼女に与えるフィードバックを処理する能力は、全面的に彼女の気分状態に依存しています。アドバイスは変わりませんでしたが、状況は変わり、彼女の感情も変わったのです。

もちろん、私たちは誰もが般化することに問題を抱えていますし、感情や気分が行動を阻害するという問題を経験することもあります。禁煙しようとしたことがありますか？　そうであればたぶん、禁煙場所であったとか、喫煙者であったときにも喫煙しないでいられた場所があったはずです。そのような場所では、煙草を楽に吸わないでいられたに違いありません。より困難な場所では、代替行動（アームバンドをひねる、ライフセイバー［訳注：キャンディーの商標名］をなめる）などの工夫をして、それがうまくいきました。ある時、あなたは友人の家に行きます。この友人は喫煙者で、あなたはかつて彼女の家の裏のポーチに腰掛けて煙草を吸っていたのでした。その瞬間、効果があると思っていたすべてのものが、言ってみればすっ飛んで行ってしまいます。まだ同じアームバンドをしていて、小さなバッグにはライフセイバーも入っていますし、変わらずに禁煙を本気で考えていますが、どうにも実行されません。あなたは一つの環境から別の環境へ行動を般化しなかったのです。

ここで、禁煙に対するあなたの気分の影響について考えるため、あなたが本当にひどい一日を過ごして腹が立ち、うんざりしていたとしましょう。それからあなたが友人の家へ行くと、友人は裏口のポーチに座って煙草を吸っていました。あなたは一考することもなく煙草に火をつけてしまうかもしれません。あるいは「どうにでもなってしまえ」と言って、それから煙草に火をつけるかもしれません。けれども、彼女が煙草を吸っていなかったなら、そして煙草をもっていいなかったなら、あなたも吸わないかもしれません。あなたの行動は文脈（環境、煙草の入手可能性）とあなたの気分次第なのです。

BPDをもつ人ではこの結びつきがいっそう強いとわかれば、あなたの愛する人の見せかけのコンピテンスが、明らかとなった無能さにとって代わられるときに何が起きているのかについて、手がかりが得られるでしょう。マットの場合、ビジネスの場で社会的技能を応用する彼の能力に関して、彼が自分自身を承認していなかったということではないのかもしれません。全く関係のない理由で、その日、彼は不安な気分だったのかもしれないのです。BPDをもっていない人た

かつてあなたの愛する人がやっているのを見たことがある何かを、その人が「突然」できなくなったために、あなたが混乱し憤激してしまったときには、自分自身に次のような質問をしてください。

- あなたは、その人がその能力をこの特定の文脈で実践するのを見たことがありますか？　見ていないのであれば、それはその人がこの行動を般化していないせいかもしれません。
- この文脈は、あなたがあなたの愛する人に認めている感情的脆弱性に関係していますか？
- あなたは今現在の愛する人の気分状態（不安？　うつ？　過度の興奮？　苛立ち？　など）を知っていますか？

ちは、しばしば自分の感情を調整でき、関係のないことには感情は影響しません。医療検査の結果についての不安を棚上げにして、その不安が、レストランを選び、予約して、この選択について過剰に心配しないようにする能力を邪魔しないようにできるでしょう。けれどもマットにはこれができなかったのかもしれません。ケイティは、彼女に電話をしてきたときの婚約者の気分がどのようなものかわからなかったのでしょう。けれども気分が大きな役割を演じると知っていれば、違うリアクションをとることができたかもしれません。

あなたは非承認につながるような仮説を立てていませんか？

ある課題をこなす愛する人の能力が現れたり消えたりするように見えるときに考慮すべき第二の可能性は、あなたが立てるべきではない仮説を立てているのではないかということです。あなたの愛する人には本当に、あなたがもっていると思っている能力があるのですか？　時として、私たちは人々が実際よりも有能であると考えてしまいます。時として、それは私たちがその行動を以前に目にしていて、その人にそれを繰り返すことを期待するせいです。例えば、ジャスティーンは自傷をやめようとしています。ジャスティーンにとって、あなたとの口論は合図（通常、最終的にジャスティーンが自傷するに至る連鎖を開始させる何か）になっています。あなたはジャスティーンのお金を管理しています。あなたは管理したくはないのですが、彼女はいつもお金を使いすぎてしまい、あなたに助けを求めてくるので、これは効果的な手段に思われました。数回、ジャスティーンのお金の配分方法について意見が分かれた後、彼女の自傷エピソードがありました。数週間前、ジャスティーンはあなたのところに来て、車の頭金にするお金が欲しいと言いました。あなたは彼女と予算を検討して、彼女には車の支払いをするだけの金銭面での安定性がないと説明しました。ジャスティーンは失望しましたが、感情的苦痛に対処しました。

それから数日後、彼女は新しいブーツを買うお金をもらいにあなたのところに来ます。すでに車についての話し合いをしていたので、あなたはただ「ジャスティーン、買えないって知ってるわよね。小切手は切りませんよ」と答えます。彼女が車についての「悪い」知らせをとてもうまく許容できたので、ブーツについてノーと言われることも彼女は許容できるものとあなたは考えます。しかし、彼女はそうできません。ひどく動揺し、自傷に及びます。何が起こったのでしょうか？　たぶん、いくつかのことが起こりました。あなたは、より失望が大きいとあなたがみなした状況でジャスティーンが一度失望を許容できたので、彼女がまた失望を許容できると仮定したのです。

しかし、単にジャスティーンがあるときに感情調整行動を行えたからといって、その行動を繰り返せるというわけではありません。ジャスティーンはその日、数回失望を経験していたのかもしれません。もしかしたら、眠らなかったのかもしれません。ブーツを否定されることに対して彼女がより脆弱になるような要因はいくらでも存在するのです。それらの要因のいくつかは、先ほど記述したように、般化が困難であることと関係しています。

ある特定領域でのあなたの愛する人の能力が、どの程度まで、どのくらい深くまで伸びているか、正確に決定できる必要があるわけではありません。次のような可能性を常に前向きに考慮すべきだということです。つまり、見せかけのコンピテンスが必ずしも実際のコンピテンスではないという可能性です。そしてそれゆえに、あなたの愛する人が、あなたがその人にできると考えている何かをできないように見えるときにはいつでも、その人はおそらく本当に、少なくともその場所、その時点では、それをできないのだという可能性です。あなたの愛する人が実際にそうである以上に有能だと想定しないように！

もし、あなたが、あなたの愛する人は本人がそうであると考えている（あるいは本当にそうである）以上に有能であると考えるのであれば、あなたは知らず知らずのうちにその人に対して非承認的になっていると言えるでしょう。その行動が何であったにせよ、あなたは「もし本当に望めば」できたはずだ――その人が十分懸命に努力しなかっ

> 見せかけのコンピテンスは、環境がしばしばあなたの愛する人を実際以上に技能のある人物として扱っていることを意味しています。

た、あるいは「操作していた」「駆け引きをしていた」――とその人に伝えていることになるのです。ジャスティーンの例では、ジャスティーンがブーツの一件の後で自傷を行ったので、家族メンバーに新しい靴を買わせるため、あるいは靴の購入許可に関して気持ちを変えさせるため、「駆け引きをしていた」のだと家族メンバーが考えることは簡単です。もしすでに論じたこと（般化と、気分への依存）を考慮するなら、たぶんジャスティーンは靴についての失望を本当に許容

もしあなたが、あなたの愛する人は前にしたことができて当然だと考えるのであれば、あなた自身に質問してください。

- どうして私は、この人には事実上あらゆる状況でこれを行う技能があると知っているのだろうか？
- 私は、この人が何か自分自身でできることを私にやらせるために、駆け引きをしていると想定しているのだろうか？

あなたの愛する人には要求されていることができるはずだという強硬路線の結論を引き出すこと、そしてそれゆえに、その人が自分にはできないと言う際は操作的になっているのだと判断することは、あなたが非承認につながる潜在的に間違った想定を押しつけていることを確実に表しています。

できていなかったか、睡眠不足や他の失望が彼女を次の失望に対処できない状態にしてしまったか、あるいはその両方ということでしょう。けれども、ここでの問題は、ある日ある件での失望をジャスティーンが許容できたので、常に失望を許容できるものと彼女の家族メンバーが想定してしまったことなのです。

あなたの愛する人は感情をマスキングしていますか？

見せかけのコンピテンスは、多くの場合、感情を隠すことの最終的な結果です。人々は感情的に経験していることが顔や身体の動きに出ないようにするとき、感情をマスキングしています。感情の働きの一つは、私たちの経験を他人に伝え、それにより他人の行動に影響を与えるというものです。例えば、通常、誰かがあなたに怒っていることは顔の表情（顔をしかめる、眉をひそめる）、非言語的行動（腕組みをする、手を握り締める）、言語表現（早口、大声、言葉遣い）からわかります。BPDをもつ人はしばしば、ネガティブな感情に関連する非言語的行動を自動的に抑制します。次のような理由から、そうするのでしょう。

1. 子ども時代、ネガティブな感情を表すのは（あるいは経験することさえも）不適切であると学んだしまった。
2. 長い間、ネガティブな感情の表明が環境により罰せられてきた。時には感情的な行動が過度で制御不能であったという理由からだが、時には何らかの感情的な行動があったというだけでそうされた。

BPDをもつ人は、自分の感情のせいで繰り返しトラブルに陥るので、感情と感情表現の間に壁を築きます。シャットダウン（これについては後続の章で論じます）を始めますが、感情の自然な表現をも抑制します。あるいは少なくとも抑制を試みるのです。

時として結果的に、感情的に経験していることとその外的表現の間に不調和が生じます。マスキングされていても感情はなおそこにありますす。ただ、自然な表現が許されていないのです。そこでBPDをもつ人は、本当は怒っているかもしれないのに笑ったり、本当は悲しいかもしれないのに大丈夫そうな声で大丈夫だと言ったりするのです。全く大丈夫ではないとしても。

あなたの愛する人に、今日は人生最悪の日だと言われたことがあり

> マスキングは、「操作」しようという努力でも、他人をコントロールしようという試みでもありません。制御不能な感情との厄介な経験を積み重ねたことに対する適応反応なのです。

ますか？　その人は何が起こったのかをあなたに語り、それは本当に無茶苦茶な話に聞こえますが、その人は雑誌をペラペラめくりながらあなたに伝えていますし、顔の表情は「人生最悪の日」を伝えるものではありません。涙ぐんでもいないですし、声はか細くもなく、顔の筋肉がこわばっても見えません。あなたは愛する人が本当にひどい日々を経験して、完全に崩壊してしまうのを見たことがありますが、今日はその人が壊れてしまいそうには見えないため、その人にとって人生最悪の日であるかのようには反応しません。あなたの反応は、どちらかと言えば雑誌を読んでいる状態に合ったものです。何か支援的なことは言うかもしれませんが、知り合いの誰かが同じことを言ったならばそうするように、現状に飛び込んでいって「それはひどい。これからどうしようか？」とは言わないのです。あなたの愛する人が感情を隠し、一方であなたが、その人が今現在感じているよりも有能であるかのように反応してしまうせいで起きる問題は、その日が本当にその人にとって人生最悪の一日であるかもしれないということです。その人は実際に制御不能だと感じていて、自殺を考えているかもしれないのに、そのことを正確には伝えていないのかもしれません。あなたの愛する人は感じていることを見てわかるように示さなくても、描写さえすれば、自分の感情レベルを実証するのに十分だと信じているかもしれない、と知っておくことが重要です。その人は、感情を言語で表現したものよりも非言語的表現の方に人々が自動的に反応することを理解していないのかもしれないのです。もしあなたの反応が抑え気味、あるいは生ぬるいものであると、その人はあなたにひどく腹を立てるかもしれません。あるいは自分にとって実際にどれほどの惨状になっているのか、あなたさえも理解しないので、絶望してしまうかもしれません。

> もしあなたの愛する人がとても恐ろしい経験を描写しているのに、そこに感情表現が欠けているなら、あなた自身に質問してください。
>
> ●この状況で、自分（あるいは他の誰か）ならどう感じるだろうか？　あなたの答えが「ひどいと感じる」であれば、表現ではなく言葉を信用しましょう。
>
> ●あなたの愛する人に、あなたが目にしているものと耳にしているものの間の相違を述べて、どちらが正しいのか確認しましょう。

あなたの愛する人はあなたの支援があるときは有能になれますか？

最後に、時としてＢＰＤをもつ人は、自分を保護してくれる支援的な人と同席しているときには実際よりも有能に見えることがあります。セラピストはしょっちゅうこれを目にしています。ＢＰＤをもつ人はセラピー面接ではうまくやっているように見えても、同じ日のうちに電話をしてきて、自分の人生はあまりにも絶望的なので自殺すると言うのです。セラピストでさえもこの変化には混乱します。なぜクライアントはセラピストにそのことを伝えなかったのでしょう。答えは、クライアントがセラピストと一緒に部屋にいたときには、その問題がその場になかったということです。慈しみある環境という外的な影響がなくなってしまうと、苦痛な感情が戻ってくるのです。クライアントはセラピストと一緒のときには本当に自殺傾向などなかったのですが、面接が終わるや、そのような思考や感情が戻ってきてしまったのです。

ＢＰＤをもつ人は、ある歌詞［訳注：バーブラ・ストライサンドの〝People〟（一九六四年）より］を借りれば、「人々を必要としている人々（People who need people）」です。一人でいるのは好まず、支援的で思いやりのある関係の中にいると、よりうまく機能します。しばしばＢＰＤをもつ人の人生には思いやりのある関係が欠けているので、もしあなたの愛する人があなたと思いやりのある関係をもっているのであれば、あなたと一緒にいるか、あなたと話しているという理由だけで、時には感情がより上手に調整されるでしょう。しかしその後、また一人になると孤独が襲いかかり、手に負えない絶望的な感情がすべて戻ってきて、調整不全がぶり返すのです。あなた

ＢＰＤをもつ人は概ね関係に影響されやすい人々であることを忘れないように。

方のどちらも何も間違ったことはしていません。あなたの保護的な存在感が、愛する人の気分を改善するというだけのことなのです。

見せかけのコンピテンスに直面したとき、あなたにできること

これまでに見せかけのコンピテンスのさまざまな特徴を別々に見てきましたが、それらが同時に発生する可能性もあることを知っておくことが大切です。レオの例を挙げましょう。レオはいくつかの文脈ではしばしば実際よりも能力があるかのように見えます。彼は企業の販売課長として働いていて、同僚にとても好かれています。同僚には面白くて魅力的だと思われているのです。同僚たちは、仕事に行くことがレオに甚大な不安を引き起こすことを知りません。不安になるとレオは得意先に会わず、報告書を偽造しています。レオは、今にも上司が顧客とのミーティングをさぼっている事実を発見するのではないかと怯えています。彼はうまくやっているかのように見えるので、レオの上司は彼の販売担当地区を大きくします。これはもちろん彼の不安を増してしまい、今や職を失うのではないかという彼の心配は制御不能になっています。あなたは何が起こっているのか少し感づいているのですが、彼は万事コントロールできているとあなたを安心さ

せるのです。家庭でのレオは不安を与えるような計画であっても非常にうまくこなすので、彼には不安が管理できないと考える理由はありません。そのうえ、彼は何もかも上首尾だと言っているのです。そして、あなたと彼が一緒に家にいるとき、彼は落ち着いて見え、うまくやれると信じているとあなたに言います。その後、ある日帰宅すると、彼はきっと失業する——でも、計画はある——とあなたに言います。レオは自信たっぷりに見え、実際、あなたを勇気づけます。あなた自身がかなりきつい一日を過ごしていたので、彼が万事コントロールできていることにただほっとします。すると翌週、彼は実際に職を失い、大打撃を受けます。彼の失業が意味するものと、彼が万事コントロールできていると信じていたという理由から、あなたも大打撃を受けます。あなたが面と向かって質問すると、彼は自殺をほのめかします。なぜなら、彼が本当に自分の仕事について心配し焦っていたことを、あなたが理解できていなかったことが、彼には信じられないのです。当然のことながら、今やあなたは感情的に制御不能だと感じています。なぜなら、レオは仕事がなくなり、レオとどのようにコミュニケーションをとればいいのか、もはやわからなくなったからです。

見せかけのコンピテンスに関して行うべき最重要事項は、行動パターンを思い出すことです。あなたの愛する人は外側に示しているものを内側では感じていないかもしれないと意識するだけでも、あなたはこの章の先行部分の囲い込みに示されたような質問をするようになるでしょうし、あなたの愛する人には行う能力がなさそうな行動を期待することには用心するでしょう。価値判断を下したり、あなたの愛する人が「ふりをしている」と考えたりしないように。見せかけのコンピテンスは「ふり」を装っている状態ではないのです。それは環境があなたの愛する人の行動に影響しているときに発生します。すなわち、次のうちのどれかです。(1)あなたと一緒に支援的で思いやりのある環境にいることが、あなたの愛する人の自分の問題への感情的反応を弱める。(2)あなたの愛する人は、多くの理由により、ある種の状況では感情と非言語的行動が一致しない。(3)あなたの愛する人の行動は、文脈から文脈へと般化されていない。あなたの愛する人はあなたより「有利になろう」としているのではなく、時間とともに発達してきた行動をしているのです。

◈五つのステップの反応を使う

第４章で記述した五つのステップの反応も使えます。これは、ターシャとの関係のような状況では特によく機能します。

1. あなた自身の感情を調整しましょう。あなたはターシャが、彼女にとって聞きたくないアドバイスをどのような文脈であっても聞けるものと想定しました。そこで、昨日はターシャが受け入れた同じアドバイスを与えたことで彼女があなたにかっとなれば，あなたがフラストレーションか怒りを感じるのは当然でしょう。彼女の行動は気分に依存していることを思い出してください。もし昨日と今日の間に彼女の気分に変化があったことに気づけば，これは文脈が違うという意味であり，彼女の反応も違い得ると気づくことができるでしょう。

2. 承認しましょう。ターシャが爆発したら，これが彼女の聞きたかったアドバイスではないと理解していると伝えましょう。いい人を見つけたと思っていたのに，彼を追いかけるのはスローペースでとアドバイスされれば，ひどい気持ちになるのも理解できると伝えましょう。

3. 質問／査定する。彼女に何を懸念しているのか聞いてみましょう。どうして彼女は再びあなたの意見を求めているのでしょうか？　彼女自身，疑念があるということでしょうか？　賢明な行動を考え出すために，彼女には何ができるでしょうか？

4. ブレインストーミング／調停。本当に何をすべきかわからなくて，あなたの意見を求めているのであれば，その男性をもっと知るための選択肢と，彼女自身の安全を確保しながら彼と一緒に過ごすための選択肢を彼女がリストアップするのを手伝いましょう。一番良い選択肢を選んで調停しましょう。

5.（もし、あれば）あなたの役割に関してと結果について聞いてから、あなたが何を計画できるかに関して情報を得ましょう。ターシャは彼女の選んだ行動計画を実行している間にあなたに連絡をして、途中であなたのフィードバックを得たがっていますか？　あなたは彼女が無事であり、デートがどう展開したか知らせてもらうために、その人に会った後、彼女に連絡を入れてもらいたいですか？

◈あなたの愛する人の限界を理解しましょう。でも、壊れ物扱いはしないように

この五つのステップの反応へ移行していくと、見せかけのコンピテンスによる誤解を解くことができます。けれども多くの場合、あなたは——感情のマスキングが見せかけのコンピテンスの背後にあることがとても多いので——あなたの愛する人が感じていることが何なのか、そしてあなたの愛する人に行う能力があることは何なのかを確実に理解できるようにしなければなりません。これが意味するのは、あなたの愛する人を壊れ物のように扱わず、同時にその人の行動に非現実的な期待を抱かないということです。あなたの愛する人の行動がある状況から他の状況へと般化されないと考えていて、その人が自分の脆弱性をあなたに正確に伝達していないことに気づいているのなら、あなたはあなたの愛する人のために介入して、代わりに何かしてあげようと思

いがちでしょう。もちろんそのようにすれば、自分は独力では物事をこなせないという、愛する人の信念を強化してしまいます。また、これはあなたの愛する人が新しい環境で行動を実践し、それを般化することを不可能にしてしまいます。

では、何をしたらよいのでしょうか？

1. 能力があると想定しないように。これは、「失望させるような知らせを伝えるな」ということではありません。あなたが以前にある行動を目にしたからといって、またそうなるとは考えないように。あなたの愛する人の仲間にはできるからといって、その人にもできると思い込まないように。

2. 介入とコーチングのバランスをとるように。BPDをもつ人は、BPDをもたない人のようには行動が般化しません。気分と感情に大きく影響を受けます。それでその人の代わりに介入すべきだと考えるのは簡単です。実際、私たちが愛する人に代わって何であれやってあげた方が、皆にとって楽なように見えるでしょう。しかしながらこれでは、その人がか弱く、独力では物事をこなせないのだというメッセージを伝えることになってしまいます。あなたの愛する人があることをできると思ったのに、できないように見える理由について、結論に飛びついてしまう前に、その人には要求される行動ができて、この状況でそれを行えるのかどうか確認しましょう。ジャスティーンのブーツの件では、彼女がその知らせを許容しているかどうかを確認する時間をとり、彼女が悪い知らせをうまく受け止められるかのように思い込まないようにしましょう。

3. 気分と感情が般化に与える影響を思い出す。もしあなたが煙草をやめようとしているのであれば、あなたは友人を訪問するのをやめるか、彼女の家の裏口のポーチに腰掛けるのをやめるとよいでしょう。本当に嫌な一日を過ごしたときには、彼女の家に行かない方がよいでしょう。家族メンバーとしてのあなたの役割の一部には、あなたの愛する人がある行動を般化できないときにも失望しないように意識しておくことがあります。そうすれば、あなたの感情の高まりを低く保つことができ、あなたの愛する人について軽蔑的な考えをもたずにすむでしょう。「操作されている」または「もて遊ばれている」などと考えない方が、皆にとって気が楽でしょう。

感情をマスキングしているために能力があるように見えているのではないかと思えたら、「実際、このことについてひどく動揺しているようには見えないですね。それほど動揺してはいないのですか？　それとも、内面では死にそうなのに、私には話していないのですか？」のようにあなたの愛する人に聞いてみましょう。愛する人に、身体の内部では何を感じているのか伝えてくれるように求めてもよいでしょう。

今やあなたは、愛する人の表向きの感情ではなく、現実の感情に効果的な方法で反応することができます。見せかけのコンピテンスについて覚えておくことが大切なのは、見せかけという言葉です。あなたの愛する人が実際に能力がある状況は存在します。私たち全員にもそういう状況がありますし、私たちは愛する人に能力があるところを発見して、伸ばしてあげようとするものです。けれども、ＢＰＤをもつ人の周囲にいる人たちは、その人が能力を出せない文脈でその人が能力を発揮できるかのように扱いがちです。これは理解されていないという感覚や、あまりに病的なので理解されないという感覚を助長してしまい、その瞬間の感情調整不全が増すでしょう。次章で描写するように、感情調整不全は止むことのない危機（unrelenting crisis）というパターンにつながり得るのです。

第9章「ひどいことが私に起こり続けるのはどうして?」

あなたにはどうにもクリスティーが理解できません。彼女は決して自らの人生を秩序づけることができないようです。危機から危機へ、そしてまた危機へと移動していくのです。ずっと望んでいた博物館での仕事をとうとう手に入れたのですが、次には「まさにぴったりの芸術的装い」の服を求めて洋服を山ほど買ってしまい、不渡りの小切手を切ってしまいました。店が彼女の職場に電話をかけてきて、彼女の上司に話をしたとき、彼女は恥ずかしさのあまり三日間、電話連絡もなしに家に閉じこもってしまいました。解雇されたとき、彼女はワインを二本空けて、元上役に脅迫的な留守番メッセージを残し、その上役が警察に通報したのです。警察が彼女の家のドアに姿を現したとき、彼女は自分がいかに動揺していたかを説明し、そのようなことは決して再び起こらない、一回きりの出来事だと釈明しました。彼女がとても落ち着いて理性的に見えたので、警察は納得します。警察が去るや否や、クリスティーは浴室に入り、太腿を切り始めました。彼女はあなたに電話をかけてきて、死にたいと言います。あなたが一一九番に通報し、彼女は病院に入院します。ひとたび彼女が退院すれば、そのサイクルが再開するのは時間の問題だろう、とあなたは恐れています。

あなたとクリスティーは私たちが止むことのない危機と呼ぶものの中にいます。たぶんあなたは、クリスティーは実際に自分の人生が騒乱状態にあることを楽しんでいるのだと考えるようになったかもしれません。彼女があなたに電話をしてきて、最新の惨状を何とかしてくれと求めるところから、激しい雷雨のように危機が増幅していくのを目にし、緊張が限界を超えてクリスティーが自殺を考える状態になり、またしても精神病院のお世話になるまでの間には、まるで時間差がないかのように思えるのです。

止むことのない危機はあなた方双方を疲労困憊させます。クリスティーはもっともっと自暴自棄になって、自分は何もちゃんとできないし、自分を大切にしてくれているあなたや他の皆が今にも自分を見捨てるだろうとの確信が強くなってしまいます。あなたは無力に感じ、フラストレーションを感じ、たぶん憤慨と恐怖を交互に感じることになるでしょう。クリスティーに会うのが怖くなり、彼女から連絡をもらうのも怖くなり、遠くから彼女の人生についての最新ニュースを知るのでさえも怖い、という点にまで到達するかもしれません。

その点まで達しているのであれば、私はあなたに、危機のうちのいくつかは、あなたの愛する人が生み出したものではない、と伝える必要があるでしょう。BPDをもつ人は、しばしばひどく厄介な身体的問題を抱えています。抑うつをもたらしそうな五つの問題——顎関節症、偏頭痛、結合組織炎、過敏性腸症候群、間質性膀胱炎——がBPDをもつ人によくみられます。重症筋無力症、リューマチ性関節炎なども併発することがあります。身体的痛みと不快感があれば、ない場合より、私たち誰でもが感情に対して脆弱になってしまいます。ご想像の通り、感情的にきわめて脆弱な人にとっては、これらの生理的状態は事態を悪化させる一途であり、さらなる危機の可能性を高めるのです。このような身体的状態は、あなたの愛する人に金銭面でのストレス、仕事でのストレス、人間関係でのストレスを引き起こしかねず、そのような二次的問題が危機をもたらします。

あいにく、BPDをもつ人は身体的不快感に対して甚だ敏感なようであり、それに感情的に反応するので、四六時中不調について話すことになります。見せかけのコンピテンス（有能さ）のせいで、BPDをもつ人は、いかにつらく感じているかを示さずに身体的・感情的痛みを描写できるのです。このため、人々はその話が本当かどうか、またその人がそれについて語る動機は何なのだろうかと疑問を抱きます。当然ながら、これは他人とBPDをもつ人との間の緊張を高め、加えて、抑うつを生じさせるような身体的問題を悪化させる可能性があります。そして、時には観察者が身体的問題は存在しないか、または大いに誇張されているのではないかと疑うことにもなるのです。あなたがそのような疑惑の餌食になってしまうこともあるでしょう。ですが、結合組織炎、リューマチ性関節炎、過敏性腸症候群、重症筋無力症を「真の」診断と考えてください。あなたの愛する人は身体的なものにせよ、感情的なものにせよ、自分の痛みを大袈裟に述べている可能性は低いのです。

同様に、うつ、不安、心的外傷後ストレス障害（PTSD）などの他の精神医学的な問題が併存していることがあります。これらの精神医学的問題があれば、日常生活をうまくこなすことがより難しくなってしまうので、あなたの愛する人にさらなるストレスがかかることは容易に想像できるでしょう。自分ではどうしようもなく、あらゆる付加的なストレスが危機発生の確率をいっそう高めてしまうのです。

例えば、クリスティーは厄介な偏頭痛に苦しんでいます。あなたの弟のジミーにもBPD以外のプレッシャーが負担となっています。ジミーは人生で苦しい時期を経験してきました。高校では学業面で苦労しました。いつもトラブルに巻き込まれていて、「好ましくない」集団とつるんでいるように見えました。家では両親との対立が何度もあり、喧嘩の後にはジミーが何日も姿を消すのでした。卒業後、ジミーは軍隊に入りました。戦争から戻ったとき、彼は心的外傷後ストレス障害とBPDの診断を受けて、除隊になりました。ジミーは大きな音がするとフラッシュバックを経験するのですが、建設会社の仕事にしか就くことができません。建築現場で何らかの倒壊や衝突の音がすると、ジミーは仕事場を離れなければならないほどのフラッシュバックを経験します。それから、問題に関してどこかで助けを求める代わりに（彼は治療を拒否しています）、痛みを追い払うためにバーに行くのです。彼は必然的にバーで喧嘩になり、一晩を刑務所で過ごします。地元の警察は、彼が再度喧嘩をすれば起訴すると言っています。あなたはこの状況が手に負えなくなっていくのを見ていて、逮捕は避け難いとわかっています。ジミーと話そうとすると、彼は爆発してしまいます。ジミーを不可避的な「倒壊」から守る方法はないように思えるのです。

BPDをもつ人が身体的問題や精神科の症状と格闘しているとき、危機発生の可能性は高まります。

ジミーの場合と同じで、BPDをもつ人の危機は時間をかけて増大します。彼らは感情的に脆弱で反応しやすいせいで、問題に対する最初の感情的反応が極端です。その後、感情がより対処可能なレベルにまで下がってくる前に、他の何かが起きて別の危機を誘発するのです。ある程度までは、人生での出来事は潮の満ち干きのようなものだということにすぎません――困難な出来事は定期的に起きるものです。もしあなたが感情的に脆弱でなければ、通常は人生が与える試練の多くと共に進んでいけますし、次の潮が来るまでに感情の足場を固め直すことができます。ご存じのように、ＢＰＤをもつ人は感情的な反応がより大きく、感情がずっと長く残ります。一つの打撃でまだよろめいているときに別の打撃が襲ってくれば、もっと大きな危機が続いて発生する可能性が高まります。また、ＢＰＤをもつ人の多くがそうであるように、器用に問題を解決することを学んでいなければ（第７章参照）、人生でよくある打撃を一度受けたときの反応が不十分なものになるかもしれず、その結果としてさらに危機が発生します。時として、適切な対人関係技能がないため（第７章参照）、危機の一部になっている人たちや、問題解決を手伝ってくれるかもしれない人たちへの対処の仕方は役に立たず、ＢＰＤをもつ人の感情がさらにいっそう高まってしまうこともあります。通常、ＢＰＤをもつ人は、問題を解決するどころか悪化させるような決断を続けざまにしてしまうのです。

最初に、デイヴの兄が心臓発作で亡くなりました。誰も予想しなかったことでした。健康に見えていたのです。デイヴの両親は打ちひしがれました。その後、葬儀から戻った数日後、デイヴは会社が閉鎖になり、自分が解雇されることを知りました。デイヴは苦痛と恐怖を追い払うために酒を飲み始めました。妻が飲みすぎを叱ると、彼は銃を自分の頭に向けて撃ち、病院に運び込まれました。

ローラはバッグが大好きです。インターネット上の多数の店が彼女のバッグ好きを知っていて、デザイナー・バッグの「お買い得」情報を送ってきます。彼女はどうにも自分を抑えられません。二十以上ものデザイナー・バッグを買い、カードは限度額まで使用されました。その時、彼女の車が故障し、彼女には修理するお金がなく、修理費をカード払いにすることもできませんでした。彼女には自殺以外の出口が見えませんでした。

ジルはつらい時期を過ごしていました。生活上のストレスが制御不能になっていました。息子たちは思春期でした。あらゆる場所に車での送迎が必要でした。スポーツやその他の課外活動をしていたからです。夫はほとんどの週に出張が要求される仕事に就いていました。彼女はすでに十分に孤独を感じていたというのに、その時親友が引っ越してしまいました。彼女はストレスに完全に圧倒され、どうやら休息が必要のようだと感じました。彼女は車に乗り込むと、どこかへ飛んで行ってしまおうと空港に車を走らせました。駐車場に到着したとき、彼女はもっと圧倒されていて、失望していました。ハンドバッグから薬を出し、一本の炭酸飲料で飲み込んでしまいました。

衝動で行動する：原因か結果か？

第1章で、私はBPDにおける調整不全の五領域の一つとしての行動をリストに挙げ、衝動的行動を調整不全の一形態として挙げました。この障害をもつ誰かのことを愛している人々が繰り返し言うセリフに、「いったいあなたは何を考えていたのですか？」があります。その人が愉快な一日を過ごしていたと思ったら、突如として結果がどうなるかを考えもせずに正気とは思われないことをしてしまうのです。とはいえ、実際、止むことのない危機に巻き込まれている人は、すでに何かが起こっていてそのことに反応していることがしばしばです。今まさに圧倒的な危機の只中にあり、多くの衝動的行動が危機を終わらせる方法として追求されるのです。自殺行動、自傷、飲酒、病院に行くこと、逃げ出すこと――これらすべてのいわゆる衝動的行為は、クリスティーの失業にせよ、ジミーの戦闘フラッシュバック体験にせよ、現在の危機を終わらせるためのものです。あなたの愛する人が認識していないのは、危機を終わらせるために用いられた行動が、しばしばそれ自体の危機をもたらすということです。その人が知っているのは、痛みと混乱をストップさせるために、何かを――すぐに――しなければならないということだけなのです。

自分を傷つけた後で病院に行けば、クリスティーにとっては本当に危機を中断することになります。刑務所に行くことは、実際ジミーの危機を終わりにするかもしれません。感情が静まり、その人は危機に関連していたであろう人たちから離れられ、ソーシャルワーカーが有益な介入をしてくれます。こういった結果はどれも、あなたの愛する人にとって良いことです。しかしあいにく、ひとたびクリスティーが退院すると、今度は医療費と欠勤で大きな金銭的負担を背負っていることに気づき、この金銭的負担が次なる危機の発端（あるいは金銭面が入院前の危機の一部であったなら、危機の続き）になるのです。

一つの問題を解決する手段が別の問題を生み出すとき、その手段は最善ではないでしょう。そのことになぜあなたの愛する人が気づかなかったか、あなたはその理由を知りたいでしょう。その答えは、これまでの章で見てきたように、あなたの愛する人には認知の問題があるのです。感情が思考を押しのけ注意を払うことができなかったり、問題解決技能も欠けていたりするのです。危機を煽り立てている感情は強烈で制御不能に感じられます。この章の後の方で見るように、これは感情の調整と問題解決こそが、止むことのない危機から脱出するための良策になり得るという意味です。

しかしながら、衝動的行為が危機の結果であり、危機の原因でもある

止むことのない危機から脱出する方法は、たいてい感情調整と問題解決技能の使用を組み合わせたものとなるでしょう。

とき、この連鎖を断ち切れそうなポイントを見極めるのは難しいかもしれません。ある日あなたの妻が職場で、彼女を動揺させるような従業員評価を受けたと想像してみてください。彼女は自分の机に戻って辞表を書くと、職場を後にしました。その晩あなたが帰宅すると、彼女は自分のしたことをあなたに伝え、あなたは彼女に怒ってしまいます。口論になりました。彼女は家を飛び出してしまい、バーに行き、飲みすぎて別の男性と一夜を共にします。これがあなたの結婚生活にさらなるストレスを引き起こし、彼女の失業のせいであなた方の家計も限界を超えて逼迫していきます。あなたの妻は恥と後悔で一杯になって、家のパソコンでコツコツと職探しを始めました。けれども彼女はすぐに退屈してしまい、オンラインでの仕事探しを続ける代わりに手っ取り早くお金を儲ける投資情報を閲覧し始めて、あなたの貯蓄のほとんどを費やしてしまいます。あなたは激怒し、さらなる口論になりました。口論の途中で彼女は浴室に行き、薬を大量に飲んでしまいます。救急車が呼ばれ、彼女は病院に運ばれました。あなたは彼女がCOBRA保険［訳注：退職者が一定期間加入できる、元の勤務先が加入していた保険］に加入していなかったことを知りませんでした（「あそこにはあまりに腹が立っていて関わりたくなかったから」）。こうして彼女の入院は保険でカバーされなかったので、今やあなたには医療費で三万ドルの借金ができてしまいました。妻が退院しても事態が改善するという希望は全くもてないままです。

危機が根づいてしまっているとき

あなたは個人的経験から、危機的状況が慢性化しているときにはそこから抜け出すのがとりわけ難しいと知っているでしょう。浪費癖によって金銭面での泥沼にはまったきりの人もいます。その習慣が変えられないように思えるのは、変えることは慣れ親しんだ生活様式を放棄するという意味だからです。時々は緊急事態さえも含む健康上の問題の原因になっているというのに、同じ食事をし続ける人もいます。繰り返し身体的あるいは言語的に虐待されるのに、惨めな関係に耐え続ける人たちもいます。

あなたの娘が結婚している相手は常々彼女を叱りつけて、彼女は決してろくなことをしないと言うような男性です。彼は彼女にパートタイムの仕事をすることを「許可する」だけです。彼女には学歴がなく、GED〔訳注：日本の高等学校卒業程度認定試験と同等の資格試験〕を得ているだけです。あなたの娘婿は、彼女が仕事をしていないときには家にとどまるように要求します。あなたの娘は夫に反抗したら何が起こるか、とても怖がっています。彼女は（たぶんその通りなのですが）経済的に生き延びられないので夫と別れられないと信じています。何か技能を身につけるためにオンラインのコースを受講することを考えてみましたが、費用がまかなえません。彼女はどんどんうつ状態になっていきます。あなたは彼女に夫から離れるための資金を与えることもできますが、昨年破産申し立てを回避するためのお金を与えた際、もう二度とお金は出さないと言いました。最近、彼女はあなたに妊娠を打ち明けました。彼女は子どもができればすべての問題を解決できると信じています。あなたは、子どもはより多くの問題をつくり出すだけだと知っていますが、娘はあなたの言うことに耳を貸しません。娘を見るのはスローモーションで列車事故を見るようなものです。あなたには悪い結末がやって来るのが見えるのです。

まずい価値判断プラス下手な問題解決

ほとんどの場合、ＢＰＤをもつ人は悲劇的な結末で終わる危機的行動が雪だるま式に大きくなっていくきっかけを作ろうとは思っていません。彼らは衝動的に行動し、もっている問題解決能力は取るに足らないので、賢明とは言えない決断をするのです。発生する問題は多くがまずい価値判断の結果であり、それが下手な問題解決で複雑化しているのです。

ベラは五十歳の女性で、金銭面と人間関係でのストレスでしばしば自殺行動に駆り立てられます。彼女は十分な収入を得られる仕事に就いていますが、健康保険に加入しておらず、引退後の資金として認められるものはありません。主として浪費癖のせいで、給料から給料へと綱渡りをしているのです。毎晩ワインをボトル一本飲み、一日に煙草を一〜二箱は吸います。もっている余分なお金は、週末を素敵なホテルで過ごすためや飛行機でニューヨークに出かけるために使ってしまいます。ベラは給料日前の週には友人から借金をしなければならないこともしばしばです。彼女は最近、離婚調停で二万五千ドルを受け取りました。そのお金を車代や家賃の清算に使う代わりに、彼女はクルーズに出かけ、美容整形を受けることに決めました。たまった請求書に支払いをし、緊急事態に備えて貯金する方が身のためであることを理解しないのです。彼女は親しい人たちに美容整形についての助言を求めましたが、その人たちが彼女の計画に同意しなかったので、その意見は無視しました。もちろん、彼女は彼らの意見に反論もして、人間関係にストレスを生じさせました。彼女は自分がもっと若く見えれば気分も良くなるという考えに執着しています。自分が結婚の失敗による感情を回避していることを理解していません。何人かの人たちは、そのお金を自分たちが軽薄だとみなす方法で使ったなら、助けを必要とするときにもう彼女を助けないと言いました。ベラは金銭面で自分が置かれている状況を正しく評価できず、現実的ではないのです。彼女の計画は、彼女が金銭面での援助を必要とするときには助けてくれるような別の夫を探すというものでした。

私にはかつて、子どものための食料を買いに出かけ、牛乳売り場で働いている男性と帰宅したというクライアントがいました。当時そのクライアントには、生活の中に多くのストレス要因がありました。生活保護で生活しており、多くの痛みを引き起こし彼女を衰弱させる関節病を抱えていて、経済的にも感情的にも身体的にも、子どもの世話をするだけの備えがありませんでした。彼女の娘たちは父親と生活しており、彼女は一年に二週間の面会権しかもっていませんでした。子どもと過ごせる期間に、私のクライアントは娘たちの世話のストレスで圧倒されてしまいました。店に行ったとき、牛乳売り場の男性とは初対面でしたが、話を始めて、彼が妻と別れたばかりで住む場所がないことがわかったのでした。三十分のうちに彼女は彼を家に連れ帰り、訪問中の二人の娘と一緒に住まわせたのです。二週間後、そのクライアントは面会の権利を全面的に失ってしまいました。その男性は性犯罪者であって、彼女の娘に虐待を試みたことが判明したのです。警察が彼女の家にその男性を逮捕しに来て、子どもを預けるために福祉関係者も連れてきたとき、私のクライアントは極度に動揺して車で逃走してしまいました。あまりに感情が高ぶっていたので、うまく運転できず、別の車にぶつかってしまいました。運転していた人は集中治療室に送られ、私のクライアントは自分の身に降りかかった問題をつくづくと考え始めました。彼女は致死的な自殺を試みて入院することになりました。私との面接に来たとき、彼女の行動の多くがその後の問題につながったことを理解させるのに長い時間がかかりました。

もちろん、私のクライアントには子どもを失うつもりも、性犯罪者を家に連れ込むつもりも、自殺企図をするほどに調整不全に陥るつもりもありませんでした。彼女の行動は制御不能になったのです。男性と出会い、すぐに家に連れて行った際は、衝動的に行動していたのです。私がこのことを知ったとき、少なくとも娘たちがいなくなるまでは彼を家には入れないことを彼女と話し合いました（私は彼が性犯罪者だとは知りませんでした）。彼女は、自分にはもちろん彼に出て行ってほしいと伝える技能があると思って私のオフィスを後にしたのですが、その後、彼が「きれいな青い眼で彼女を見た」ので、出て行くように頼めなかったと報告しました。彼女は、彼が自分より娘の方に関心をもっているかもしれないと直感的に思いましたが、その考えを無視して、孤独にならず、新しい男性との時間を楽しむことに焦点を当てたのです。

一連の衝動的決断と、事実を無視した結果として、私のクライアントと彼女の娘たちにとって悲劇的な結末を伴う出来事が起こりました。彼女はこの一連の出来事に先立って、ストレス要因に圧倒されていました。身体的要求あるいは感情的要求、または人生の問題（あの制御不能な出来事たち）に圧倒されている感覚は通常、危機的行動の前兆となります。圧倒されているという感覚と感情的に調整不全であるという感覚が、私のクライアントの意思決定技能を損なっていました。しばしば人は危機にあるとき、直感的に知っていることを無視して、感情的苦痛やストレスをいくらかでも取り除いてくれる出来事の方に精を出してしまうのです。私のクライアントが、その男性と娘たちのことで頭の中に警報サインが出ているのにそれを無視したのは、この事例に他なりません。この時期に彼女は私に会っていて、私は計画を考えつきましたが、彼女はそれを実行しませんでした。このようなことは人々が危機的状態にあるときにはよく起きるのです。BPDをもつ人は問題解決の方法を思いつかなかったり、あるいは問題への解決策を無視したりします。危機が続くことを望んでいるのだ、あるいは危機が「大好き」なのだと価値判断されてしまうのは、この無視が原因です。実際は、危機によって圧倒されてしまうという経験をしているのです（彼女が計画を完遂できなくなるような眼差しで彼が彼女を見たので、彼女は彼を追い出せなかった）。BPDをもつ人は、自分で問題を解決できる、あるいは行動計画を実行できるとは信じていないのです。

止むことのない危機のときにあなたがどう力になれるか

もしあなたの愛する人が危機を生み出しつつあるときに、その人を助けようと試みたことがあるならば、たぶんあなたはその人に失望し、恐ろしさを感じたことでしょう。たぶんあなたはその人が異なる決断をすべきだと主張し、その人はそうすると言ってあなたを安心させたのです。

その後、一瞬にして、その人は違う、もっと感情的で衝動的な決断をしました。その人が辞表を書いている最中に電話で話すというように、愛する人が衝動的行動をしているときに話をしたのに、その人に違うやり方をするとは言わせられなかったのかもしれません。

あなたは車の事故を見ています。そのスピードとあなたの愛する人のハンドルの切り方では、激突は避けられないことがわかります。あなたはその人の運転方法を変えさせようと努力していますが、その人には聞こえません。あるいは聞こえているのですが、違う方法でできるとは考えないのです。あなたが見ている中で、あなたの愛する人は事故を起こし、火傷を負います。あなたは怒っていますし、ひどく落胆しています。同じ行動が違うバリエーションとして、何度も何度も発生するからです。

◈あなたの愛する人に専門家の助けを得るように促す

良い知らせは、これらの行動パターンが、ＢＰＤをもつ人に治療を受けさせることになる典型的な行動パターンだということです。悪い知らせは、ＢＰＤをもつ人は通常、激突事故の前ではなく、後になってから治療を求めるということです。あなたは危機が山場を迎える前に、物理的介入から、死ぬほど話すことに至るまで、できることをし尽くして、なおも成功しないかもしれません。しかしながら、最終的な危機が襲ってくるとき、効果的な治療を提案することにより、あなたの愛する人を助けるチャンスがめぐってくるのです。効果的な治療とそれを提供できる実践家を見つける方法については第13章をご覧ください。

◆あらゆる機会をとらえてあなたの愛する人の感情調整を手助けする

マークの見せる価値判断は非常にまずいものです。仕事を辞め、女性と出会って、結婚を計画していますが、その女性はあなた（彼の成人した子ども）が承諾できる相手ではないのです。彼はカリブ海に移住して、毎晩カジノでプレーして生計を立てると言っています。彼がこのような決断をしている間、あなたや彼と関わりのある人たちはネガティブな反応をしています――彼に理性を取り戻せと言う、愚かで無責任だと非難する、これほど心配するのは耐えられないと言って彼の愛情に訴える、このような計画を遂行したら彼にも彼の妻になる人にも会わないと脅かす、といった具合です。マークはこのような反応にどんどん動揺してきていて、対人関係でのプレッシャーが抗い難いものになっています。彼の反応は、自分は合衆国にとどまって自殺するしかない、とあなたに伝えるというものでした。その間、彼は家を売却して友人関係を終わらせていま す。その間もずっと、彼は次第にバーで過ごす時間が長くなっていて、毎晩飲んだ後に運転して帰宅しています。あなたは最悪の事態が起きるのを待っているのです。

あなたとマークの親族は、どのようなやり方を他にできたでしょうか？　聞くのはつらいことでしょうが、あなたにはマークの乗り込んでしまった暴走列車を止めることはできないでしょう。しかし、彼の疑わしい決断に直面するときにはいつでも、第4章で述べた五つのステップの反応を適用することが可能です。つまり、マークの感情を助長しないように、あなた自身の感情を調整するためにあらゆることをせよ、というわけです。次に、彼が圧倒されていないか、彼が圧倒されている原因は何か、彼がしていることやしようと計画していることで圧倒されているという感覚にどのように対処できるのか、彼に質問してから、彼を他の選択肢のブレインストーミングに向かわせられるか試してみましょう。過去に同じニーズを満たせた他の方法があったかどうか質問しましょう。彼が第7章の問題解決のステップをやり遂げられるよう手を貸しましょう。彼が代替案を模索する気にならなくても、あなたは少なくともあなた自身の感情を制御することを行ったので、それがあなたの利益になります。今なら、もしマークがいつまでも自分の決断の再考を拒み、人生における自分のニーズと願望に対処するより有益な手段の実行を拒むならば、不可避的な事態に対処するための特別な手段を講じることができるのです。

◆あなた自身の苦悩に耐えることを学ぶ

心から大切に思っている人が災難に向かって突き進んでいくのを見ることは、あなたを極度に苦悩させます。あまりの苦痛に、多くの人が予見できる惨事を阻止するためなら何でもするほどです。たぶんあなたはそんな余裕はないのに、愛する人がトラブルから脱け出せるように大金を貸したでしょう。たぶん法的費用を払ったり、大破した車を取り替えてあげたり、保険に入っていない人のために精神科の治療費を払ってあげたのでしょう。実際のところ、衝動的な決断ではないとしても、これらの決断の問題点は、あなた自身を止むことのない危機に陥れかねないということです。あなたにとって不公平であるばかりでなく、あなたがあなた自身の問題に気をとられれば、金銭以外の方法では愛する人を助けられなくなるかもしれません。そのような事態が発生すると、あなた方双方にとっての危機は長い間収まらなくなるでしょう。そういうわけで、私はあなたの愛する人の止むことのない危機に力を貸す方法のリストで、苦悩耐性を学ぶことをまさにトップに掲げるのです。

苦悩に耐えることには、あなた自身の感情の調整が含まれます。第4章でこの考えを確認してください。けれども、第4章に書いたように、氷を手に握るというような、その瞬間にあなたの感情を抑える手段だけを講じないように。自分自身を大切にする方法、つまり毎日か少なくともできるだけ頻繁に、自分自身をなだめて落ち着かせる方法を取り入れるための計画を立てましょう。他のことに焦点を当てさせてくれるような、精神的、肉体的活動を見つけましょう。私たちはこれを注意の方向転換（distracting）（注意をそらす）と呼んでいます。何かマインドフルにできること（映画を見に行く、友達に電話をする、パズルをする）をしましょう。苦悩を引き起こしている状況に何らかの意味を発見できるか、あるいはそこから何かを学べるか、試してみましょう。一定のペースで呼吸法を練習しましょう（YouTubeを使うこともできます）。問題を解決しようとはしないことです。もっと悪いことをせずに、その瞬間を切り抜けなければならないだけです。言い換えると、私たちは愛する人に圧倒されてしまうことに対処してほしいと望みますが、あなたも同じ方法で圧倒されてしまうことに対処しなければならないのです。

この瞬間、あなたの苦悩を切り抜けるために、問題解決を保留にして注意を他に向けてもよいのです。

第4章を振り返り、受容の練習を続けましょう。現実の受容は、絶望感があなたの苦悩を増大させて、とにかく何か（危機の只中で本当に問題を解決するにせよしないにせよ、そして、あなたにとって良いにせよ悪いにせよ）しなくては、と感じるところにまで行ってしまうことを防いでくれるのです。

そして最後に、あなたの愛する人が危機に向かう衝動的行動を回避できるよう手助けするために、以下に提案するアイディアを使ってください。苦悩があなたを圧倒してしまわないように、あなたは愛する人の危機の間に自分の注意をそらす方法を発見するとともに、自分自身の「賢明な心」にアクセスすることもできるのです。

◈あなたの愛する人の対処能力を認識する

苦悩と心配だけが、止むことのない危機に対してあなたが経験するであろう感情的リアクションではありません。多くの人々が、愛する人に降りかかるものへの恐怖と、自分を巻き込み続ける渾沌状態への激怒の間を行ったり来たりします。多くの場合、怒りは、危機を生み出す行動の避け方について愛する人に継続的に助言を試みて、その助言が無視されてしまった結果として出てきます。あなたには愛する人が危機にあるか危機の瀬戸際にあることがわかるのに、本人にはわかっていないとき、あなたのアドバイスは無視される確率がとても高いのです。マークは新しく出会った女性を慕っていたので、自分の決断はまともだと考えていました。その女性は、マークの家族には大惨事につながるとわかっていた道を進むように、彼に勧めました。この新しいガールフレンドに見捨てられる（それゆえに「無価値だ」と思われてしまう）恐怖が邪魔をして、マークは自分がまずい選択をしていることを理解しませんでした。

ベラのように、ＢＰＤをもつ人の中には、衝動的行為をしかけているときに助言を求める人もいます。その人はあなたの答えを聞きたがっているのだという想定で行動してください。あなたのアドバイスを聞かなくても、価値判断を加えないようにしましょう。時として人は、他人にどのくらいひどい気分か知ってもらいたくて、あるいは心を読んでもらいたくて助言を求めます。時には、自分はクルーズに出るに「値する」のだ、あるいは賢い決断をしているのだという承認を望んでいます。多くの場合、そのアドバイスはＢＰＤをもつ人があなたと一緒にいるときには万全に見えるのですが、二人が一緒でないときにはストレス要因と感情が戻ってきて、危機的行動に逆戻りしてしまうのです。

キャシーは大金持ちであると言い張る男性にインターネット上で出会いました。その男性は彼女に「外国」から写真を送ってきて、写っている彼は通常その国の名のついたＴシャツを着ているのですが、写真そのものは彼のリビングルームかもしれないような場所で撮られたものでした。数回にわたり彼女は彼に会いに行くために飛行機を予約しましたが、彼は土壇場でキャンセルしてきました。電話もない南米の雨林にいるはずだからというのです（もちろん、彼は同じ場所からメールしてきたのです）。ある時には、彼女は実際に彼の地元を飛行機で訪ね、数日間ホテルに滞在しましたが、その時になって彼は仕事でその街を離れていると伝えてきたのでした。

キャシーがこの男性について私の意見を求めたとき、私は人々に大金持ちなのかと尋ねておきながら身元調査をしないようなウェブサイトに参加している人は誰でも疑うと伝え、彼女が飛行機のチケットを購入しては彼にキャンセルを求められていることが気がかりだと伝えました。私は彼女にこのことを私と共に考えてみるように求め、彼女はこの男性が詐欺師である確率は高い、と言うことができました。アパートに戻ると、彼女は再び孤独になり、一人でいるのは我慢できないと感じました。彼女は、彼が自分は既婚者だと告げた後でさえも彼を追いかけ続けました。彼女にとってはオンラインで既婚男性とつながっている方が、一人ぼっちになるよりもましだったのです。ＢＰＤをもつ人の恋愛関係上のまずい選択の多くは、孤独を許容する能力の欠如が動因になっています。

第8章の重要な二つの提案を思い出してください。

- あなたの愛する人には能力がある――この危機を引き起こすことは回避できたはずだ――と想定しないように。キャシーは良い仕事についていて、コントロールする力があるように見えるかもしれませんが、特に他のストレス要因が彼女の不快感を募らせてしまうとき、彼女は一人でいることに耐えられないのです。
- 介入とコーチングのバランスをとるようにしましょう。絶え間ない介入はあなたを一文無しにしてしまい、あなた自身を止むことのない危機から出られなくしてしまいますし、あなたの愛する人が新たな危機の原因になる衝動的行動なしに問題解決を学ぶための力にはなりません。あなたがあなたの愛する人の能力が本当はどのようなものかを識別できるかどうか、確認しましょう。その人がどうしても自己非承認をやめられないのであれば、あるいは、あなたが個々の瞬間に感情を静めようとしてどのような手段をとってもその人が激しく感情的なままであるのなら、そのような出来事があった少し後に、専門家による治療の潜在的な利益を強調するための時間を見つけましょう。（白熱している瞬間にそうしても、たぶん効果はないでしょう）。あなたの愛する人にいくつかのことをする能力がないことを受け入れる練習も継続してください――怒りは、そこにある危機以上の速さであなたのエネルギーを枯渇させて、あなたの健康を蝕むでしょう。

時として、人間的と言えるのは介入することであなたの愛する人を助けることです。あなたは圧倒的なストレス要因が何であるかを調べて、それに対して援助できる方法を考え出そうとしてもよいかもしれません。例えばあなたはクルーズで大金を使う代わりに、週末に一緒に海辺に行こうとベラを誘うことができるでしょう。誰かを愛する人は、その人がストレス要因からの休息がとれるように、その人の子どもたちを映画に連れて行こうかと尋ねてもよいかもしれません。愛する人を助けるために何かしたいのであれば、ストレス要因がどこにあるのかを見極めて、それへの援助を試みてください。後から危機的行動の結果を変化させようとすると、図らずも危機的行動を強化しかねません。あなたの愛する人を危機的行動に対して脆弱にさせているもの（孤独、金銭的ストレス、身体的問題）について考え、そこに介入しましょう。

◈賢明さを促す三つの方法

キャシーのような人々は、自分では気づいてさえいない危機に巻き込まれ、しばしば助言を求めておきながら、いずれにしてもやっていたであろうことを行います。これは、そもそもこのような人たちが止むことのない危機に陥る際の道筋の一つです。すでに述べたように、時として連鎖を断ち切る唯一の方法は、激突が発生するまで待って、それからあなたの愛する人に治療を受けさせるために、あなたにできるすべてを行うというものです。しかしながら、これはあなたが意見を求められたときに意見を与えることを拒むべきだという意味ではありません。これが意味するのは、助言のリクエストに応える、よりポジティブで効果的な方法が存在するということです。

1. あなたの愛する人が「賢明な心」にアクセスするのを助けましょう。私たちが弁証法的行動療法で「賢明な心」と呼ぶものは、感情と合理性を合成したものです。賢明な心は、危機の始まりでも危機が大きくなっていく途中でも、どの時点でも使用可能です。目標は、愛する人に感情を蚊帳の外に追いやって理性だけを使わせることのように見えるかもしれません。これは感情的な人にとっては本当に難しいでしょうし、決断の際に感情を除去するように求めることはひどく非承認的になるので、その人は出てくる選択肢を考慮しないでしょう。そこで、その人が自分自身で感情と問題への論理的解決策を考察する方向へと導くことが効果的と言えるでしょう。

賢明な心にアクセスする方法にはいくつかあります。そのほとんどに呼吸法と、問題について「考える」こととは対照的な、内なる知恵に「耳を傾ける」ことが入っています。違いを理解するために次の実践練習を試してください。息を吸って吐きましょう。深呼吸のように呼吸を変えないでください。ただ自然に呼吸するのです。呼吸するとき、息を吸いながら、あなたを悩ませている何かについて自分自身に質問をしてください。息を吐き出しながら、答えに耳を傾けます。答えについて考えないように。ただ耳を澄ますのです。何も聞こえないときもあるでしょう。やり続けてください。遅かれ早かれ、答えが頭の中に飛び込んできて、あなたはそれを聞くことになるでしょう。これが通常、あなたの解決の知恵です。もちろん問題は、多くの場合、私たちは賢明な答えを知っていながら、その知恵に基づいて行動しないということです。これがＢＰＤをもつ人ではよくあるのです。忘れないでください。あなたの愛する人がこのように行動することを選ばないのであれば、自分の感じる苦悩に耐える以外にあなたにできることはないでしょう。けれども、あなたはあと二つ、他の選択肢を試すこともできます。

2.「プラス面とマイナス面」をやってみましょう。この技法は第4章で示しました。プラス面とマイナス面を比べる際の鍵は、問題のすべての面を見ることです。上記のクライアントの例なら、私はその男性と接触し続けることのプラス面とマイナス面、そして接触をやめることのプラス面とマイナス面を彼女に書き出させるでしょう。最初は、続けることのプラス面とやめることのマイナス面は同じであるように思われるかもしれません。しかしながら、完成すれば、異なる内容を目にするでしょう。完成した後、あなたの愛する人に一歩引いて見させて、「賢明な」解決策は何であるか理解させましょう。これは賛成票と反対票の量的な比較ではありませんから、答えを数えないように。最も力と知恵のこもっているものを探すのです。以下に挙げたのは、キャシーと既婚の「大金持ち」との関係に対する賛否比較です。

リストはだいたい同じ長さですが、どちらの行為が賢明かと考えれば、このプラス面とマイナス面の比較で、キャシーは接触をやめるほうが賢明だということが示されるのです。

	プラス面	マイナス面
接触を続ける	誰か話す人がいる 孤独でない 退屈しない 彼は妻と別れるかもしれない	他の男性に会えない 彼に傷つけられる 彼が結婚していることについての罪責感 彼を傷つけることへの罪責感
接触をやめる	彼の結婚を壊さない 罪責感がない 後で傷つかない 自分自身に対して気分が良い	話し相手がいない 新しい男性に「ときめく」わけではない 孤独になり、退屈する

3. 単純に、何をするのが賢明か尋ねましょう。もしあなたの愛する人が弁証法的行動療法を受けているのなら、用語に慣れているでしょうから、「あなたの賢明な心は何と言っていますか？」と質問してもよいでしょう。そうでなければ、ただ「ここで何をすることが賢明ですか？」と問いましょう。私にとっても驚くべきことに、感情が高まっている最中でも、人々は通常、何が賢

明な決断であるかを他人に伝えられるのです。繰り返しになりますが、私たち皆にとってしばしば難しいのは、知恵に従うことなのです。

◆あなたの愛する人が、気分を紛らわせること以外に、より良い方法を見つけられるように力を貸す

ＢＰＤをもつ人が、気づけば止むことのない危機の只中にいる理由の一つは、人生の中のネガティブな出来事を許容するのがその人にとって困難であるからです。ＢＰＤをもつ人は感情的にそのような出来事に脆弱であり、それまでの歴史から、そのような出来事に反応すれば苦痛を被るばかりでなく、自分の痛みは受け入れ不可能で恥ずべきものだと言われるであろう、と学んでしまっています。そのため、あなたの愛する人はある代替案が賢明な選択肢であると知っていながら、ネガティブな出来事のきっかけになるかもしれないので、その選択肢を採用できないでいるのでしょう。キャシーは一人ぼっちになる事態に直面しなければならないかもしれません。だまされたという恥に直面しなければならないかもしれません。何か難しいことが起こると、ＢＰＤをもつ人は問題あるいはつらい感情から逃げ出すか、回避したくなります。実際、私たち皆がこのような衝動を抱えています。もしあなたの可愛がっているペットが死んでしまったら、あな

たは嘆き悲しまない方が好ましいと感じるかもしれません。結局のところ、嘆くことは痛みを伴います。けれども、あなたはそれを経験します。なぜなら、そうしなければならないと知っていて、それを乗り越えて生き延びられるとわかっているからです。ＢＰＤをもつ人は、自分の悲嘆に押しつぶされてしまうと考えます。生きてはいけないと本当に信じてしまうので、嘆き悲しむことを避けるために必要なことは何でもするのです。キャシーも、孤独だ・馬鹿だと感じることを回避するために同じことをするかもしれません。

私はクライアントに、問題はネガティブな人生の出来事から逃げようという衝動だ、と言っています。なぜなら、クライアントたちの安心を得るための手段が非常に多くの場合、とても問題のあるものだからです。解決策は、ＢＰＤをもつ人にとってはかなりの実践練習を要するものですが、とてもシンプルです。自分自身の気持ちを紛らわす、穏やかな方法を発見するのです。私たちは実際それについて考えもせずに、これと似たことを数多く行っています。

- 本を読む
- 映画に行く
- テレビを見る
- 友人を訪ねる

- チャリティー活動をする
- 数独パズルを解く
- 編み物をする
- 部屋にペンキを塗る
- 家を掃除する

これらはすべて、逃げようとする衝動を感じるとき、ネガティブな出来事から気を紛らわせるために行える習慣として、愛する人に提案できそうなものです。あなたの愛する人に、何でもよいので自分が全神経を傾けてできるとわかっていることをするように言いましょう。これは本当に効果的です。ＢＰＤをもつ人にとっての問題は、気を紛らわせることが長期的な感情の修正にはならないということです。あなたの愛する人が自分自身の気を紛らわせるのをやめるとき、苦悩が全勢力で戻ってくることが多いでしょう。そうなるとしても、気分を紛らわすことの目的は、バーに行って泥酔することが慰めとなるのと同じで、一時的な安堵感を得ることなのだ、とその人に思い出させてください。違いは、部屋のペンキ塗りやチャリティー活動にはほとんどネガティブな結末がないということです。

長い目で見れば、ＢＰＤをもつ人は能動的に問題を解決する方法を学ばなければなりません。

気を紛らわすのでは、一時的に感情を緩和するだけです。けれども、気を紛らわせることと賢明な心は、問題解決が可能になる程度にまで感情を静めてくれる場合が多いのです。その時には、第７章の問題解決方法を使うよう、あなたの愛する人を手助けすることができます。

止むことのない危機の要は、それが持続不可能だということです。人々は危機を終わらせる方法を見つけなければなりません。ＢＰＤをもつ人はこの危機を終わりにするという結果をもたらすような行動をとるか（自殺企図）、全面的にシャットダウンしてしまうでしょう。私たちはこの両者を「悲嘆の抑制」（inhibited grieving）と呼びます。これが次章のテーマです。

第10章　「何の問題もありません――私は元気です」

あなたは物事に対するサラのリアクションに困惑しています。彼女は人生の悲しみを経験していないかのように見えるときがあります。けれども、人生が思うようにいかない絶望感に圧倒されているときがあることも知っています。あなたは、彼女にいろいろな感情が高まっているはずだと思えるときに、彼女が目に見えて感情を抑制するのを目にするのです。彼女は次々に危機を経験することと、全く感情をもたないことの間を行ったり来たりしているようです。

感情の多弁とも言える表現は、しばしばＢＰＤをもつ人にとって感情がどれほど圧倒的に感じられるかを反映しています。しかし、ある人が圧倒的な感情を長年にわたって感じてきたのであれば、時として異なる種類の行動が出現します。典型的に、ＢＰＤをもつ人は人生を通して重大な喪失を経験してきています。時には自分にとって大切な人を失います。しばしばコントロールの感覚を失います。ＢＰＤをもつ人の人生を特徴づけている混沌状態により、喪失が起きていないときでさえも、それを予期するように導かれてしまうことがあります。そのため、サラのような人は自分が批判されている、疎外されている、軽視されていると感じるときにはいつでも、喪失感を抱きかねないのです。喪失が現実であろうと空想であろうと、当然ながらこれらの人たちはとてもネガティブに反応します。人生の中での喪失が時間とともに蓄積するにつれて、その人の経験は「人生は悲しみで満ちている」になります。蓄積された喪失は二つの異なる影響をもつことがあります。

Ⅰ. ＢＰＤをもつ人は喪失に敏感になる。特定のネガティブな感情的リアクションを何度も何度も経験すると、私たちは通常それを誘発する出来事に敏感になります。もし大きな黒い犬に遭遇するたびに噛まれてしまったならば、やがてそのような犬を見るたびに即座に、そして激しく恐怖を感じるようになるでしょう。ＢＰＤをもつ人が喪失を経験していると思い込むときにも同じことが起こります。敏感さのせいで、あなたの愛する人は現実の喪失あるいは空想された喪失に強く反応します。ペットを失ったとき、ほとんどの人が最終的にはその喪失から回復しますが、

ＢＰＤをもつ人は回復しないかもしれません。あるいは、特定の状況であなたが「その人の肩をもつ」べきなのに、味方のように振る舞わなかったとＢＰＤをもつ人が信じているのであれば、その人は恐ろしい喪失を被ったかのように反応するかもしれません。

2. ＢＰＤをもつ人は喪失の処理をやめる。喪失が蓄積するにつれて、あなたの愛する人はあまりにも悲しみに圧倒されてしまい、どの喪失も処理するのをやめてしまうかもしれません。愛するペットが死んでしまったり、結婚生活が終わってしまったりしても、喪失に対する感情的リアクションがないのです。調査研究で、心的外傷後ストレス障害の人たちと同様、ＢＰＤをもつ人は若い頃に多数の甚大な喪失を経験していることがわかっています。しかし、生まれながらの感情の過敏さのせいで、後にＢＰＤを発症する若い人たちはそれらの喪失から回復しないのです。時間と経験が、まずい意思決定と相まって、喪失とその結果の悲嘆を次第にこじらせてしまいがちです。悲嘆と悲哀の長期的なパターンがあまりにも圧倒的になって、感情の経験を全面的に回避するのではなく、ただ喪失を処理するのをやめてしまうのです。

圧倒的な悲しみに感情の回避が加わって

問題は、ＢＰＤをもつ人が圧倒的な悲しみを経験しながらも、感情の経験を回避することです。私たちは誰もが、感情からの唯一の出口は感情を経験することだと理解しています。しかし、ＢＰＤをもつ人は感情が敏感であるためと、概して悲しみと嘆きに満ちた生活をしているという現実のせいで、しばしば感情を恐れています。それゆえに感情の経験から逃れようとするのです。人生の中で避け難い喪失が起こると、喪失の悲しみを許容できず、嘆き悲しむことを避けるという反応をします。あなたの愛する人が最初に示す喪失への反応が無感情という場合があるでしょう。しかし、あなたがその後しばしば目にすることになるのは、その人が極度の感情の覚醒（泣く、など）と極度の感情の回避（全くの無表情）の間を交互に揺れ動くというものです。

あなたはあなたの愛する人が飲酒、自傷、逃亡などの衝動的行動をして感情から逃げようとするのを目にするかもしれません。これが前

ＢＰＤをもつ人がたぶん悲嘆を感じているとあなたにはわかっているときに、彼らは極度の悲しみを表現することと、全く感情を表現しないことの間を交互に揺れ動きます。

章で描写した止むことのない危機のパターンです。あるいは、その人は感情的にシャットダウンすることによって逃避するかもしれません。前に説明したように、抑圧された感情はいよいよ出てくるときには不可避的に「爆発」してしまうので、極端な感情の覚醒と感情のシャットダウンとの間での循環が発生します。ＢＰＤをもつ人は未経験の喪失の上に次々と別の未経験の喪失を積み重ねるのです。これらの感情は次第に回避がより難しくなり、他の感情的な経験を悪化させ、その循環は膨らんでいきます。

ネガティブな感情が決して終わらないという信念

あなたの愛する人は、苦痛な感情は永遠に続くと信じているので、そのような感情を経験することに抵抗するのかもしれません。私の継父が亡くなったとき、私は本当に悲しく感じました。しかしながら、私はそれ以前にも喪失を経験していました。私の実父は私が二十歳のときに亡くなりました。父の喪失を嘆き悲しむことはとても困難でしたが、実際にそうしたからこそ、哀悼の時期は終わったのです。私は悲しみの中で溺死せずに嘆き悲しむことができると学んだのです。継父が亡くなったとき、私は経験を通じて自分は嘆き悲しむことができるし、悲しみは永続しないと学習していましたから、悲しみを経験することに前向きになれました。しかしながら、BPDをもつ人はその経験をもっていないのです。溺死させるぞと脅かすような感情の津波に巻き込まれる経験はしています。そのような人にとって、悲嘆の結果は際限がなく、壊滅的なものに見えるのです。実際に、しばしばBPDをもつ人は悲嘆が決して終わらないという経験をしています。

BPDをもつ人の多くは、自分の内側は感情の塊であるかのように感じると私に言います。自分自身を感情の毛糸玉として見ているのです。ネガティブな感情の糸を引っ張ると、感情を止めることは決してできず、毛糸玉がすっかりほどけてしまうのではないかと恐れています。多くのクライアントが、自分は泣き出してしまったなら決して泣きやまないだろうと私に言いました。ネガティブな感情で溺れ死んでしまうという恐怖を感じるのだから、ネガティブな感情を経験し始める必要さえないということです。

感情に対する過敏さのせいで、BPDをもつ人は自分の感情が簡単に制御不能になることを幼い頃に学びます。この障害を研究している科学者たちは、悲しみと嘆きが特にBPDをもつ人には制御不能に感じられることを発見しています。そういうわけで、弁証法的行動療法で感情調整技能を人々に教えるとき、私たちはクライアントに、この障害は人々を感情恐怖症、特に悲嘆恐怖症にする可能性があると伝えるのです。あらゆるネガティブな感情がシャットダウンの原因になり得ますし、シャットダウンの原因が悲嘆であるということもあります。弁証法的行動療法で、私たちはこのシャットダウンを悲嘆の抑制と呼んでいます。

悲嘆の抑制をどのように認識するか

もしあなたの愛する人が感情を回避しているのなら、悲嘆の抑制を認識する方法が数通りあります。先に触れたように、衝動的行動は多くの場合、ある人が感情をシャットダウンしようとしている兆候の一つです。悲嘆の抑制を認識する別の方法は、その感情と共に現れると予期される顔の表情や身体言語が欠如しているというものです。

◈顔の表情と感情的な身体言語の欠如

悲嘆を抑制している人は通常、無表情で、感情を全く表さないでしょう。あなたは特定の状況で予期されるような感情の証拠を何ら目にしないでしょう――これは、その時の状況がサラに絶望を感じさせるだろうとわかっていたのに、サラの感情が一見欠如していることに、あなたが困惑したのと同じです。

すべての感情にはそれと関連する生理的表現が組み込まれています。これらの表現は普遍的なものです。あなたがヨーロッパ東部のウクライナの幼稚園に子猫を連れて行った場合に子どもの顔の表情から読み取れる感情は、南太平洋の国フィジーの幼稚園に子猫を連れて行った場合と同じでしょう。子どもたちは微笑むでしょう。飛び跳ねるでしょう。目が大きくなって輝くでしょう。あなたの方に向かって走ってくるでしょう。子どもたちの喜びの表現は明らかでしょう。あなたはその感情に名前を付けることができますし、子どもたちを座らせて、それに幸せという名前を付けるようにと教えることもできるでしょう。その後、子猫を連れ去れば、ウクライナとフィジーの子どもたちは再び同じように感情を表現するでしょう。顔をしかめたり、泣いたりするかもしれません。悲しみの言葉を使うでしょう（「ねえ、お願い、連れて行かないで」）。子どもたちの顔は目元と口元が下がり、悲しみを示すでしょう。悲しみは通常、泣くことで表現されます。その人の生理的覚醒が鈍くなるので、たぶん子どもたちは跳ね回る代わりに足を引きずり始めるという具合に、動きが遅くなるでしょう。大切な点は、ある人が悲しんでいるとき、私たちは通常、その人が悲しいとわかるということです。

あなたの愛する人が悲嘆を抑制しているとき、その人は全く感情を示さないかもしれませんし、その経験と関係していない感情を示すかもしれません。その感情を感じていることを伝えないでしょう。もし悲嘆の抑制状態にある人に、ある合図に関連して何を感じているのか質問すれば、その人は「何も感じていません」と言うでしょう。悲しそうにも見えず、悲しみを認めもしないでしょう。これは見せかけのコンピテンスの場合は、「悲しく感じています」と言うでしょうが、とても悲しいように見えるわけではなく、そのように聞こえもしません。悲嘆の抑制の治療法は、あなたの愛する人が悲しみを経験することです。見せかけのコンピテンスの治療法は、あなたの愛する人が正確に悲しみを表現することです。

悲嘆の抑制と見せかけのコンピテンスの一つの違いは、前者ではその人が全く悲しみを表現しなかったり認めなかったりする一方で、後者ではその人が言葉では悲しみを表現するものの、非言語的には悲しみを示さないということです。

人々が悲嘆を抑制しようと試みる様子

悲しみと嘆きをシャットダウンするＢＰＤをもつ人は、二つの方法で感情を回避しようとするでしょう。その二つとは、感情の内的経験を回避する方法と、感情の外的合図を回避する方法です。

◆感情の内的経験を回避する

あなたの愛する人は悲嘆を抑制しているとき、全く感情を示さないかもしれません。あるいは、その経験に関係のない感情を示すかもしれません――たった今起きたことが、普通ならばその人を悲しませるとわかっているときに微笑むといった具合です。このリアクションは以下で詳しく論じますが、第8章で論じた、調和のとれていない、あるいは曖昧な感情表現と同じものではありません。ＢＰＤをもつ人が見せかけのコンピテンスを示しているとき、その人はたぶんその感情を経験しているのですが、外側にはそれを示していないか、あるいは正確には示していません。私たちはこれを感情のマスキングと呼びます。悲嘆の抑制では、あなたの愛する人は感情を全く経験していません。悲しみと嘆きをシャットダウンしていることに気づいていることもあれば、あまりに自動的なので、感情の経験を回避していると認識さえしていないこともあるでしょう。

感情の内的経験の回避は通常、意図的なものではありません。それは時間をかけて学習されたものです。多くの人にとって、悲しみをシャットダウンすることはほとんど反射的なものとなります。もしあなたの愛する人と話していて、突然その人の顔から表情が消えて感情表現がなくなったなら、その人はそうしていると意識しないままに感情を抑制しているのかもしれません。

ＢＰＤをもつ人は、感情の内的経験を意図的に回避することもあります。あなたの愛する人はペットの死を止めることはできませんが、悲しみがその人の内にわき起こってきたとき、即座にそれを回避するかもしれれません。「悲しむことはしません。悲しみがやって来ると感じた瞬間に、それをシャットダウンするのです」と言った私のクライアントがいました。帰宅して一人ぼっちで感情とだけ一緒にいるような事態を避けるために外出して泥酔するとき、人々は意図的に感情を回避または抑制しているのです。

しかしながら、時として、ある状況であなたが予期するような感情を表現していないBPDをもつ人は、第8章で論じたように感情をマスキングしています。経験しているのとは違う感情をあなたに示したり、（テレビのクイズ番組の審判のように）何の感情も示さなかったりするかもしれません。では、感情を隠していることと感情を全面的に回避していることとの違いは、どうすればわかるのでしょうか？　愛する親の葬儀で、悲しみや喪失を表現せずに「やるべきことをやっている」人と、葬儀の場でほとんどショック状態になっている人や、葬儀に参列さえしない――けれども、悲嘆を感じるのを全面回避するために近所のバーに出かけて飲んでいる――人との相違を考えてみてください。

解　離

時として、あなたの愛する人はあなたに、自分は「大丈夫」で、何も問題はないと言うでしょう。

他の人たちが感情を表現している葬儀のような場でさえ，ＢＰＤをもつ人はしばしば悲しみを抑制し，全く悲しそうに見えません。これは，時として悲嘆を抑制するときに解離しているからかもしれません。基本的に，解離は意識を感情から離して感情をシャットダウンすることです。私たちの誰もが解離を経験します。白昼夢は低度の解離です。第1章で記したように，「自動操縦」で慣れた道のりを運転し，食料品店から自宅までどのように移動したか記憶していないというのも同じことです。私たちの意識的な頭が私たちの身体と感情からしばらくの間離れるのです。重度に解離している人は，身体の機能は正常に働いていても，何時間も座ったまま何もしないかもしれません。解離しているとき，人々は現在の瞬間を経験するということをしていません。トラウマ体験がある人は時として，そのトラウマを思い出させる合図が存在するときに解離してしまいます。

解離には多くの理由がありますが，あなたが知っておくべき大切なことは，「ぼうっとしている」ときや「気が抜けている」とき，人々は感情を経験していないということです。もちろん前に触れたように，これらの感情はしばしば未経験のままに蓄積し，後には噴火して極度の危機を生み出すでしょう。しばしばＢＰＤをもつ人は，感情からの逃避を助けてくれる衝動的でリスクの高い行動をしがちです。危機を増大させている行動と感情の回避を助ける衝動的行動の間を揺れ動いているうちに，感情と感情に関連した問題がエスカレートしていくのです。

別の感情へのシフト

時として、人は別の感情を経験するという手段で、ある感情を回避します。もし本当に悲しんでいて、それから怒ったという経験が一度でもあるなら、怒りは悲しみよりも（もっと適切な語がないのでこう言わせていただきますが）快適または対処しやすいと気づいたのではありませんか？　あなたは怒りが悲しみを回避することを助けてくれると学んでいたのです。ここで、あなたが大切にしている人が激しく怒っているときのことを考えてください。時として、怒りはきっかけとなる出来事に関係しています。誰かがあなたの妹を理由もなく叱れば、彼女は腹を立てます。しかしながら、多くの場合、怒りは他の不快な感情をシャットダウンする機能も果たします。あなたの愛する人は職場で問題を抱えていて、失業するかもしれません。仕事を失う悲しみは完全に理解可能な感情です。帰宅して、その人はあなたに自分の気持ちを話し始めますが、すべての同僚と上司にとても腹を立てています。怒りは主として失業に対するものかもしれませんが、あなたの愛する人が失業の悲しみを感じないようにするためのものである可能性が高いのです。

もしあなたの愛する人が本当は悲しみを経験しているのに、怒りや他の感情でそれを回避しているとあなたが考えるのであれば、悲しみを承認しましょう。その人は実際には悲しみを経験しているのに、怒りを表に出しているのだとは言わないように。そう言えばその人を承認しないことになり、おそらくは爆発につながるでしょう。代わりに、「これが私に起こったら、私は本当に悲しく感じるでしょう」のようなことを言って、反応を観察しましょう。時には正常な反応を述べることで、あなたの愛する人を感情へと導くことができます。その人は、「へえ、あなたはそうでも、私は悲しくないの。私は腹が立っているのよ」と言って、あなたの言うことを否定するかもしれません。口論しないように。もしあなたの言うことを聞いてくれるようであれば、悲しみがいかに恐ろしく圧倒的であるかについて話しましょう。その人を悲しみの中で溺れさせはしない、と伝えましょう。

◆悲しみの外的な合図を避ける

あなたの愛する人が悲嘆を抑制しようとしているのであれば、悲しみを引き起こすあらゆる外的な合図を回避するかもしれません。その合図は悲しみを誘発する出来事である可能性がありうる。悲しみを引き起こす状況を避けるということは、あなたの愛する人は何らネガティブな感情を経験する危険がないように環境をコントロールしようとしているのかもしれません。かつて私には、縁が切れてしまった父親と関係をもちたいと望むクライアントがいました。多くの点で、彼女は父親と疎遠になっていることで苦しんでいました。しかしながら、父親が自分を訪ねてくるようにと招待してくれたとき、彼女はいつも断りました。私のクライアントの人生に関わっている他の人たちは、「みじめになりたがっているのだ」と彼女を責めましたが、現実はまさに逆でした。彼女はその関係がうまくいかず、もう一度父親を喪失するのではないかと非常に怖がっていたため訪問する気持ちになれなかったのです。

あなたは、あなたの愛する人が過去の悲しみや喪失に関連する場所、人々、物を避けることに気がつくかもしれません。私のクライアントで、ユダヤ教の礼拝堂に行こうとしない人がいました。彼女の祖父がユダヤ教の聖職者で、亡くなっていたのが理由でした。礼拝堂で聖職者を目にした際に起こってくるであろう当然の悲しみを経験したくなかったので、彼女は礼拝に行くのをやめてしまいました。礼拝に参加しないせいで、そのクライアントはより孤立し、より悲しく、（宗教上の慣例に従わないことによる）罪責感、恥を感じるようになりました。次にはこれらの感情を回避しなければならなくなり、家族が安息日の夕食会を開く金曜日の晩、彼女は酒を飲み始め、宗教的な週が終わる土曜日の夜まで飲み続けていたのです。クライアントの家族が、どうなっているのか彼女と話し合おうとしたとき、彼女は無表情に反応して口を開こうとしませんでした。彼女の母親は彼女がすねて非協力的になっていると考えました。現実はというと、彼女は自分の感じている感情を避けていたのです。悲しみを引き起こす環境的合図を回避することの繰り返しになっていて、そのことが回避すべきネガティブな感情をさらに多く引き起こし、それが彼女の家族の疑問につながり、そしてまたそれが回避すべきネガティブな感情をさらに引き起こしていたのです。この循環は続いていきましたが、もちろん永遠には続きようもありません。彼女の家族が、何が起きているのかをはっきりさせようとして彼女に会いに来ました。そこで彼女は寝室に鍵をかけて閉じこもり、薬を大量服用して、最終的には地元の病院の集中治療室に運ばれたのです。

悲嘆の抑制に関してすべきこと

家族メンバーとして、たぶんあなたには愛する人の悲嘆の抑制を「治療」することはできないでしょう。愛する人が感情をシャットダウンしているのであれば、承認こそあなたが使える最善策です。

◆あなたの愛する人が経験していそうな感情——そしてそれを感じることがいかに大変か——を承認する

その人が感じているに違いない感情を承認し、そのような感情を経験することがいかに苦しいかを承認しましょう。弁証法的行動療法を行ってきて私たちにわかったことは、セラピストによる極端な感情的リアクションは、ＢＰＤをもつ人を一つの極から他方の極へと押しやる可能性があるということです。このことはＢＰＤをもつ人を愛する人たちにも当てはまります。もしあなたの愛する人が離婚の調停中なのに、その喪失に対処するうえで必要な悲しみを感じていず、毎晩酒を飲んでいるとしたら、あなたは自分自身の感情的リアクションを穏やかにしなければなりません。あなたがあなたの愛する人のことでひどく悲しくなり、その人にそれを伝えたりすれば、その人は感情を回避するために何か本当に衝動的なことをして危機を永続化させるかもしれません。その一方で、あなたがその人の状況に「本物の」悲しみで反応しなければ、あなたはその人の悲しみの経験を承認しないことになるか、その人は自分が過剰反応しているのだと考えて、衝動性と自己非承認の方向に動いていくでしょう。

◈希望を生み出す

二つ目にすべきことは、あなたの愛する人のために、その人は今経験している現在の悲しみを乗り越えて生き延びられるという希望を生み出すことです。どのような喪失がきっかけであったとしても、現在の危機を乗り越えて生き延びることは可能です。あなたの愛する人にその気があればあなたは失われたものを認めるようなやり方で、現在のその人の生活を再生するための解決策を提案することができます。「あなたの結婚生活が終わってしまってから、何もかも変わってしまったように感じられることはわかります。そうです、あなたの人生は本当に変わったのです。新生活を始めながら前の生活にも敬意を払うために、今すぐできることを考え出すお手伝いをしましょうか？」のようなことを言いましょう。第4章で手順を示した五つのステップのプロセスを思い出してください。もしあなたの愛する人があなたと一緒にいて素直に嘆き始めたら、その人がその感情を回避せずに経験するのを手伝いましょう。もしその悲嘆が誰かを失ったことに関係するのであれば、その人にその感情を経験しながら思い出を語ってもらいましょう。その人が感情のシャットダウンを始めたら、身体内で何を感じているか質問しましょう。感情は身体感覚なのです。感情を経験したいのであれば、あなたの身体で感じていることを自分自身に問い、感覚に注意を払ってください。

自分の悲しみは決して終わらないと考えている人に代わって、あなたが希望を維持してあげられるのです。

◆感情表現がないことで感じる安堵の感覚を受容する

時として、あなたの愛する人が永続的な危機状態にあるとき、その人がすべての感情をシャットダウンすると、ある種の安堵を感じてしまいやすいでしょう。自分が安堵感を経験していることを認めましょう。しかしながら、感情の抑制は私たちの誰にとっても効果的な対処技能ではなく、愛する人の惨状から出てきたものだと理解することが大切です。

◈エクスポージャー（曝露）療法を探す

悲嘆の抑制を克服する唯一の方法は、実際にいくつかの感情を経験することです。しかし、これまで学んできたように、BPDをもつ人は感情そのものも感情を引き起こす出来事も回避します。行動療法は、（感情的合図への）エクスポージャー（曝露）と呼ばれる技法を提供しています。これは、BPDをもつ人が悲しみや嘆きのような感情を回避するのではなく、経験するように援助する技法です。エクスポージャーは精巧で難しい技法ですから、あなたに今ここで教えるつもりはありません。あなたの愛する人が人生の中でトラウマを経験してきているなら、エクスポージャー療法の訓練を受けた人に治療してもらうことも有益でしょう。

けれども、ある人に感情を経験させるということは、「感情を外に出す」ことと同じではないと理解してください。私はテレビで活躍する心理学者たちが人々に「すべて外に出す」必要があるのだ、と説くのをしばしば耳にします。まるで感情がその人の内部のどこかに幽閉されている

「もの」であり、解放されなければならないかのような言い方です。行動主義者として、これは私の信じるところではありません。過去の悲しみのすべてを吐き出すことで、その人の気分が良くなるという証拠はありません。実際、これを行うことはBPDをもつ人を悪化させるかもしれず、自殺行動の増加につながるかもしれません。究極の目標は、感情が積もり積もってしまい、長い目で見てさらなる悲劇を引き起こさないように、生活の中で感情が生じたときに、あなたの愛する人がそれを全面的に経験するよう手助けすることです。承認して、希望を表現し、激しい感情表現がないことで安堵しているあなた自身を許し、愛する人に専門家の治療を受けさせられるかどうか試してください。第III部では、あなた自身の感情への対処と、専門家による治療の見つけ方について説明します。

第Ⅲ部　危機への対応と援助の求め方

第11章 あなた自身の困難な感情に対処する

どのような人間関係においても、私たちはありとあらゆる感情を体験します。BPDをもつ親や子、兄弟姉妹、配偶者に対処するときには、強烈な感情を経験するとしばしば報告されています。人々の間で起こる交流は、相互作用と感情がどの程度高まっているかで強まりもすれば薄まりもします。もし同僚があなたに怒っていて、何か残酷なことを言うと、あなたにはたぶん感情的リアクションが生じるでしょう。そしてそのことが、それがなかった場合とは違う相互作用を同僚との間で引き起こすでしょう。たぶん以前よりもあなたは慎重になり、怒りや防衛で反応しようとするでしょう。当初の感情を刺激した出来事とは無関係な他の誰かとの間でも、感情的に敏感になったり、反抗的になったりするかもしれません。このような交流が展開していって、通常は一日の仕事が終わり、そしてまた翌日になれば、私たちはやり直すのです。何事もなく真空の中で生きている人はいません。

愛する人が本当に感情的になったときのことを考えてみてください。感情的な覚醒度が高まったとき、あなたの感情的覚醒度も高まりましたか？　その人が怒っていたとき、反応としてあなたも怒りましたか？　そうであれば、あなたの怒りがもちろんその人の興奮を増し、そうしてあなたの興奮も高まる、といった具合になったことでしょう。その後はどうなったでしょうか？　あなたは自分自身に怒りを感じましたか？　あるいはその人に怒りを感じましたか？　自分の振る舞いに罪責感を抱きましたか？　もしあなたが親であれば、過去にあなたがしたことで、愛するわが子の現在の問題あるいはＢＰＤという診断の原因になったとあなたが考えることについて、罪責感を経験しましたか？　たぶんあなたは、愛する人の破壊的行動あるいは自殺企図の原因になるようなことを言ったか、してしまったのではないかと心配したでしょう。あなたは、愛する人の人生も、それに次いであなたの人生も、心に描いていたようにはなっていないので、絶望や悲しみで一杯だったかもしれません。

本当に苦しんでいる人と関わっているときに広範囲の感情を経験することは、ごく正常なことです。愛する人が末期の病気であれば、その人がどのような感情表現をしても、それは受け入れられます。しかし、私たちの文化では、精神疾患や行動障害の人たちに対処するときには、その感情的反応を正常に受け止めることが難しくなります。私は本書の先の方で怒りと悲しみについて論じました。なぜなら、これらの感情がＢＰＤをもつ人との個人的相互作用と、そのような相互作用の直後の余波の要因になることが非常に多いからです。そしてまた、調整されていない怒りは、その瞬間にも後々にも、あなた方双方にとってひどく有害になり得るからです。第4章では、これらの反応に対処するために、慈心、受容、そして反対の行為と呼ばれる技能を使用できると述べました。しかし、ＢＰＤをもつ誰かを長い間大切に思ってきて、危機に次ぐ危機に対処してきて、いつになったらすべてが終わるのかと絶望を感じているときに、別の感情がその背景に潜んでいて蓄積することがあります。その感情とは、罪責感、恐怖、絶望であり、それらがこの章の主題です。

> 大切に思う人が深刻な身体疾患を抱えているときとちょうど同じで、愛する人が行動障害を抱えているときに広範囲にわたる感情を経験するのは正常なことなのです。

検証されていない罪責感の落とし穴

罪責感は定義上、私たちが自分自身の倫理規範や価値観に違反する行動をしたときに経験する感情です。罪責感は与えてしまった害への補償をしたいという気持ちを起こさせます。補償は、罪責感と呼ばれる感情による行為です。子どもが母親を怒らせると、子どもは事態を改善するために絵を描いたり花をもってきたりするでしょう。百貨店で誰かの足を踏んでしまったなら、あなたは一瞬の罪責感を経験して、それが補償につながるでしょう。足を傷つけてしまったかもしれない人に「すみません」と言うのです。罪責感は私たちが他人を害することを防ぎ、私たちの行動と状況に釣り合っているならば、非常に重要で効果的な感情です。

ＢＰＤをもつ人は、しばしば制御不能の罪責感をもっています。あらゆることに関して罪責感をもち、世界のすべての痛みや間違いを吸収し、自分がそれらの原因だと信じてしまうか――私のＢＰＤとの経験は大半がこれです――、あるいは他人に与えた苦痛を理解せず、ほとんど何の罪責感をもっていないか、どちらかなのです。ＢＰＤをもつ人とのセラピーの一部は、その罪責感を理解させることを目的にしています。それが自己嫌悪と自己非承認を減らすのです。あなたの愛する人がセラピーを受けているのであれば、その人は罪責感と罪責感のいとこに当たる恥の感情に取り組んでいる可能性が高いでしょう。恥については本書の前の方で詳しく論じました。

罪責感はＢＰＤをもつ人によく見られますが、この障害をもつ人を愛する人の間でも蔓延しています。そして、主として検証されないままであることが多いという理由から、同じように有害になり得ます。あなたが罪責感を抱いたときには、店で誰かの足を踏んでしまったときと同じように自動的に、考えもせずに、補償をしようとするかもしれません。あるいは、あなたの罪責感が即座にあなたに恥を感じさせるのであれば、あなたは罪責感を覆い隠そうとして、何の穴埋めもせずに先に進もうとするかもしれません。この両方の反応が、ＢＰＤをもつ人に対処するにあたって問題となることがあります。

罪責感は二つのタイプに分けることができます。妥当なものと妥当ではないものです。罪責感が検証されないままでは、自分が感じているのがどちらなのかわからないので、検証が大切です。それによってあなたがどのように反応しがちであるかが明らかとなるからです。もし罪責感が妥当なものではないのに妥当であるかのように振る舞うと、あなたにとって役に立たない補償をしようとしてしまうかもしれません。もしあなたの罪責感が妥当なものと判明したけれども補償をしようとしなければ、愛する人との交流をポジティブな方法で変えるチャンスを逃してしまっているかもしれません。

罪責感が妥当かどうかを判断するのは容易ではないように思われるかもしれませんが、妥当な罪責感と妥当ではない罪責感の違いを定義できれば、あなたがもつ罪責感を検証して、どちらであるか解明するのは難しいことではありません。妥当な罪責感は、あなたが自分の価値観や倫理観に反する行動をしたときに出現する罪責感です。そこで、あなたが友人との昼食の約束をすっぽかしてしまったとして、あなたが重視していることの一つが人と約束して待ちぼうけを食わせないというものであったなら、あなたは妥当な罪責感を経験するでしょう。それでは、どうやって妥当ではない罪責感を認識すればよいのでしょうか？　この罪責感は、根拠のない罪責感――自分の価値観や倫理観に違反することを何もしていないのに感じる罪責感――だと考えてください。

◈必要とされていないときに補償をしようとすること

私は、ＢＰＤをもつ誰かを愛している多くの人々が妥当ではない罪責感に基づいて行動するのを見てきました。これは、その人自身にとっても、ＢＰＤをもつ人にとっても、二人の関係にとっても有害です。愛する人に対する罪の意識を感じて事態を改善しようとしたか、補償をしようとしたことはありますか？　おそらくあなたは効果的で自分の倫理観の範囲内にあることをしたのでしょうが、それでも結局は罪責感をもってしまったのです。あなたの娘が水曜日の午後十一時に電話をしてきて、酔っ払っているとしましょう。彼女は自分の子ども時代についてあなたと話したいと言うのですが、漫然と話していて、酩酊から感情を露にしています。あなたはあなたの限界を伝えて電話を切ります。それから、そのようにしたことに対して罪責感をもつのです。彼女がいかに孤独かを思い、彼女がいかに感情的になっているかを思い、自分には彼女の子ども時代について話す「義務がある」と考えるのです。この罪責感への反応として、あなたは二つのことをする可能性があります。

1. 娘に電話をかけ直し、娘はたぶん翌日になればその会話を思い出せないでしょうが、話をする（そして当然ながら、彼女に電話をすれば、「飲酒して電話をかける」ことを強化してしまうでしょう）。
2. 次回、彼女が何かあなたが与えたいとは思わないようなものを必要とするとき、そうすることが賢明でなく、彼女にとっても有益ではないと知りながら、与えてしまう。あなたは妥当とは言えない罪責感から行動しているのです。

私がかつて担当した女性は、夫と喧嘩をし、喧嘩の場から離れるために浴室に行き、入浴しました——動揺を与える出来事に対するポジティブで有益な反応の仕方なので、私はこの反応を機能的行動と呼ぶでしょう。しかしながら、彼女は浴室にいるときに入浴剤を出そうとしてキャビネットを開け、鎮痛薬を目にしたのです。彼女はこの薬を大量服用し、精神病院送りとなりました。入院期間中、彼女と夫はカップル療法の面接を受け、私のクライアントは夫に、喧嘩をしていなかったら決して大量服用などしなかったと言いました。

退院して、彼女が帰宅すると何十本ものバラが用意されていて、夕食もできていました。夫は毎日家の掃除もしてくれていました。もちろん最終的には通常の生活に戻りました。彼女の夫は掃除や料理をやめ、バラもしおれてしまいました。その次に二人が意見の不一致をみたとき、彼女は浴室に行って大量服用をしました。再び夫は花を買い、行動を変えました。私が彼にそのようにした理由を質問すると、彼は妻が入院したことに罪責感があったと言いました。彼はそれが自分のせいであったと信じていて、状態を良くしなければならないと信じていたのです。私は彼に意見の不一致については罪責感があるかと聞きました。彼は意見の食い違いはどのような関係でもあると知っているし、どのような形であれ彼女に怒鳴ったり、罵ったり、脅かしたりはしていないと言いました（この主張は彼女も認めました）。口論につい

> 妥当ではない罪責感があると、あなたの愛する人に対する行動は効果的ではなくなりますが、罪責感はそのまま残ってしまい、あなたの意思決定を邪魔して、あなたを苦しませるのです。

ては実際に罪責感がなかったのですが、結果としての入院に関しては罪責感があったのです。

私は、彼の罪責感は妥当ではないし、妥当ではない罪責感から出た彼の行動（バラ、料理、掃除）は実際には妻の行動を強化し、彼女の自殺傾向や入院を増やすように機能していたのだ、と彼が理解できるように説明しました。彼が口論中に罪責感をもつようなことを言ったならば謝罪して修復し、しかし彼女が大量服用をした場合には、病院から出たときに花を買ったり行動を変えたりはしない、ということを話し合って決めました。これは彼にとっては難しいことでした。彼女が入院したときに本当に不快に感じたからです。花を買わないことや、短期的に事態を「好ましく」しようとしない場合に感じる罪責感を許容できるよう指導するために、彼に別のセラピストをつけなければなりませんでした。私たちの面接では、彼の行動変化が長い目で見れば事態を「好ましく」するであろうと理解することに焦点が当てられていました。私たちは、その行動について彼が他の感情——悲しみ、恐怖、フラストレーション——を経験することや、罪責感に気づいたら彼の行動が自殺企図の原因ではないと思い出すことなどを話し合いました。彼は補償行動をすることなく入院を許容しなければなりませんでしたが、時間とともに彼の妻は大量服用をやめ、入院することもなくなったのです。

本書の前の方で説明したように、強化子について心に留めておくべき重要な点は、夫の行動が私のクライアントの自殺行動を強化していたという事実は、彼女がバラや夫の行動の変化を獲得しようとして故意に自殺企図をしていたわけではないということです。しばしば強化子は私たちがその効果に気づかないうちに働くのです。私のクライアントと彼女の夫が強化子を解明するまで、二人とも強化子が行動に働きかけていることを知りませんでした。強化子とはそのように機能します。私たちは強化子が何であるかを知っているときもあれば（私たちは報酬を得るべく働きます）、知らないときもあります。

◈あなたの罪責感は妥当ですか？

たった今描写した男性は、妻の自殺行動に関して妥当ではない罪責感を経験していました。彼にとって、自分が自らの価値観に反するようなことは何もしていないと確認することはそれほど難しくありませんでした。あなた自身の罪責感を検証するためには、自分の行動が自分の価値観に違反したかどうか単純に自問してください。自分の価値観や倫理観を明確化するのが難しいと思えば、少しリサーチをしましょう。宗教的あるいはスピリチュアルな実践を信奉しているのであれば、あなたの宗教上の「すべきこと」と「すべきでないこと」の一覧を見てみましょう。宗教を実践していなければ、倫理規範をインターネットで検索し、あなたの価値観が本当はどのようなものか決定するのを助けてくれるウェブサイトを見つけましょう。例えば、www.

universalbehaviorcode.comという非常に興味深いウェブサイトがあります。このサイトでは、害を及ぼさない、家族を愛する、他者に敬意をもつ、などといった倫理的行動の十領域をリストアップしています。宗教実践に付随していようといまいと、ほとんどの価値体系には、人に害を及ぼさないために行動のネガティブな結末を見つめるという共通点があります。

けれども、皆さんの大半は自分の倫理観や価値観を解明するためにそれらを猛勉強する必要などないでしょう。弁証法的行動療法では（前に紹介しましたし、第13章でより詳しく説明しますが）、クライアントに私たちが賢明な心と呼ぶ概念を教えます。これは私たち皆が直観的にうまく活用できる知恵の能力です。第9章で、あなたの愛する人の決断が危機につながる可能性を少なくするため、その人に自分の賢明な心に相談するよう励ます方法をお勧めしました。あなた自身が賢明な心にアクセスするためには、息を吸って「私は何か自分の価値観に反することをしただろうか」と問い、聞いてください。答えを得られるまでこれを行ってください。弁証法的行動療法で訓練を受けているセラピストでさえも、ＢＰＤをもつ人が自らの賢明な心の価値観を自問するときに、正しく、そして容易に答えを出せることを発見して驚いています。ですから、あなたにもできます。

◈妥当ではない罪責感への反応の仕方

もし罪責感を抱いていることに気づき、それからその罪責感は妥当ではないと確かめたとして、それでも罪責感が消えない場合はどうすればよいのでしょうか？　あなたの罪責感を静める方法は、罪責感の引き金になっている行動に繰り返し従事することです――あるいは先ほどの夫のケースであれば、その行動をしないことを何度も何度も繰り返すことです。罪責感を抱くという結果をもたらす物事に自分自身を繰り返しさらさなければ、罪責感は続いていくでしょう。先ほどの夫は、花、夕食の準備、家の掃除などで「修正」しようとしなくても妻の自殺傾向を許容できるという事実が彼の心にしっかり刻まれるまで、妥当ではない罪滅ぼしをすることに繰り返し抵抗しなければなりませんでした。もちろん、これは簡単ではありませんでした。彼がこのような「補償」で反応するのをやめたとき、しばらくの間、彼の罪責感が劇的に増加したからです。私は心理学者が消去バースト（extinction burst）と呼ぶ現象について以前に話しました――感じたくない感情が起こっていないようにするために、あるいは低下させるために行動を変えると、その感情は減る前にまず増加してしまいます。これは、かつてはもっと低いボリュームでも心に留めていたシグナルというのがあり、脳がそのボリュームを上げようとしているのです。感情の低下は、その行動をするという衝動を無視し続けたときにのみ始まります。これをしなければあなたの罪責感は消え去らないでしょうし、愛する人との関係が効果的なものにはならないでしょう。代わりに、より音量の大きなシグナルに従って、罪責感が高まった状態で補償行動に出る（花を買う）と、自分自身の罪責感を強化してしまい、それを静めることがより難しくなってしまいます。さらにいっそう不快なレベルの罪責感が発する執拗な信号を無視するのは難しいものですが、信号の増加は潮の満ち干のようなもので、高まっても次第に落ち着いてくることを忘れないように。

刑務所の矯正官たちにこの概念を使う訓練をしているとき、私は例を挙げてくれるよう求めました。すると、元・軍の特務曹長で、刑務所内での秩序と堅実さを体現しているような警部補が言いました。秋には土曜日に大学のフットボールを見たいのだけれども、そう望むときに罪責感を経験する、と。私たちはその罪責感が妥当なものか、そうでないかについて話し合い、彼は土曜日に試合を見ることに関する罪責感は妥当ではないと言いました。彼は週の間一生懸命に働き、試合の前には家事もやっていました。罪責感をもつ理由などありませんでした。私は、罪責感を追放する方法は罪責感が収まるまで毎週土曜日にフットボールを見ることだと言いました。フットボールを見ようとして最初に腰かけるときには罪責感がひどく高まるのを感じて見るのはやめようという衝動を経験するでしょうが、見続けなければならないと言ったのです。そのシーズンの終わりまでには彼の罪責感はなくなっていました。数年後に彼に偶然会いましたが、彼はその時もまだ罪責感なしにフットボールを見られると言っていました。

もちろん、愛する人に対処しているときの罪責感を扱うことは、大学のフットボールを見るときに比べてより難しいものです。なぜなら恐怖が生じてくるからです。最近、愛する人のために短期的にせよ長期的にせよ、直感的に有益ではないとわかっていた何かをしたときのことを思い出してください。罪責感は、あなたがそれをした理由の一部でしたか？　もしあなたが自分の行動を思いとどまっていたら、次には何が起こったでしょうか？　あなたの愛する人が自殺を試みるか、入院するはめになるか、あるいは薬物使用を再開してしまう、と恐れていましたか？　あなたは恐怖と罪責感、罪責感と恐怖のサイクルに囚われ、消耗しきってしまい、最終的にはあなたの愛する人をいっそう悪化させてしまいかねません。これら二つの感情はとても緊密に織り合わさっているので、本章の後の方では恐怖について論じることにします。

◆親の感受性

ＢＰＤと闘うことになった子どもの親や養育に関わった人たちは、しばしばこの障害が自分の落ち度によるものであるかのように感じます。今ここでわかっていただきたいことは、愛する人のＢＰＤの責任があなたにあるということはありません。私にとって、ＢＰＤというのはいくつもの変数――生物学的なもの、適合の良し悪し、障害の発症に寄与してしまう多数の要因――が集まった純然たる嵐のようなものです。あなたの子どもの苦難があなたのせいだとは言えません。責任を押しつけても誰のためにもなりません。もしこのことに確信がなければ、第2章に戻って、BPDがどのように発症すると考えられているか、復習してください。とても複雑なのです。BPDを発症する人の多くが、子どもにとって最善のことしか意図しないような申し分のない素晴らしい正常な家族と共に成長しているのです。けれども、どういうわけか私たちの多くは、自分の子どもに何か「悪い」ところがあれば自分の落ち度であると思い込まずにはいられません。科学者がBPDをもつ人の神経生物学あるいは脳の発達についてより多くのことを学ぶにつれて、私たちは生理学的な回路が本当に重要であり、鍵となるのは生物学と環境との適合度であると考えるようになっています。私たちは、意図しているわけではないが、他人に対して非承認的になってしまうことがあることを思い出してください。あなたが万事を、あるいは少数のことだけでも違うふうにやっていたとしても、あなたの愛する人がBPDを発症したのかどうかはわかりません。親や世話係は、もっていた育児手段で最善を尽くしたのです。私たちは、あなたの愛する人にこのことを受け入れてもらうため、本当に懸命の努力をします。

あなたは息子や娘（あるいはあなたが養育した孫息子や孫娘）への過ちを償う点では、寛大すぎるという失敗をしても決して有害ではないかのように感じているかもしれません。たぶん何であれ、あなたの力でできることをする方が自分の気分を良くできると信じているのでしょう。しかし、何の補償もいらないのに補償をしてしまうことの大きな問題点は、親族と効果的に対処できなくなってしまうことです。あなたの子どもがＢＰＤの影響の一部を克服することを邪魔することにもなりかねないのです。

時として、家族メンバーは過去に愛する者に与えた害の補償をしようとして人生を費やします。私たちの誰もが他人を傷つけるようなことをしています。非常に多くの場合、その傷は意図的なものではありません。知恵ではなく、罪責感が自分の行動を駆り立てていると認識しないまま、罪責感から行動してしまうのはよくないことです。愛する者が若かったときに自分がしたことに関して申し訳ないという気持ちがあるので、お金をあげ、車を買い与え、家賃を払い、何回もの入院費用を払う親たちを私は見てきました。彼らは自分自身の罪責感を理由に、思春期あるいは成人期にある子どもを「修正」しようとするのです。助け出すことが本当に効果的であるときもありますが、本書の他の場所で述べたように、過度に助けようとすることは、あなたの愛する人の能力を奪い、その人の無能感を強化してしまいます。ＢＰＤをもつ人を愛している罪責感に苦しむ人は、しばしばＢＰＤをもつ人になり代わって介入し、知らず知らずのうちに自殺行動やその他の問題行動を強化してしまうのです。

リズは非常に裕福な家庭の出身でした。子どものとき、彼女の弟が脳のがんになりました。もちろん、家族の経済的支援と感情的支援の多くが弟のケアに注がれました。両親が弟をアメリカ北東部の病院に連れて行っていたので、リズは子ども時代、多くの時間を一人で過ごしました。成人後、リズはほとんど感情調整ができず、対人関係技能がなく、慢性的に自殺傾向にありました。彼女は二十代の多くを私立の精神病院で過ごしました。リズが退院すると、両親は彼女を豪華なマンションに住まわせました。それから、彼女が就職することとセラピーを受け続けることを求めました。残念なことに、リズは極端な感情的脆弱性のせいで失業したり、セラピーをやめてしまったりするのでした。両親は素敵な生活を送れるように支払いを続けます。リズはますますうつ状態になり、ついには次の自殺企図と入院が発生するのです。

多くのセラピストが両親に、果たせない付帯条件を設定するのはやめなければならないと言いました。しかしながら、両親はそうすることができませんでした。リズが育つときに一緒にいてやれなかったことについて、ひどく罪責感をもっていたからです。二人は自分たちの罪責感を和らげよう、リズの人生をもっと良くしようとしていたのですが、どちらも実現していませんでした。その代わりに、意図せずしてリズを悪化させていたうえ、罪責感も膨らんでいました。両親はリズの力になっていないことを知っていましたが、罪責感が効果的な行動の妨げとなっていたのです。最終的に、私たちは家族面接を行いました。その中で、両親は自分たちがしたことで、子ども時代と成人期においてリズを傷つけたと感じていることをリズに伝えました。息子の世話をすべきではなかったとは言いませんでしたが（これは不適切であったでしょうから）、当時の状況に対してと、リズと一緒にいる時間をあまり見つけられなかったことや、北東部にリズを連れて行かなかったことについて謝罪しました。それから、両親は最近彼女の自殺行動が増えたことへの責任があるので、罪責感を経験していると伝えました。

リズと両親は一緒に現実的な付帯条件を考え出すために努力しました。両親はそれほど豪華ではないアパートを借り、生活必需品を賄うための小遣いを毎月リズに与えました。もっと快適にしたければ、リズは働かなければなりませんでした。また、もう私立病院への支払いはしないけれども、良いセラピストにかかる費用は出すとも言いました。再び入院することになれば、地元の公立病院に行くか、仕事をしていて保険があれば、彼女の保険で指定されている病院へ行かなければならず、彼女が入院費用の自己負担金を払わなければならなくなったのです。私の知る限り、リズは二度と再び入院しませんでした。実際、一時は仕事と金銭面で苦労しましたが、両親は約束を守りました。罪責感に対処できるようになると、リズの行動に関する付帯条件にも対処できるようになったのでした。

妥当ではない罪責感があると、あなたの愛する人の変化を助けようとする際に効果的ではなくなってしまいます。

あなたはこの話で、両親も私も（そしてリズも）、両親の罪責感が妥当であると同意していたことに気づかれたことでしょう。両親の不在によってリズに与えられた害は意図的なものではありませんでしたが、間違いなく害があったのです。リズの両親にとって問題であったのは、そもそも妥当ではない罪責感から償いをしていたことではなくて、リズが取り決めの中で自分の役割を果たさなかったり、決めてあった罰を課される事態に直面したりするたびに、妥当な罪責感を経験していたことだったのです。

◈あなたの罪責感が妥当なら、どうなるのでしょう？

リズの両親と同様、あなたが妥当と判断する可能性が高い罪責感の大半は、意図しなかった害への罪責感です。そのことを念頭に置けば、リズの両親がやったように度を越さずに、耐えられる程度の適切な補償をすることで罪責感を和らげることができるでしょう。もしあなたの行動の一部があなたの価値観に反していて、何らかの形であなたの愛する人を害したと思うのなら、次のステップはどのような害があったのかを確認することです。百貨店で人の足を踏んだのであれば、加えられた害は、あなたがその人の足を傷つけたということです。もし愛する人の感受性をその人が子どもだったときに軽んじていたのであれば、「そんなふうに泣くのはやめなさい。泣く理由などないわ」や「思ったことをすぐに表に出すのはやめなさい」のようなことを言ってしまったのかもしれません。これが子どもにどのような害を与えたのでしょうか？　それはその子に自分の感情が間違っているかのように感じさせましたか？　あるいは、泣くのは自分におかしなところがあるからだ、と感じさせましたか？　自分がしたことと、あなたの行動の意図されていた結果と、（ほとんどのケースがそうですが）意図されていなかった結果は何であったのかを具体的に考えてください。罪責感を仕分けするため、違いを理解することが重要です。なぜなら、そうすれば、決して意図してはいなかった結果に対する罪責感によって圧倒されてしまわずに補償をすることが可能になるか、そもそも決して妥当とは言えない補償を回避することが可能になるからです。妻が大量服用をした際に態度を変えた男性は妥当ではない罪責感に基づいて行動していましたが、自分の行動には妻の自殺行動を強化するという意図していない結果がついてくると認識するや、その行動をやめることができました。リズの両親は病気の息子を助けようと思っていました。決して娘を傷つけるつもりはありませんでした。この認識があって、成人した娘と設定した付帯条件を固守することができたのです。なだめることが難しい子どもの親は、その瞬間にその子に泣きやんでほしいので、そして自分自身の感情を落ち着かせ、家庭内に平和を取り戻したいので、泣くべきではない、と子どもに言うかもしれません。子どもが感情調整技能をもたなくなるという結末や、泣くことは悪い、あるいは弱いことだという信念を教え込むことを意図してはいません。もしあなた

害を引き起こすつもりは決してなかったと自分自身に思い出させないと、妥当な罪責感でさえも、しばしば度を越してしまいます。

の育児がこのような意図していなかった結末をもたらしたのではないかと恐れているのなら、このような結末を意図してはいなかったと自分自身に言い聞かせれば、生じてしまった結果に対して謝罪をするうえで役に立つでしょう。

ひとたび「妥当な」罪責感、あるいは、あなたの価値観に反することへの罪責感を引き起こしている行動がはっきりしたら、補償をしましょう。過去に起こったほとんどの行動に関して補償をするためには、あなたのしたこととそれがその結果をもたらしたと考えているということを愛する人に伝えて、それに対して謝罪することが必要です。時には、補償するための行動をとれることもありますが、ずっと昔の行動に対しては、できるのは謝罪だけという場合が多いでしょう。

最後に、愛する人にあなたの補償に対して自由に反応させましょう。弁証法的行動療法ではこれを、「結果を潔く受容する」と呼びます。愛する人はあなたに激怒するかもしれず、謝罪では十分ではないと言うかもしれません。その人にとっては十分ではないかもしれませんが、あなたにとっては自分のできることをすべてすることで、罪責感を減らすには十分でしょう。次のステップは、罪責感を手放すことです。

スーザンは娘が小学校にあがるのを一年間遅らせました。当時、彼女にはそのようにする本当に立派な理由があったのです。夫が異動を命じられ、別の州に引っ越す予定でした。結局は、引越しはしないことになりました。一年遅れて娘は一年生になりましたが、身体が他の一年生より大きくなってしまい、まわりからからかわれました（意図されていなかった結末）。スーザンはずっとこの決断に関して罪責感を持ち続け、自分は意図しないながらも娘への害を引き起こしたので、その罪責感は妥当であると判断していました。注意してください。それが意図していなかったものであるという事実は重要です。

ある日、スーザンと娘が何か学校に関係することを話していたとき、スーザンは自分がどのようにその決断をしたのかを説明し、学校を遅らせたことが後になって問題の原因になったのであれば悪かったと言いました。娘は激しい感情的リアクションを示して、その一つの決断が彼女にどのように影響したか、あらゆる面を母親に話しました。私とスーザンは、彼女ができる限りの補償をしたことを確認するためにワークを行い、彼女の娘をその子がした経験に関して承認する方法を決めましたが、私はスーザンに罪責感は捨てるようにと促しました。これは手ごわいプロセスでした。もしスーザンの娘が実際に示したような激しい感情的リアクションを示さなければ、スーザンの罪責感は即座に減った可能性が高いでしょう。そうなる代わりに、娘がその決断の話を再度持ち出したとき、彼女の罪責感は再燃したのでした。それでもスーザンは謝り続ければ娘の感情のあり方を強化すると考えたので、そうはしたくありませんでした。そこで、娘の立場を承認し、自分は謝罪したのだと思い出すようにして、自分自身の感情を手放すように努力しました。多くの努力の末、スーザンは娘が彼女のことを入学を遅らせた悪い母親だと言うときにも、もはや罪責感を感じなくなったことに気づきました。

私はあなたに、座って愛する人と長々と議論し、長い年月のうちに起こった、あなたが罪責感を抱いているであろうあらゆることを列挙せよ、と提唱しているのではありません。BPDをもつ人は、そのレベルの感情的会話には圧倒されてしまうかもしれません。同時に、愛する人を壊れ物のように扱わないようにしてください。あなた方の関係の中で繰り返されるテーマがあり、それが原因の妥当な罪責感があるのなら、補償をしましょう。BPDをもつ人はしばしば、自分の人生で家族が「犯した過ち」だと考えている物事を家族に話します。あいにく、会話の調子はしばしば非難めいたものになり、非難される人たちは不可避的に守勢に立ってしまうのです。

しかしながら、家族メンバーの感情調整ができていて（第4章参照）、話し合いをもてれば、両者にとっての利益――BPDをもつ人にとっては承認、家族メンバーにとっては罪責感の削減――は莫大なものであるというのがこれまでの私の発見です。私はまた、BPDをもつ人が愛する人に記憶、感情、経験について伝えて、それが完全に否定されたり（「そんなことは起こりませんでした」）、矮小化されたりすると（「どうしてこのことでそれほど大袈裟に騒ぐのか？」）、BPDをもつ人にとっての結果はしばしば感情と自殺傾向の増加になるということを経験的に発見してもいます。

これに次いで、第3章で述べたように、承認できないものを承認しないようにすることを思い出してください。私にはかつて、自分が六歳くらいのときに母が言ったことの記憶がありました。若い心と若い時期にはありがちなのですが、その記憶は非常に歪曲されたものになってしまいました。最終的に、私は二十代になってから、あのような乱暴な話を私にした理由を母親に尋ね、彼女が私に言った内容を説明したのです。母は驚きました。もちろん母は、母が言ったと私が思っていたようなことは決して言ってはいなかったのです。母は、私が彼女の言葉を長い間引きずっていたというので、とても苦しい気持ちになりました。彼女がしなかったのは、私の言ったことを完全に否定するということでした。母はその出来事についての自分の記憶を説明し、なぜ六歳のわが娘にそれを伝えようとしていたのかを説明しました――それから、私が彼女の言ったことを私なりに理解してしまって、ひどく恐ろしかったに違いないと承認してくれました。私が聞いたと考えたことと、そのことが私に与えた結果を認められたので、私は慰められ、母が自分の行動に対して罪責感をもつことも防ぐことができました。

罪責感に効果的に対処する方法

1. あなたが罪責感をもつ原因になっている行動をリストアップしましょう。
2. あなたがしたことがあなたの価値観に違反しているかどうか確認しましょう。

3. 実際にそれがあなたの価値観や倫理観に違反しているなら、それを具体的に描写しましょう。
4. あなたの行動があなたの愛する人に与えた、意図された結果と意図されていなかった結果をリストアップしましょう。
5. 罪責感が妥当なものであれば、その行動に対する補償をしましょう。
6. 愛する人が補償へのリアクションをすることを認めましょう。

恐怖と共に生きる

あなたがＢＰＤをもつ人を愛しているのであれば、恐怖とは何であるか、説明するまでもないでしょう。恐怖は低レベルの心配（「彼は今日、仕事に出ているだろうか？」「彼女は（薬物を）使いたくなっているだろうか？」）から、極度の圧倒的恐怖（「彼は死んでしまったのだろうか？」「彼女は自殺しようとしているのではないだろうか？」）まで、幅があります。ここでの議論のために、私は恐怖（fear）、心配（worry）、不安（anxiety）を同意語のように使います。どれも同じ根源的な感情、つまり恐怖（fear）に由来するからです。あなたとあなたの愛する人との間には、強烈な恐怖を感じていない時期と、電話が鳴ってひどい知らせを受けるのを待っているような時期が存在しています。恐怖が厄介なのは、あなたを身体的に弱らせたり非効果的にしてしまったりすることがあるからです。

◈自分をなだめる

恐怖に対する感じやすさを上手に管理する一つの方法は、本書の前の方で記述したセルフケアの技能を使うことです。研究者たちは、長期の不安が与えるネガティブな影響を発見し続けています。すなわち、コルチゾール、ブドウ糖、アドレナリンの増加です。これらの化学物質は長期間分泌されると、胃腸の問題、心臓の問題、糖尿病、肥満、副腎の問題、下垂体の問題の原因になり得るのです。恐怖と不安はあなたを消耗させます。愛する人が大切な命をギリギリ守っているように思えるときに、心配するなとか恐れるなと自分自身に言い聞かせることは難しいとわかっています。もちろんあなたは心配するでしょうから。大切なのは、不安を中和するために毎日、第4章で論じた、なだめ、落ち着かせる技能を使ってあなたの身体をケアすることです。

◈管理されていない恐怖は回避につながる

継続的な恐怖／不安への身体的リアクションに加えて、これらの感情は、愛する人への対処においてあなたを効果的でなくしてしまうでしょう。恐怖はその定義上、あなたを怖がらせるものを避けたい、それから逃げたいと思わせます。時として、文字通り恐怖によってあなたは愛する人を避けることになるのです。私はＢＰＤをもつ人に関わるときの不安定な状態に耐えられず、その人との関係を断ってしまった大勢の家族メンバーを知っています。愛する人が比喩的に（そして時には文字通り）岩棚の上に立っていると理解していたとしても、その人と一緒に岩棚の上にいるかのような不安には耐えられなかったのです。あなたも最後にはこのような決断をするかもしれませんし、そうなった場合でも私は決してあなたを裁いたりはしません。家族メンバーが身体的な影響を被っていくつかの身体問題を発症してしまったり、感情的に磨り減ってしまい、その関係からの休息をとるか、関係から手を引かなければならないこともあるのです。およそ可能であれば、私は関係の終結よりも、関係からの休息（私たちは休暇と呼んでいます）をお勧めします。私の知人でＢＰＤをもち、大量飲酒をする人がいます。最近彼女が飲酒し、私や私が彼女を紹介した人たちに電話をかけてきて、泣いたり、私たちをののしったりした時期がありました。私はこの関係からの休暇が必要だと認識しました。この関係からの休暇をとる目的は、関係が終わりになるのを防ぐことでした。飲酒して電話をかける彼女の行動が止まなければ、終わってしまう可能性がかなりあったのです。私は以下の手順に従いました。彼女は私が休暇をとるというのでひどく傷ついて動揺しました。彼女は禁酒に同意しませんでした。彼女は私がいつ戻ってくるのか尋ねました。私は、彼女が飲酒後に電話をかけてくることなく、一定の期間が過ぎて、また彼女と一緒にいるのが快適に感じられるようになったら電話をするだろうと言いました。私は彼女への愛情を保証して、この休暇が彼女を傷つけていることを承認し、将来の私たちの関係に対する希望を表現しました。休暇は関係を終わらせないために何度でもとっていいのです。私は関係を保持したいので休暇をとっているのです。

あなたが関係からの休暇をとろうと考えるのであれば、その関係のもつ「プラス面とマイナス面」の比較を行う必要があります。前に議論したように、何であれその関係においてとると決めた手段に対して妥当な罪責感を経験するかどうか確認するために、あなたの価値観を検証する必要があります。

◈恐怖から効果的に振る舞えない

あなたが最善を意図していたとしても、恐怖はあなたの行動を乗っ取りかねません。効果的ではないとわかっていることをしている自分自身に気づいたら、その行動をする直前にどのような感情を経験しているのか、自分自身に質問してください。私たちはしばしば、恐怖から効果的ではないことをするのです。家族メンバーは自分が降伏しないと何が起こるかわからないと恐れているので、愛する人に盲従してしまいます。リリーは、BPDをもつパートナーのモナとの関係では精神的葛藤を抱えていました。リリーは二人の関係がうまくいくことを望んでいましたが、モナが薬物使用と自傷行為を繰り返していたので、関係が危うくなっているのではないかと案じていました。モナは感情的に動揺しては、リリーに仕事を休んで家にとどまり自分の世話をしてくれるべきだと言うのでした。リリーは仕事を休みたくありませんでしたし、欠勤が多すぎて失業の恐れもありました。しかしながら、モナが動揺している間にリリーが仕事に出る準備を始めると、職場にいる間にモナが何をしでかすかという恐怖が一秒ごとに増大していくのです。リリーはその恐怖に耐えられず、モナと一緒にいたいからではなく、家にいれば恐怖が軽減されるので家にとどまってしまうのでした。恐怖が彼女に、仕事に行くことと彼女の愛する人を一人にすることを思いとどまらせていたのです。

リリーは、自分が家にいればモナの感情の高まりを強化してしまうということはわかっていた、と私に非常にはっきりと言いましたが、恐怖をどうすることもできませんでした。もちろん私には、彼女が職場にいる間にモナが薬物使用や自傷をしないと保証することはできませんでした。

関係からの休暇をとるか、関係を終わらせる決断をする

1. 第4章で示されたチャートを用いて、「プラス面対マイナス面」の比較表（休暇をとる vs 休暇をとらない、休暇をとる vs 関係を終わらせる、関係を終結する vs 関係を終わらせない）を作ってください。
2. 休暇あるいは関係を終わらせることを伝達してください。可能であれば、愛する人に行動を変えるチャンスを与えましょう（「もし［　　　］が変わらなければ、私は休暇をとらなければならなくなるでしょう」）。
3. これがあなたにとっての最善であり、必ずしも愛する人にとっての最善ではないことを認め、その人に伝えましょう。
4. 休暇をとる場合、関係が改善するだろうという希望を表現しましょう。
5. あなたがどのようにして休暇が終わったと判断するのか、あなたの愛する人に伝えましょう。

私が保証できたのは、リリーが家にとどまれば、モナは次第にもっと自傷や薬物使用をするようになるだろうということでした。必要なことは、リリーが繰り返し仕事に出かけることなのです。たとえモナが自傷や薬物使用をしてしまったとしても、二人はその結果に耐えなければならないのです。リリーが家にとどまることによる強化がなければ、自傷と薬物使用は時間とともに減っていくはずです。モナが自傷や薬物使用をしないですむたびに、リリーの恐怖が少しずつ和らぐであろうこともわかっていました。私の仮説は、問題行動も恐怖も共に徐々に減っていくであろうというものでした。

◈愛する人の「面倒を見る」ことで、あなたの恐怖の面倒を見ること

一時的に恐怖を和らげる確実な方法は、ＢＰＤをもつ人のすべてをコントロールまたは修正しようと試みることです。家族メンバーはＢＰＤをもつ人の人生を引き受け管理しようとします。家からすべての刃物を除去し、戸棚には錠をつけ、銀行の通帳を管理し、朝電話をして起こすというように。そうしないと何が起こるかと恐れているので、あらゆる種類の行動をするのです。彼らは愛する人と同時に自分の恐怖の「面倒を見て」いるのです。

このアプローチにはいくつかの問題があります。もしあなたが管理者役――大量服用で入院した人に、もっと調整がとれるようになるまでの短期間だけ、薬を適量ずつ渡すなど――を交代する計画や予定表がないままＢＰＤをもつ人を管理していると、いつまでもその人を管理することになってしまいます。愛する人の世話をすれば、自分では自分自身の面倒を見られないのだとい

うその人自身の経験を強化してしまうでしょう。結局のところ、あなたの不安は決して緩和されないのです。あなたの不安を減らす唯一の方法は、あなたが不安を手放して、恐れている大惨事は発生しないのだとあなたの脳が学習することです。第12章で論じるように、もしあなたが感情的でなく最も賢明な心で、愛する人が緊急の危機に瀕していると信じるのであれば、その時は脅威は現実のもので本当に存在しているのです。その時点で、あなたはその人に代わって介入し、その人が生き延びるために必要なことを何であれ行います。問題は、これがあなたの不安を強化し、より強めてしまうことです。その人の危機が収まっても、あなたは再び不安への対処を始めなければならないでしょう。

◈恐怖と罪責感の循環

あなたの愛する人の人生をコントロールし、その人の全問題を修正しようとするのをやめようとするとき、恐怖と罪責感は循環し始めます。そのような介入から双方とも恩恵を受けるのはわかっているのです。しかし、注目したり金銭の援助をしたりすることをやめたときの結末について不安があるため、ほとんど安堵感が生じてきません。そうして、あなたが深夜三時の電話に出るのを本当にやめたとき、あなたの愛する人は感情的リアクションをするのです。その人のリアクションのせいで、あなたの罪責感が姿を現します。あなたは自分の罪責感が妥当ではないと知っていますが、あなたはその人の感情的リアクションの強さを恐れているので、電話に出ます。こうなると、する必要があると知っていたことをしなかったので、あなたは罪責感を抱き、自分が危機的行動を強化しているのではないかと恐れます。そうして循環が持続します。私たちがBPDをもつ人はあまりにもろくて、学習したことを変化させるようなことに耐えられないとみなすので、循環が続くのです。愛する人との歴史もまた、あなたが限界を伝えることや、あなた自身の行動を変化させることを恐れる要因になるでしょう。BPDをもつ人の感情が敏感であるため、他の人たちは自分の言おうとしていることが誤解される、曲解される、極端な受け止められ方をすると心配するのです。

　ボビーの両親はボビーが自傷するのではないかと案じていました。ボビーは感情的に混乱すると腕に鉤針《かぎ》を刺し通すのです。彼は親元に住んでいて、大学では欠席が多すぎるので中退の危機に追い込まれていました。ボビーの母親は仕事を休んで家にとどまり、息子をベッドから出して授業に行かせようとしました。彼女はそうしなければならないことに腹を立て、憤慨していましたが、やめようとしたときには、息子を助けないのは「悪い母親であるかのように」感じてしまい、息子が落第して成功する人生を送れないかもしれないと怯えてしまうのです。ボビーと彼の両親は、人々の外見がどうあるべきかについて非常に異なる考えをもっていました。両親は保守的な服装をする人たちですが、ボビーはいつもだぶだぶのズボンと野球帽を身につけていました。彼の着るシャツからは、自傷による無数の傷がさらけ出されていました。両親が服装について彼と話そうとするたびに喧嘩になり、ボビーは両親がさらに奇抜だとみなすような服装をしたり、自傷したりするのでした。結果的に、やがてボビーの両親は、ボビーが大学から放校処分になりかけている事実や、彼の目標は医学校に入ることであったという事実さえ含め、何ら重要なことについて息子に話しかけなくなりました。両親は自らを切り刻む行為へと息子を「追いやった」ことへの圧倒的な罪責感を感じていて、彼に学校のことを何か言えば、その結果は惨憺たるものになるだろうと恐れていました。

家族面接を行い、私は全員に本当の問題について話すよう要求しました。両親はボビーに、彼の服装が嫌いであるし、決して好きにはなれないだろうけれども、変化を強要するのはやめるとはっきり言いました。しかしながら、両親は学校について話すのをやめるわけにはいかないし、家に住み、両親からの金銭的支援を受け続けるのと引き換えに、彼が起きて授業に行くことを要求するのはやめられないということでは、私たち全員が同意しました。私たちがこれを行ったとき、皆の感情は落ち着き、問題解決ができました。例えば、ボビーが授業を受けるうえで役立つような授業スケジュールを立てました。最初にボビーが起きなかったとき、ボビーの母親は以前と同様に不安になりました。もちろん、家にとどまり、彼をベッドから出し、通学させたいという衝動が起こりました。いつどのように助けるかについてボビーと条件を設定したということは、家にとどまらないという意味だとわかっていたのですが、彼女の不安は非常に強いものでした。このような場合、罪責感と同じで、前の行動に戻るという衝動に屈しないことが大切です。戻ってしまえば、長い目で見ると不安を永続化してしまうのです。ボビーの母親は第9章で紹介した苦悩に耐えるスキルを学んでいたので、数回ボビーを大きな声で呼んだ後、仕事に出かけるためにそれを使いました。彼は最終的にベッドから自分自身を引きずり出し、授業へ行きました。その日、彼が授業に遅刻したとき、両親は過去にそうしていたように教授に電話をかけることはせず、ボビーが自分で教授に電話をして事態を修復するようにと要求しました。私が最後に彼から連絡を受けたとき、ボビーは医学校に通っていました。大学生活は彼にとっても彼の両親にとっても容易なことではありませんでしたが、全員が感情調整を始めるにつれて、ボビーは方向転換することができたのです。興味深いことに、彼と両親が効果的な関わりを始めた後、ボビーはある日、茶褐色のズボンにボタンダウンのシャツで私のオフィスに入ってきました。私は彼に何が起こったのか質問し、彼はそろそろ医者らしい身なりをする時が来たと思ったのだと言いました。

◆真の脅威の存在を査定する

あなたが自分の不安と恐怖を見つめているとき、現実の脅威――あなたの知覚する脅威ではなく、現実の脅威です――が存在するのかどうか、自分自身に質問してください。脅威はあなたに対するものかもしれませんし、あなたの愛する人の生命、健康、全般的な幸福に対するものかもしれません。脅威が生命や健康に対するものであれば解明はとても簡単です。特定しにくいのは全般的な幸福に対する脅威です。前に論じた技能を使って、あなたの賢明な心へのアクセスを試み、あなたのその介入は長い目で見てあなたの愛する人の全般的な幸福にとって有効かどうか、あるいは介入は今ここであなたの気が済むようにするためのものなのかどうか、自分自身に質問してください。脅威が存在していて、そこから生じてくると思われる結果が甚大であれば、介入しましょう。あなたの恐怖を、愛する人を助ける動機・動力として使い、恐怖を減らしましょう。脅威が現実のものではないか、結果が有益ではない場合には、あなたを怖がらせているものにアプローチしましょう。会話をしたり、限界を伝えたりしましょう。本当に、本当にそうしたくても、介入はしないようにしましょう。

もちろん、自殺傾向がある、自傷する、物質乱用をするなど、行動が制御不能になっている人に対処することは難しいのですが、それは愛する人の生命、健康、全般的幸福への脅威があるからです。そのような危害が加えられるという潜在的可能性は常に存在します。可能ならば、脅威が差し迫っているか、そうではなく長い目で見ることのできる潜在的なものなのかを考えてみましょう。例えば、あなたの愛する人を拘置所から今日保釈してもらうことは、短期的に見れば拘留中のその人の健康についてのあなたの心配を減らしますが、さらなる行動問題（そして、長い目で見ればあなたにとってより多くの恐怖）の原因になる犯罪的で非機能的な行動を強化するかもしれません。

あなたの愛する人についての恐怖に対処しつつ賢明な反応を試みることは、時として非常に危険な状況となります。もちろん、すでに論じたように、何ら保証はないのです。ある決断をし、いくつもの感情（ＢＰＤをもつ誰かを愛していれば不可避的なものです）に対処するにあたっては、あなた自身に対するサポートを得ることが必須です。第13章で、どこでそのようなサポートを手に入れられるかについて述べることにします。

絶望への対処

ＢＰＤをもつ人と生活を共にすると、誰もが最終的に抱く感情は絶望かもしれません。ＢＰＤ

をもつ人は、人生が思うようにならないことから圧倒的な悲しみを感じています。弁証法的行動療法ではこの悲しみに対処することを学んでもらいます。BPDをもつ人は、慈心、情熱、創造性、そして広範囲な感情に対して驚くべき能力をもっています。しかし、生まれもっての感受性と、感情、行動、関係を調整する能力の欠如のせいで、人生は渾沌としたものになってしまいます。人を、仕事を、チャンスを失ってしまうのです。私のクライアントの多くが言っていました。ある日目が覚めるともう五十歳になっていて、まだ人生での生き方を学んでいるところだった、と。非常に多くのものを手に入れ損ねて絶望に満たされている、と。時として、BPDをもつ人がセラピーで良くなり始めるときに、「人生を無駄にしてしまった」ことへの悲嘆のあまり、絶望と自殺行動が再び出現することがあります。

この痛ましい反応は、BPDをもつ人の家族メンバーにも反映されます。愛する人を見つめるとき、その人の葛藤、激しい苦悩、行動の悲劇的な結末にしばしば影響を受けます。あなたの愛する人が援助を受けていなければ、底知れぬ絶望が存在します。あなたの愛する人にとって、人生が変わり得ると考えるのは困難です。そのようにできたはずだと考えながら、人は自分の人生を歩みます。愛する人が治療を受けていて良くなっている場合でも、もっと早く治療を受けていたら、あれもこれも今とは違っていたであろうにと考えてしまうのです。

あなたにできる最も重要なことは、あなたの悲しみを観察して、描写することです（第4章参照）。あなたの思考（「彼女は決して自分自身の面倒を見られないだろうと私は考えている」）とあなたの感情（「娘との間に望むような関係をもてないことで私は悲しみと寂しさを感じている」）を識別してみましょう。感情に圧倒されてしまわないように、自分自身に感情を経験させることと、感情を手放すことの間でバランスをとりましょう。感情を経験するときには全面的に経験しましょう。

何かを捨てることは、特に感情の場合には、言うは易く、行うは難しです。感情がわくたびに「私はこれを手放す」と自分自身に言うことから始めましょう。それから、あなたの思考、感情、行動を他の何かに集中させましょう。気を紛らわせたり、自分自身を慰めたりしましょう。

しかしながら、これらの経験を無視しないように。これらの経験は重要であり、常に押しのけて抑圧していると、より強力になって戻ってきてしまうことが研究で示されています。これらの経験に注目して、実際に感情の中に少しだけ入ってください。身体のどこでその感情を感じるのか、描写してください。感情を波のように上昇・下降させましょう。実際よりも大きくしないようにしましょう（信じてください、感情は十分強力になるでしょう）。割り引いたり、否定したりもしないように。第4章の受容の技能を使って、自分自身の感情を認めましょう。マインドフルネスをもっと実践したければ、内観的な祈りや瞑想を学ぶか、マインドフルネスの実践活動を見つけてください。今や多くの人が、数日間実践するためにマインドフルネスの修養会に出かけています。マインドフルネスは宗教的信念を超越していますし、実践のリーダー次第で非宗教的なものになり得るのです。

あなたが自分の悲しみについて愛する人と話し合うかどうかは、その人の感情を許容する能力の度合い、あなた方の関係性、話し合いの目的によって決まります。時として、BPDをもつ人は人生にいかに失望しているかについて話したがります。もしあなたが、BPDをもつ人が経験するのと同じ感情の一部を認識し、実際に経験していると言えば、非常に承認的なものとなるでしょう。その一方で、BPDをもつ人の中には、その承認を、あなたが自分と張り合っているからだと考えたり（「私以上に傷ついていると言おうとしている」）、あるいは、自分は真に絶望的であり、あなたさえもその人のことを絶望的と思っているからだと考えたりする人もいるかもしれません。繰り返しますが、あなたの愛する人への失望と悲しみのような、爆発の危険性をはらんでいることを伝達する際には、外部からの支援や助けを得ることがしばしば有効です。

罪責感、恐怖、絶望などの感情に対処するためにできることはたくさん存在する一方で、BPDをもつ誰かを愛していれば、困難な感情や悲惨な出来事にさらされてしまうことは否定できません。自分自身を調整し、愛する人と効果的にやりとりをしようという最善の努力にもかかわらず、そして時には、あなたの愛する人の最大の努力にもかかわらず、自殺と自傷はBPDをもつ人を愛する人たちが対処しなければならない行動です――これが次章の主題となります。

第12章 自傷／自殺の理解と入院についての判断

前章で、ＢＰＤをもつ人を心から大切に思っている人が経験する最も困難な感情のいくつかについて述べました。おそらく、自殺や自傷の問題ほど恐怖と絶望をかきたてる話題は他にありません。これらはＢＰＤという障害においては避け難い現実ですので、私は丸々一章をこの話題に費やします。最初に、このひどく心を乱す恐ろしい行動をあなたが理解できるように説明します。それから、研究による証拠と臨床経験の両方に基づいて、あなたの愛する人の自己破壊的な行動に対処するための、私にできる最善のアドバイスを提供したいと思います。

自傷行為と自殺行動ではいったい何が起こっているのでしょうか？

ＢＰＤをもつ人のおよそ七五％が一生の間に自殺を試みます。残念ながら、その人たちの八〜一〇％が自殺を完遂し、ある人がＢＰＤの基準に合っていれば合っているほど自殺のリスクは高まります。愛する人が自殺を試みたり自殺に成功したりすることがあなたに与える恐怖は、データでしっかりと支持されているのです。自殺行動はとても恐ろしいので、あなたは自分の判断を疑うかもしれませんし、ただ愛する人が生きていてくれるようにするためだけに、通常ならしないであろうことをするかもしれません。

究極のところ、最重要事項はあなたの愛する人を死なせないことです。何をすればよいのかわからず、あなたの選択肢の一つは別の選択肢よりもリスクが高いと恐れているのであれば、用心しすぎという失敗をすることが大切です。ここでは自殺行動に対処して、入院について判断するための情報と助言をたくさん提供しますが、常に覚えておいてください。あなたはあなたの愛する人を知っています。ある特定の状況でその人が自殺してしまうのではないかと本当に懸念されるのであれば、他の何よりもその人の命を守ることが重要です。

◈自殺行動と自傷行為との違いは何でしょうか？

私たちが用語をはっきり理解しているかどうか確認するところから始めましょう。自傷行為、別名、非自殺的自己傷害行為（ＮＳＳＩｓ：nonsuicidal self-injurious behaviors）は、切る、焼く、ひっかく、叩く、漂白剤のような毒物を飲むといった行動のことを指します。あなたが読む研究次第で数値は変わりますが、ＢＰＤをもつ人の六〇〜八〇％が何かしら自傷を行います。自傷の重要な点は、そこに自殺の意図はないということです。長年にわたり、自傷を行う人は、「注目を集めるため」あるいは「助けを求める叫びとして」行動する人であると誤ってレッテルを貼られてきました。時として、自傷を行う人の非自殺行動の後に人々が実際に注目を払うという結果になり、そうすることが時間とともにその行動を強化するのです。しかしながら、心理学と神経生物学の分野で自傷行為と自傷行為が生理学に与える影響についてより多くの発見がなされるにつれ、自傷を行う主たる理由は感情調整であることがわかってきました。

私たちの大半にとっては想像し難いことですが、切ることで気分が良くなる人がいるのです。あなたが経験した、あるおぞましい一日について考えてみてください。失敗に終わりそうなことは見事にすべて失敗に終わりました。あなたの感情（怒り、フラストレーション、嫌悪、恐怖、恥、罪責感）は一日中確実に高まりっぱなしでした。そうして一日の終わりにやっと帰宅したとき、あなたはあることをしました。長距離を走りに出かける、ワインをグラス一杯飲む、温かい風呂に入る、ペットと遊ぶ、料理をする、掃除をする、などです。そのような活動があなたの感情を静め、翌日も同じ状況にまっすぐ戻っていかなければならないと知ってはいても、気分が良くなりました。これが自傷する人々にも起こることなのです。しばしば切らない（あるいは何であれその人が使うＮＳＳＩｓを行わない）という最善の意志にもかかわらず、その人の感情は蓄積を重ねてしまいます。自分の身体を切ると、その感情が緩和されるのです。時には、切ることを考えるだけでも感情が減り始めます。安堵感が得られ、感情が再び管理可能になるのです。切ることをやめてほしい私たちにとっては問題ですが、感情軽減を求めて自傷する人にとっては、身体を切ることはとても良く機能するということです。迅速に効果的に機能するのです。それゆえに、時間とともに非常に強い強化が起こります。自分の感情を管理するために薬物を使用する人のように、感情調整のために自傷をする人は、状況が厳しくなると「再発」と闘うことになります。

自傷は自殺と同等のものではないのですが、自傷する人には自殺のリスクがあります。

自傷が実際には自殺行動であるという誤った考えは、統計によって確かめられました。自傷するＢＰＤをもつ人のうち、九〇％は最終的に自殺に至りませんが、それでも一〇％は本当に自殺で亡くなってしまうという事実が、一部の人たちを自傷と自殺企図は同じ行動であるという誤った結論に導くのです。これらの統計から私たちが本当に結論できるのは、自傷する人には自殺のリスクがあるということです。

自殺行動には、自殺について考えること（自殺念慮）、自殺を計画すること、自殺を実行することが含まれます。時として、自殺行動は滑りやすいスロープのようなものです。多くの場合、自殺行動はＢＰＤをもつ人が自殺について考えることから始まります。多くの人にとっては、自殺について考えることでさえも、感情的な苦悩からの何らかの解放を与えてくれるのです。自殺念慮を生じさせる状況あるいは感情が解決しなければ、行動は計画段階に移行するかもしれません。計画段階というのは、次の節で論じる警告サインの多くが発生する段階です。ＢＰＤをもつ人は、自殺の手段になるもの（銃、錠剤、錠剤と一緒に飲むアルコール）を購入するかもしれません。手紙を書いたり、遺言状を変更したり、自分の死に関係する法的活動（弁護士のヘルスケアに関する権限、「蘇生拒否」の要求）をしたりするかもしれません。自殺の計画が安堵感を与えることもあります。慢性的に自殺傾向にある人たちは、自分の死を計画することは気分の改善に役立つと報告しています。メンタルヘルスの実践指導者は計画行動を探しますが、衝動的な自殺企図では自殺について考えたり計画したりする期間がないかもしれません。ある意味、出来事と自殺企図の間の全ステップを飛ばすのです。このような人々は「衝動的自殺企図者」であり、この人々については後で論じることにします。

自殺企図には、自殺の実際の行為も含まれます。自殺企図の重要な要素は、死ぬという意図です。私は人々が、「あの人は死ぬのに十分な量の薬を飲まなかった。だから、本当に死にたかったのではない」と言うのを耳にします。その人の意図が死ぬことであったなら、私の反応は「死ぬのに十分な薬を飲まなかったのは天の助けです。死ぬ気だったのですから」です。私は自殺行動の中に何も読み取ったりはしません。その人が死にたかったのであれば、それは自殺企図だったのです。失敗に終わった自殺企図ですが、それでもとにかく自殺企図なのです。

◆警告サイン

差し迫った自殺行動の警告サイン（所有物を譲る、遺書を書く、エネルギーの増加を示す）を察知することに多くの注意が払われています。主要な自殺関係の組織は、必ずしもそれらすべての警告サインに同意してはいませんが、私はこれらのサインを知っておくことを勧めます。全団体の意見が一致しているものは、全米自殺学会のような組織を通じてか、国立精神衛生研究所が作成したリストで見ることができます。トマス・ジョイナーは *Why People Die by Suicide*（なぜ人々は自殺で死ぬのか）や *Myths about Suicide*（自殺についての神話）を含め、自殺行動の理解にとって優れた資料となる本を数冊著しています（詳細は参考文献を参照）。ただし、これ

自殺の長期的な危険因子

- 過去の自殺企図
- 自殺行動の家族史
- 簡単に手に入る自殺手段
- 自殺モデルの存在（頻繁に報道された自殺）
- 結婚生活／恋愛関係での問題、仕事での問題、友人との問題
- よそ者であるという慢性的な気持ち
- 医学的問題
- 身体の痛み
- 不安
- 絶望感
- 硬直した思考
- 不眠
- 激しい興奮状態

らの本では必ずしも研究成果とは言えない、自殺行動についての彼の理論が示されています。

◈衝動的な自殺行動

気持ちが滅入るとしても、次のような研究所見を知っておくことも重要です。大多数の人たちが自殺企図の直前に何かしらの警告サインを実際に出すものの、致死的な自殺企図をした人のおよそ三〇％が自殺について五分未満しか考えず、引きこもりや絶望感の増加などの兆候を示さなかったということです。実際、実に多くの人々が衝動的な自殺行動をします。このような人たちの自殺行動を概念化する唯一の方法は、自殺行動への「お膳立てとなった」物事を知ることです。長期的な危険因子と言われるこれらの要因のいくつかを前頁の囲い込みの中にリストアップしました。けれども、あなたの愛する人を自殺行動のリスクが高い状態にしてしまう、注意を要すべきことは多数あり、これらもその一部にすぎないことを覚えておきましょう。あなたの愛する人にこれらの危険因子があれば、その人が悪い知らせであるとみなしそうなあらゆる出来事――失業、恋愛関係の終結――に警戒しておきましょう。なぜなら、そのような出来事はあなたの愛する人にとって、とどめの一撃のように感じられるかもしれないからです。このようなことが起こった場合にはすぐに専門家の手を借りましょう。

◈感染の影響

四一三頁の囲い込みの中の長期的な危険因子の一つに、自殺モデルの存在というものがあります。自殺行動の重要な危険因子の一つに、専門家が伝染（contagion）と呼ぶものがあるのです。自殺行動が本当にうつるのかどうかは研究で議論されていますが、自殺行動の危険因子について考えている私たちは、どこかで自殺が起こると、自殺傾向のあるクライアントに注意を払います。コミュニティの中で一件の自殺があると、通常他の人が続きます。私の故郷では、ある思春期の少年が焼身自殺しました。二週間のうちに、他に四人の思春期の少年が焼身自殺を図ったのです。

広く報道されるような自殺があると、不可避的に他の自殺が起こります。ファッションデザイナーのアレキサンダー・マックイーンが自宅のクローゼットで首吊り自殺をしたとき、マックイーンの母国であるイギリスのある狭い地域で、クローゼットでの首吊り自殺が二週間のうちに五件も発生しました。有名人の自殺あるいは自殺と推定される死亡――たとえ後に他の理由であるとして撤回されても――が起こるといつでも、自殺傾向のある多くの人たちが自殺衝動の増加を報告します。例えば、九〇年代の人気バンド・ニルヴァーナのボーカルだったカート・コバーン、オーストラリア出身のハリウッドスター・ヒース・レジャー（彼の死は事故死と判明しました）、さらには「クレイグリスト（オンラインの出会い系サイト）・キラー」と称された医大生強盗殺人犯のフィリップ・マーコフなどの死亡によってです。BPDをもつ人は、有名人の自殺は絶望感、怒り、生きるに値する人生を創造する自分の能力への疑念を増す、と私に言います。自殺の「許可」が得られるからだと信じる人たちもいますが、それ以上だと言うのです。たびたび報道される自殺は、自殺思考の強度と頻度を増す、とクライアントたちは私に言います。彼らが私にこのことが自分に当てはまると言うのをやめるまで、有名人の自殺があるたびに、私は自殺傾向のあるクライアントに綿密な注意を払い続けることでしょう。

◈問題解決としての自殺

自殺行動と非自殺的自傷行為は不適切な問題解決方法です。二〇一〇年の経済状況の中では、失業のせいで、あるいは仕事を辞めた後も仕事が見つからないせいで、人々が自殺しています。失業という問題を解決する他の方法を生み出す代わりに、自殺を唯一の解決策とみなしてしまうのです。そのような人は自分が家族にとってお荷物であり、死ぬことで負担をなくせると考えるのかもしれません。

BPDをもつ人はしばしば、「問題は、私には自殺傾向があることです」と言います。しかし、自殺傾向があることは根本的な問題ではありません。それは問題解決策の一つなのです。BPD

をもつ人は頻繁に、自殺行動を人生上の問題や惨状への唯一の解決策とみなします。人生の苦しみを終結させるか、そこから逃避したいのです。不幸にも、ひとたび自殺や自傷が一つの選択肢として行動レパートリーの中に入ってしまうと、それは常に選択肢となってしまいます。私はこれをBPDをもつ人やその家族には、問題解決としてアルコールを飲むことに似ていると説明しています。例えば、職場での大変な一日の後で酔っ払うようなものだ、と。その人がアルコールを断ち、職場でのきつい一日の後で飲酒することなしに二十年が過ぎたとしても、難しい一日を過ごしたとき、その人の頭に最初に飛び込んでくる考えは、帰宅途中に寄り道をしてビールの六缶パックを買おうかというものです。自殺傾向がある人にとって、特に自殺について考えることが安堵感を与えてきたのであれば、過去に自殺思考を引き起こした出来事や感情が再び出現すると自殺の考えも再び現れてくるでしょう。私たちがセラピーで行うことの一つは、自殺の代わりに使えるような、他の多くの行動（あるいは問題への解決策）を獲得できるように手助けすることです。しかしながら、解決策としての自殺が全面的に消え去ることはないと理解しておくことが重要です。

先に触れたように、信じ難いことですが、ＢＰＤをもつ人に

> 自殺は人生上の問題や苦痛を解決する方法ではないのですが、ひとたびあなたの愛する人の「解決策」として行動レパートリーの中に入ってしまうと、それは選択肢に残ってしまうことを知っておくことが大切です。

とって自殺行動と自傷行為は苦痛な感情からの解放を提供し、一つの問題を解決します。慢性的に自殺傾向のある人も自傷をする人も、自殺について考えたり、自殺を計画したり試みたりすることや、自分を切ったり焼いたりすることなどは気分の改善に役立つと報告しています。ケイティは高校二年生で、自殺の意図はないけれども、ほとんど毎週自分の身体を切っていました。彼女はオールAをとるような生徒で、きわめて完璧主義の傾向がありました。ケイティは学業のことでとても不安になり、その不安は学期が進むにつれて蓄積していくのです。学業への集中力が低下し、彼女はどんどん自分の成績について厳しく判断するようになりました。もちろんそれが彼女の不安を増し、集中力を減退させ、このサイクルが続いてしまいます。彼女は太腿をかなり深く切りつけ、そうするとすぐに不安が和らぎました。ケイティは切った後には学業に集中でき、自分で設けた基準を満たす成果が出せたのです。

レズリーはとても孤独に感じていました。両親とは違う州に住み、友人もほとんどいませんでした。レズリーの孤独は週末に悪化し、彼女は数回の自殺企図をしました。いつも週末でした。レズリーはもう孤独を感じないように（問題解決の試み）自殺を試したと言いました。しかしながら、自殺企図をしたとき、彼女はネガティブな感情を「リセット」できて、それほど感情的でない状態になったことにも気づいたのです。

負の強化：それ自体が問題を生み出す問題解決

自殺についてただ考えることだけで、圧倒的な感情から救済されて気分が良くなる人がいるということがわかってきました。ステイシー・ショー・ウェルチは、人々の生理的覚醒度を機械で測定する研究を行いました。慢性的に自殺傾向のある人々（常時何かしらの基準値を満たす自殺傾向がある人々）は、その人が（事故や病気で）死ぬという想像上のシナリオを与えられると、生理的覚醒度（そして、それゆえに感情的な覚醒度）が低減しました。自殺行動や自傷行為が感情の調整役を務めて安堵感を提供する生理学的な理由は解明のための研究がまだ行われている最中ですが、これらの行動が実際に機能していることは確かなのです。

この現象が負の強化と呼ばれるものです。これは、自殺行動が不快な、あるいは嫌悪感をもたらすような感情や状況を除去するという意味です。シートベルトを締めなかったときに出てくる、あの非常に不愉快なブザー音・ビーッと言う音・ベル音について考えてみてください。シートベルトを締めればそのうるさい騒音を終わりにできるので、シートベルトを締める行為は強化されます。自殺／自傷行為は苦痛を終わりにしますが、その行動を強化するように機能してしまうので、それをその人の行動レパートリーから追い出すことはより難しくなるのです。ウェルチの研究では、一部の人々にとっては死の瞬間を想像することが、そのようなネガティブな気持ちと思考を取り除く役に立ったのです。

◈苦痛の表現としての自殺

自殺行動や自傷行為は、どれほど多くの苦痛を経験しているかを伝えてくれます。第1章で説明したように、自殺傾向にある人は信じられないほどの苦痛を経験しています。時として、周りの人がその苦痛をどうにかしようと集結することもありますが、そうでないこともあります。時として、自殺傾向のある人の身近にいる人たちは、どうにも理解できないという理由で、あるいはずっと続く自殺行動に感覚が鈍ってしまったか、いくぶん免疫がついてしまったという理由で、BPDをもつ人の苦痛を「つかめ」ません。第8章で論じたように、時としてBPDをもつ人は、どんなに苦しんでいるのか他人に正確に伝える能力をもっていません。自殺行動は、BPDをもつ人にとって事態が実際にどれほど悪いのかを他人に示すという機能を果たすのです。

長年の間に、BPDをもつ人は、「注目を求めて」自殺行動や自傷をするという評判をとってしまいました。他人を自分に注目させるために、偽りの自殺企図、つまり本気ではない自殺行動をすると言われているのですが、それは不正確な描写です。この理論には二つ問題があります。私の経験では、自殺行動は決して注目を求める手段としてスタートしてはいません。人々は通常、自分の人生の悲劇と感情からの解放を心底望んで、自殺行動に手を染めるのです。

ビルは彼女と疎遠になっていました。「一時的に」別れて一年以上になっていたのです。彼は和解を望んでいて、二人の間での問題を解決するために必要なことは何でもするつもりでした。ある晩、まだ彼女と生活している子どもたちとのつらい別れの後で、ビルは帰宅し、睡眠薬の瓶に残っていた錠剤とボトル半分のバーボンを飲み、緊急救命室に運ばれました。まだビルの緊急時の連絡先が彼女になっていたので、彼女が病院に呼ばれました。救命室に来て、ビルの状態を目にすると泣き出し、ビルの手をとって和解の努力をすると約束しました。数週間後、彼女の約束した行動は勢いを失いました。彼女がビルに会いに来ることはどんどん減り、ビルは再び絶望していきました。彼は新たに自殺を試み、彼女はまた病院に来ました。時間が経つにつれて、ビルの脳が（ビルが意識しないままに）自殺行動を彼女の行動の変化と関連づけたので、自殺行動は増えていきました。ビルはただ彼女の注目を得るために自殺を図っているのではありません。彼の脳が、自殺行動と彼女の変化を結びつけるようになってしまったのです。そういうわけで、感情的苦痛が本当に高まると、ビルには自殺行動への強化子が準備されていて、得られる注目がその行動の発生確率を増したのです。ここでも、これはビルが彼女から「注目を得る」ために意図的に自殺行動をしていたという意味ではない、と理解することが大切です。

時として、自殺行動は他者——家族、友人、緊急救命室の看護師——からの注目に関連しています。自殺行動は他者からの注目によって次第に強化されるかもしれず、援助行動や注目を引き出すかもしれません。これはあなたの愛する人が「注目を求めている」という意味ではありません。違いは微細なものに思われるかもしれませんが、重要です。もしその行動が注目を求めているものだと考えれば、愛する人が自殺に傾いたとき、あなたは価値判断をするようになり、懲罰的になるかもしれません。結局のところ、価値判断はあなたにとってもあなたの愛する人にとっても二人の関係にとってもためになりません。価値判断を下せば、愛する人へのあなたの対応が効果的ではなくなってしまうでしょうし、その人に対して非承認的に働くという結果になってしまうでしょう。

もし自分が自殺行動を強化している、あるいは十二ステップ・プログラム［訳注：さまざまな問題に対処するセルフヘルプ・グループが使うプログラム］が自殺行動の「イネイブリング（enabling）」と呼ぶような行為をしているのではないかと心配なのであれば、あなたの選択肢を見直し、あなたの行動を変えられるセラピストを見つけるか、十二ステップ・プログラムのミーティングに参加してみてください。専門家への相談なしに、あるいはあなたの愛する人がセラピストにかかっているならば、そのセラピストに相談することなく強化子を変えようとはしないように。

自殺行動の潜在的な強化子

あなたが知らず知らずにしかねない、自殺行動を強化すること：

- あなたの愛する人と、より頻繁に、またはより長時間、話をする。
- より親切にするか、優しくする。
- 通常はそうしないときに補償を行ったり、謝罪したりする。
- 自殺企図の後に病院や緊急救命室に愛する人を訪ねる。
- 自殺行動の直後に、あなたの行動の何かを、愛する人がそうしてほしがっていたように変える（援助を増やす、その人に要求していたことを撤回する）。
- 思春期の青少年であれば、あなたが時間や注目を与えなくなることを強化的と思うかもしれない（他の人たちは罰と思うだろうが）。

自殺行動を強化し得る他のこと：

- その行動から感情的／生理的安堵感を得る。
- 病院に行き、ストレス要因からの「休息」を得る。
- 毎日の生活で要求されることが圧倒的であると知覚されているのであれば、それらをせずに生活できる（仕事を休む、家庭・ペット・子ども・パートナーの面倒を見なくてすむ）。

あなたの愛する人に自殺傾向があるならば、何をすべきでしょうか?

自殺傾向には二つの基本的なタイプがあります。慢性的なものと急性のものです。慢性的な自殺傾向は長期的なものです。慢性的な自殺傾向にある人たちは、多くの場合、自殺思考から安堵感を得ています。絶え間なく受動的な自殺念慮を思い描いているかもしれません。例えば、死んでしまえたらいいと願い、朝になっても目が覚めなければいいと願い、交通事故で死んでしまってもかまわないと思っています。自殺は、慢性的に自殺傾向のある人の人生の中では恒常的なものになっています。その選択肢はいつでもそこにあり、このような人たちは通常、生涯の間に多数回の自殺企図をします。

急性の自殺傾向は、自殺しようという意図につながるような、人生での極度で圧倒的なストレスへの反応です。急性の自殺傾向が見られる人は、慢性的な自殺傾向にある人よりもリスクが高いとみなされます。しばしば人は、人生上のストレスがその人を圧倒して、急性の自殺傾向が出る状態に押しやられるまでは慢性的な自殺傾向にとどまります。もしあなたの愛する人が基本的に「常時」自殺傾向を示すのなら、慢性的な自殺傾向にあります。重要なことは、慢性的な自殺傾向にある人には急性の自殺傾向が出る可能性があると心に留めておくことです。したがって、慢性的な自殺傾向に対して非承認的になったり、彼らが決して自殺しないかのようにあなたが振る舞うことは効果的ではありません。

◈意味と希望を促進する

愛する人が慢性的な自殺傾向にあるなら、最善策は、自殺につながらない生活を創造できるようにあなたが力を貸すことです。強化的な人間関係をもっていて、有意義な活動をしている人たちは通常、自殺をしません。人間関係や有意義な活動を失った人々か、決してそれらを手に入れなかった人々が自殺を図るのです。

あなたの愛する人が希望をもっていなくても、その人への希望をもつことはしばしば有効です。あなたの愛する人の現在の経験に対して非承認的にならずに希望を生み出すことが大切です。そこで、「ああ、事態は良くなりますよ」（これは「事態が良くなりなどしない」と自殺行動を通して伝達するように相手を追いやりかねません）と言う代わりに、「たった今はあなたが希望をもてないことはわかります。希望をもつのは難しいことですが、

> 痛みと絶望感を承認し、希望に満ちた言葉を述べて、それらを中和しましょう。

私はあなたに対する希望をもっています。私があなたへの希望をもっていてもいいですか？」と言いましょう。

◈その人を失った場合の衝撃を伝達する

慢性的な（そして急性の）自殺行動に対して有効な、あなたにできるもう一つのことは、愛する人の自殺があなたやあなたの家族に与える衝撃を表現することです。多くの場合、自殺傾向にある人は、自分の愛する人たちにとっては自分などいない方がいいのだ――自分は家族にとって重荷なのだ――と思い込んでいます。自殺が子どもに与える影響をクライアントに示す一方法として私たちはよく、自殺の危険因子の一つは自殺した家族メンバーがいることだと伝えます。あなたの愛する人に、その人の自殺があなたにとって何を意味するかを話したり、手紙に書いたりすることが役に立つでしょう。これを行うときには、婉曲的な言葉遣いではなく、必ず記述的な言葉を使いましょう。自殺、自殺する、あなたの死のように明白な言葉を使い、それがあなたにとって何を意味するのか具体的に述べましょう。けれども、あなたの愛する人があなたに対して極度に怒っているのなら、これはやめてください。自分がいかに怒っているかを示すために自殺してしまうかもしれないからです。

◈あなたの愛する人が自殺を計画していると伝えたときに何をするか

ＢＰＤをもつ人が面と向かって、あるいは電話で自殺を計画していると言うのであれば、特にそれがどのような計画であるかを言っているならば、すぐにその人のセラピストに連絡してください。どのようなセラピーを受けているにしても、自殺行動が診療時間内で治療可能だと考えている自殺の専門家はいません。大半の自殺企図はセラピストの業務時間内ではない、夜間、週末、休暇中に発生するのです。あなたがあなたの愛する人に対して影響力をもっているならば、診療時間外での電話に対応してくれるセラピストを見つけるように勧め、自殺危機の間にはその人がセラピストに電話をして、何をするか指示してもらい、あなたにも確認の電話を入れるよう助言してください。あなたに電話を返すように愛する人に言えば、その人が専門家と話し合うことへの期待と並んで、心配や大切に思う気持ちを伝えることができます。もしあなたの愛する人にはセラピストがいなくて、自殺危機の中であなたに電話してきたなら、地元の救急病院に電話をして、（地元の精神保健センターや病院にそのようなものがあれば）危機対応部を動員するか、そのようなものが存在しなければ、九一一番（米国の警察・消防）に電話をしてください（他国であれば、それぞれの「緊急電話」にかけてください）。

◈自殺行為への反応の仕方

愛する人が電話をしてきて、すでに自殺につながることをしてしまっていたなら、何をしたのかを知らなければなりません。薬を飲んだのであれば、薬の名前や数量、どのくらい前に飲んだのでしょうか？　身体を切ったのであれば、どこの部位をどのくらい深く切ったのでしょうか？　出血しているのでしょうか？　アルコールを飲んだり薬物を使用したりしているのでしょうか？　そうであれば何を飲んだのでしょうか？　何を使用したのでしょうか？　どのくらい飲んだのでしょうか？　どのくらい使用したのでしょうか？　その人が筋道を立てて話すことができ、危険な状態ではないようなら、その人のセラピストに電話をさせてください。何を言っているのかよくわからないか自分では何もできないように思われれば、救急隊に通報しましょう。その人がしたことについてあなたが得ている情報を伝えましょう。救急隊の人が私に、私のクライアントを電話に出続けさせるように頼んだことが数回ありました。クライアントに座ったり横になったりしてほしくなかったからです。私はクライアントが意識を保つことを助けられるように電話を続けました。

入院の良し悪し

ＢＰＤをもつ人の入院に関しては多くの議論があります。長年にわたり自殺行動の治療として受け入れられてきたのは、精神科病棟への入院でした。一九九三年に私がＢＰＤをもつ人の治療を始めたとき、クライアントの多くは、入院には至らなかった緊急救命室行きは含めずに、二十回から三十回もの入院経験がありました。自殺を口にするや否や、特にＢＰＤの基準を満たしているのであれば、ほとんど即座に病院に連れて行かれたのです。一般的に信じられていたのは、精神科病棟への入院がＢＰＤをもつ人を死なせない唯一の方法だということでした。しかしながら、入院させられた人々を相手に仕事をした私たちの多くは、病院はＢＰＤをもつ人を悪化させてしまうと信じていました。一九九一年、私が州立の精神病院から患者たちが退院できるように努力をしていたとき（一九七〇～一九八〇年代に、州立病院を閉鎖して、施設に残る必要がない人たちを退院させようという動きがありました）、病院に残っていた患者の八〇％以上がＢＰＤの基準を満たしていました。病院のソーシャルワーカーたちは、ＢＰＤをもつ人たちに病院を出る準備をさせようとして、結局ビルから飛び降りさせてしまった、剃刀やガラスのようなものを飲み込ませてしまったと話していました。当時、病院の職員は、「病院はＢＰＤをもつ人を悪化させます。退院できなくなるほどに」と思い出を語っていました。

二〇〇二年にガーロー、ドゥオリオ、パーセルは、精神科の病床を減らしても、人々が恐れていたように自殺率を増加させはしなかった、と学会誌の *Psychiatric Services* で報告しました。つまり、治療を病院の外に出して外来の場に移すことは、自殺の増加にはつながっていなかったのです。近年、いくつかの研究において入院が自殺を減らすという点で有効ではないことが示されています。

弁証法的行動療法がＢＰＤをもつ人の自殺行動を減らすうえで非常に有効であるのはなぜでしょうか。その仮説の一つに、入院せずにすむようにしているから、というものがあります。弁証法的行動療法のセラピストはいくつかの理由から、精神科病棟への入院の熱心な擁護者ではありません。人々を入院させることが病院外での生活の変化を促す、あるいは生存を助ける、と示すデータはありません。あなたが目にする研究次第ですが、全自殺の五％から一六％が精神科入院病棟で起きています。自殺傾向のある人にとって一番リスクの高い時期は、入院病棟から退院した直後であり、自殺した男性の三七％と女性の五七％に入院経験があります。これらのデータを解釈する方法は数多くありますが、一つ明らかなのは、入院が自殺行動を解決することはないということです。多くの場合、セラピストと家族メンバーは、ＢＰＤをもつ人が自殺行動をコントロールできるようになってから退院すると考えるので、入院を支持します。これは事実ではありません。入院させなければ自殺してしまうという恐れから、入院させるのです。

では、あなた（あるいは他の誰か）はどのような時に入院を促せばよいのでしょうか？　まず考えられるのは、その人の自殺行動がずっと続いており、身体的にも精神的にも混乱していて（不眠症になっている、不安、興奮、怒り［あるいはそのどれか］が非常に激しい、極度に絶望している、など）、その人が自分は死なないと言えなくなっている時です。このような場合には、研究に精通している専門家は短期の（一～五日）入院を勧めるでしょう。入院の目的は、睡眠をとらせ、不安を減らし、できるだけその人を致死的な手段から遠ざけておくことです。もしあなたの愛する人がこの状態にあると考えられるのであれば、治療を受けさせてください。自分自身で対処しようとしないでください。

入院が支持される二つ目のケースは、あなたが限界にきていて、愛する人が急性の自殺傾向にある時です。多くの場合、ＢＰＤをもつ人の自殺危機は数日から長ければ何週間も続きます。その期間、ＢＰＤをもつ人を大切に思っている私たちの多くも危機に強く巻き込まれてしまいます。あなたの愛する人は繰り返し助けを求めて電話をしてくるかもしれません。あなたはその人と余計に多くの時間一緒にいなければならなくなっているかもしれません。できる限りの支援を与えているでしょうし、あなたが消耗してくるのも当然のことです。弁証法的行動療法のセラピストには入院へのガイドラインがあり、その一つは、BPDをもつ人に関わっている人たちにも自殺危機からの休息が必要だというものです。換言すれば、BPDをもつ人をサポートする人たちが休息を必要とし、休息しないと燃え尽きてしまうときには、私たちは短期入院を提案するのです。

最後に、私が気づいたことは、時として短期の（やはり一〜五日）病院滞在がBPDをもつ人に危機を終わりにする適切な方法を与えてくれることです。BPDをもつ人にとって、止むことのない危機（第9章参照）にあるとき、その危機には終わりがありません。非効果的な決断は芳しくない結果やさらなる衝動的行動につながります。感情は高まり、容赦がなく、さらなる衝動的行動とネガティブな結末につながっていくのです。終わりは目に入らず、あなたの愛する人には問題行動のサイクルを終結させる方法が見えません。短期間の入院はその行動を終わらせることができます。基本的に、病院に行くことはあなたの愛する人に「やり直し」の機会を提供します。退院すれば、なおもあらゆる衝動的行動の結末に対処しなければなりませんが、感情と行動のサイクルからは脱しているのです。これは「やり直し」行動を強化し得るので、私が頻繁に推奨することではありませんが、いくつかの事例では、入院で危機を終わらせる方法を見出すことが効果的なのです。

ヴィッキーはパートナーと困難な時期を過ごしていました。彼女は二人の関係が終わってしまうことを恐れていました。彼女は夜な夜な母親に電話し、二人の関係について話すため、とうとう母親は彼女にもうこれ以上パートナーの悪口を聞くことに耐えられないし、二人が別れなくてもヴィッキーから聞いたパートナーについてのたくさんのネガティブな情報が残ってしまうことが嫌だ、と言いました。ヴィッキーは職場できつい一日を過ごし、その後飲みに行きました。数杯飲んで、バーで会った人と関係をもってしまいました。別の人と性的関係をもってしまったために家に戻らず夜を明かした後では、ヴィッキーは帰宅してパートナーと対面する気になれませんでした。彼女はバーに戻り、仕事にも行きませんでした。このサイクルが数日続きました。仕事やパートナーとの関係が深刻な危機に陥っていると認識し、どんどん自殺に傾いていきました。母親に電話をかけて自殺すると言い始めました。しかしながら、家に戻らず、仕事に行かず、ホテルとバーで過ごしていました。お金も底をついてきて、パートナーや上司にどのように話しに行けばよいのかもわかりませんでした。最終的に彼女は三日間入院しました。入院期間中、彼女はしらふになって関係の修復方法について考え始めました。ヴィッキーは欠勤を重ねたので失業してしまいましたが、パートナーとの関係については問題を解決できました。入院が彼女に問題行動を終わらせる手段を与えてくれたのです。退院したとき、彼女はパートナーのいる家に戻り、生活を少しずつ取り戻さなければなりませんでした。病院を出た直後の時期は自殺のリスクが高いとみなされていたので、私は彼女のセラピストとして人生への対処に関する決断の手助けをし、支援を提供するために彼女との連絡を増やしました。

あなた自身を助けること

あなたがＢＰＤをもつ誰かを愛していて、その人が自殺傾向のある時期を過ごしていれば、誰にとってもストレスが大きくなります。あなたがどのくらい関わるかは、あなたがどれくらい許容できるかによります。家族メンバーには長期間の危機に対処できる人もいますし、継続的な自殺行動に耐えられない人もいます。私は次のようなときに愛する人を助けることをよしとしています。⑴あなた自身の限界の範囲内であるとはっきりわかっているとき、⑵あなたがそのせいで燃え尽きてしまっていないとき、⑶あなたの愛する人にとって最善であるとき、⑷現実に他の選択肢がないとき――あなたが何かしないと、実際に悲劇が生じる可能性が高いとき。次章で論じるように、自殺傾向のある人と一緒に生活することやそのような人を愛することは難しく、怖いことでもありますから、あなた自身がセラピストを見つけることを強くお勧めします。自殺の調査研究や治療の知識に通じている人ならば、あなた自身とあなたの愛する人を助けるうえで、あなたに支援と指針を提供することができます。

第13章 治療とサポートを受ける

弁証法的行動療法は、私がBPDをもつ人々の治療で用いるセラピー形式ですが、その手引きの中でマーシャ・リネハンはこう述べています。「境界性パーソナリティ障害を治療するセラピストにはサポートが必要です」と。私はこれがBPDをもつ人を愛する人たちにも当てはまると信じています。あなたにはサポートが必要です。この本の至るところで論じられているように、BPDをもつ人の圧倒的な感情や時として恐怖を与える行動に直面すると、自分の感情を調整して賢明な判断を下すことはしばしば難しくなります。弁証法的行動療法のセラピストのもう一つの中核的信念は、クライアントは「できる限りの最善をつくしている」というものです。これらの言葉はどれも十五年以上前に述べられています。もっと最近では、同じことが家族にも当てはまる、と専門家が断定的ではないながらも述べています。私は、私たち全員が自分のできる最大限のことをしていると信じています。私たちの人生のあらゆる瞬間に、私たちは最もうまくできることを本当にやっていて、その瞬間での最善を尽くしているのです。それはもっと賢明な、あるいはより良い道は選べなかった、という意味ではありませんが、私たちは「今すぐにわざとこれを滅茶苦茶にするつもりだ」とは言っていないのです。

あなたの愛する人に対処していて、その人がわざと自分の人生を破壊していると言いたくなったときには、この考えを思い出すことが本当に重要です。人々は故意に自分の人生を破壊したりしません。できる限りのことをしながら、やっとの思いで進んでいるのです。BPDをもつ人がセラピーを受けるように促される理由の一つは、経験する壊滅的な結果を減らすためにもっと上手な振る舞い方を学べるようにするということです。BPDをもつ人を愛する人にとっても同じことが言えます。あなたの現在の状況を考慮し、人生と愛する人に対処するために「兵器庫にある武器」を考慮しながら、あなたは瞬間ごとに最善を尽くしています。自分は最善を尽くしているのだと思い出すことが大切です。激してしまう瞬間に、あなたの愛する人はできる限りのことをしているのだ、と思い出すことも大切です。このようにすると、感情調整に本当に役立ちます。しかしながら、このこと以外に必要とされる技能をもつことも大事です。この章では、あなたの愛する人のための治療選択肢と、あなた自身を助けるための資源について論じます。

あなたの愛する人が人生の問題を解決する良い方法を見つけられるよう手助けする第一の、最も明白な方法は、ＢＰＤか自殺行動（あるいは両方）に対する効果的なセラピーを受けさせることです。しかし、この本はあなたのためのものですから、あなたが自分自身のために使える資源について最初に述べたいと思います。

自分は自分のできる最善を尽くしているのだ――そして、ＢＰＤをもつ人もそうなのだ――と思い出すことが大切です。

あなたに補助とサポートを与えてくれる資源

あなたは自分自身とＢＰＤをもつ人のために最善を尽くしながら、ひどく孤独に感じているかもしれません。ＢＰＤの診断を満たす多くの人がセラピーを受けていないので、その場合は特に孤独になってしまいます。このような人はセラピーを受けるのを拒絶するか、セラピーを途中でやめて（あるいはセラピーを辞めさせられて）しまったのです。本章の後半部分に記述されているエビデンスに基づいた治療が発展する以前には――そして、残念ながら今日でさえも――ＢＰ

Dをもつ人は精神保健施設でひどい扱いを受けていました。BPDをもつ人を愛する人と同じように、セラピストもBPDをもつ人と奈落の底に落ちてしまい、絶望して役に立たなくなってしまうことがあるのです。あなたの愛する人がそのような嫌な経験をしていて、どのような治療も受けたがらないという可能性は十分にあります。強要はしないように。強要されて受けるのでは、セラピーは効果を発揮しません。弁証法的行動療法のセラピストは、不本意のクライアントを治療に迎え入れることはしません。あなたの愛する人が治療に行かないのであれば、あなたが行くのです。

多くの弁証法的行動療法のプログラムは今日、「友人と家族」グループと呼ばれるものを提供しています。これらのグループは、あなたの愛する人が弁証法的行動療法あるいは何か他の治療を受けることを要求しません。目的はあなたの愛する人について論じることではなく、感情調整、苦悩の許容、対人関係スキル、マインドフルネスで必要とされる技能をあなたに教えることです。これらの技能はあなたの愛する人への対処に役立ちますが、バランスのとれたライフスタイルを作り出す点でも役に立つのです。グループは六カ月間続き、宿題と実践練習が課されます。これは「セラピー」ではなく、新しい行動を学び、実践することをテーマにしているクラスです。もちろん、「友人と家族」グループに参加していた家族メンバーは、技能を習得したおかげでBPDをもつ人への対処でより効果的になれたと報告しています。

ＢＰＤをもつ人の家族メンバーのために創設された二つの主要な擁護／家族支援団体も存在します。ＴＡＲＡ（Treatment and Research Advancements, National Association for Personality Disorder）はＢＰＤのための支援と教育を提供しています。ＴＡＲＡはＢＰＤをもつ人を愛している人のために家族教育を提供していて、国中にある支部がクラスとその他の支援を提供しています。ＴＡＲＡは非常に情報量の多いウェブサイトをもっていて、www.tara4BPD.org には照会センターもあります。ＮＥＡＢＰＤ（The National Education Alliance for Borderline Personality Disorder、www.borderlinepersonalitydisorder.com）は研究者、セラピスト、ＢＰＤをもつ人の家族メンバーがファシリテーター（進行役）を務めています。ＴＡＲＡと同様に、ＮＥＡＢＰＤは家族向けのコースを提供しています。これはファミリー・コネクションズと呼ばれていて、十二週間の教育コースであり、米国中のさまざまな場所で展開されています。両組織とも、ＢＰＤをもつ人の家族や友人たちを支援しながら、ＢＰＤへの意識を高め、ＢＰＤの研究と治療を発展させることに誠心誠意取り組んでいます。

ＮＡＭＩ《ナミ》（The National Alliance for Mental Illness、www.nami.org）は、精神疾患をもつ人とその家族への支援、教育、擁護のために一九七九年に設立されました。もともとＮＡＭＩは主として統合失調症、うつ病、双極性障害のプログラムを提供していましたが、今ではＢＰＤも含まれています。ＮＡＭＩには広範囲に及ぶ教育・支援システムがあります。ＮＡＭＩはファミリー・トゥ・ファミリー（家族から家族へ）というコースを提供していて、これは十二週間をかけて、行動（症状）、リサーチ、世話をする人の負担の軽減、慈心の高め方などを訓練するものです。これはＢＰＤ、統合失調症、双極性障害、うつ病、心的外傷後ストレス障害、パニック障害、強迫性障害など、どのような障害であれ、それをもつ人の家族メンバー向けですので、ＢＰＤの難題だけに焦点を絞っているわけではありません。ＮＡＭＩは治療と治療研究を支援する全国の、州の、そして各地域の立法に関する運動で非常に注目されています。

　前のいくつかの章で、私は弁証法的行動療法と他の心理療法の不可欠な部分としてのマインドフルネスに言及しました。マインドフルネスは人生を存分に経験して、各瞬間を受容する一つの方法です。家族メンバーたちは彼ら独自のマインドフルネス実践を発見することが有益であることに気づいています。前に述べたように、マインドフルネスは何か特定の宗教実践と関連しなければならないものではありません。国中に修養会場とセンターがあります。多様な修養会の詳細はwww.retreatfinder.comに掲載されています。ジョン・カバット・ジンはマインドフルネス・ストレス低減法と呼ばれる治療法を開発しました。彼も修養会を開いています（www.umass.edu）。マーシャ・リネハンはワシントン大学の行動研究治療クリニック（Behavioral Research and Therapy Clinics as the University of Washington、www.brtc.psych.washington.edu）とマリー行動技術研究所（Marie Institute of Behavioral Technology、www.behavioraltech.org/

marieinstitute）を通じて、主としてセラピスト向けに企画されたものですが、家族メンバーも出席可能なマインドフルネス修養会を開催しています。

第12章で論じたように、BPDをもつ人には活発な自殺傾向をもつ人、時々自殺を試みる人、過去に自殺企図をした人がいます。しかし、中には決して自殺企図をしない人もいます。自殺防止（団体）（Suicide Prevention）は自殺の警告サインについて家族やその他の人たちを教育する、コミュニティ、病院、メンタルヘルスの実践家の組織を示した用語です。アメリカ自殺学協会（The American Association of Suicidology、www.suicidology.org）は優れたサービスを提供しており、それには電話サービスや危機対応員の自殺に関する検定などが含まれています。あなたの愛する人に自殺傾向があれば、この協会を資源として用いることを強くお勧めします。

何らかの理由であなたが組織に関与したくないのであれば、セラピストを見つけましょう。必ずBPDを扱った経験があるセラピストにしてください。セラピストにBPDをもつ人を治療したことがあるか、質問することをお勧めします。すべてのセラピストが大学院でBPDについて教えられていますが、BPDの治療では教育を受けていることと経験があることの間には大きな差があります。当然のことながら、あなたは愛する人や自分自身のために防衛的な気持ちになるでしょうから、セラピストの言葉遣いに注目しましょう。そのセラピストはあなたの愛する人についてい話す際、価値判断的な言葉を使いますか？　BPDが時間をかけて発症する様子に関してセラピストがどのような理論をもっているか質問しましょう。そのセラピストはあなたの愛する人や育児に関わった人を非難しますか？　そのセラピストがどのようにあなたを支援してくれるか質問しましょう。そのセラピストはあなたがあなたの愛する人との関係を終わらせることを勧めますか？　残念なことに、ＢＰＤはひどく汚名を着せられている障害であり、家族メンバーにとって最善の解決策は関係を終わらせることだと信じているセラピストがいまだに存在するのです。セラピストはあなたの感情と行為の調整方法について相談に乗ってくれますか？　それとも、あなたの幼少時代を掘り下げようとしますか？　愛する人への対処という点であなたを助ける方法として、あなた自身の子ども時代の問題を調べ上げるセラピストもいます。必ずセラピストの受けている訓練、免許、資格をチェックしましょう。あなたが愛する人を助けるためにセラピストにかかっても保険が支払われない可能性はとても高いですが、金銭的余裕があれば専門家の支援と励ましはそれだけの価値があります。特にあなたの愛する人が制御不能な行動をとるのであれば、最も大切なのは、支援や励ましやコンサルテーションをあなたが受けることです。

「境界性パーソナリティ障害」をインターネット検索すると、（英語圏では）一二二万件がヒットします。「ＢＰＤの治療」で検索すると一三二万件という結果が出ます。ウェブ上にはＢＰＤとＢＰＤの治療に関する誤った情報がたくさん存在します。全く訓練されていない人や経験がない人によって提供されている治療グループに遭遇することもあるでしょう。私は、愛する人がＢ

PDのためのサポートグループあるいは技能グループを結成した人からインターネット・セラピーを受けていて、悪化している、と案じる家族メンバーから電話をもらうことがあります。「治療」を提供している、資格もなく訓練も受けていない人の餌食になってしまうと、あなたにとってもあなたの愛する人にとっても取り返しがつきません。このような人たちはどの組織に対しても説明責任がなく、倫理や法で縛られてもいないのです。あなたやあなたの愛する人が治療提供者かサポートグループを探していて、どこを探せばよいのかわからなければ、信頼できるメンタルヘルスの専門家に相談してください。

BPDをもつ人が利用できる治療法

愛する人との間では感情的に多くの負荷がかかります。BPDをもつ人に介入を申し出るとか、専門家の治療を求めるよう助言するというだけでも苦しい決断です。時として、あなたは愛する人の許可を得て、あるいは許可なしに、専門家を関与させるかどうか決断しなければならないでしょう。時には、BPDをもつ人と直面することを考えるだけでも気持ちがくじけてしまうかもしれません。そして前に述べたように、あなたの愛する人がすでに治療を拒絶しているという可能性も十分にあります。しかし、あなたの愛する人に助けを求める姿勢があれば――あるいは、ある時点でそのような姿勢を見せれば――あなたは有効な治療法について科学的証拠が何を語っているかを知ることによって力を貸すことができます。

◆弁証法的行動療法（DBT：dialectical behavior therapy）

弁証法的行動療法は自殺行動で治療を受けるクライアントの五〇％以上で自殺行動の減少を実現させている唯一の治療法ですから、私はこれを強くお勧めします。もちろん、五〇％よりもずっと良い成果をあげる必要がありますが、弁証法的行動療法は絶えず進化しており、自殺行動の治療をより有効なものとするために研究を重ねています。弁証法的行動療法は、有意義な人間関係、活動、目的が含まれた人生を送っている人は自殺を試みたりはしないという前提に立っています。言い換えると、自殺傾向を減らすためには、人は生きるに値する人生を送らなければならないのです。私は、「私には愛する人たちと私を愛してくれる人たちがいて、楽しくできる仕事があり、夢中になれる趣味があり、死にたいと望んでいます」と言う人には一度も会ったことがありません。人は愛や意味を手に入れていないと思い込むせいで、そして多くの場合、自分の人生で起こったことへの圧倒的絶望感と将来起こるであろうことへの希望のなさから消耗してしまうせいで、自殺傾向が現れたり問題行動を起こしたりするのです。ＢＰＤをもつ人は苦痛な感情から逃避しようとします。弁証法的行動療法は、あなたの愛する人が感情を調整し、現実をあるがままに経験し、壊れた人間関係を修復し、新しい人間関係を創造し、自分自身の人生の目標達成に役立つような有意義な活動を生み出すように援助します。これを、苦悩耐性スキル、感情調整スキル、マインドフルネス・スキル、対人関係スキルなどの新しい行動を教えることによって行います。弁証法的行動療法は一年（時には六カ月）契約で行われ、毎週個人セラピーとグループ技能訓練の二セッションを受けることを要求します。弁証法的行動療法ではクライアントに診療時間外でも個々のセラピストに電話連絡することを許可しています。

◈メンタライゼーション・セラピー（MBT：Mentalization-Based THerapy）

ＢＰＤの治療では、他にも効果があると示されているものがあります。どれも弁証法的行動療法ほどには自殺行動への影響力がありませんし、調査研究によるエビデンスも弁証法的行動療法ほどにはありません。それぞれの治療法について詳しい説明はできませんが、選択肢があることを示すため、それぞれの概略を示します。メンタライゼーション・セラピーはもともと、十八カ月に及ぶ、部分的な入院を含む治療法でしたが、今ではグループでの心理療法と個人での心理療法を交互に行う二年間のグループプログラムとして提供されることもあります。メンタライゼーションは自分と自分の周りの人たちの感情、思考、欲求を理解し、感情と欲求がどのように自分と他人の行為に影響を与えるかを理解し、それらから距離を置く能力として記述されます。

例えば、ジェインは夫のデイビッドに、ある服装をすると太って見えるかどうかと質問します。デイビッドはその服装だと腰周りが太く見えると言います。二人はそのまま支度を続けてパーティに行きます。パーティでデイビッドはジェインが自分を避けていると考えて、気持ちが傷つきます。パーティからの帰路、二人は口論になり、ジェインが気絶するほどに飲むという結果につながってしまいます。メンタライゼーションは、デイビッドがジェインの行動の説明として可能なもの（彼が彼女の気分を害した、彼女は彼が本当に思ったことを知りたくはなかったのであり、彼女が太って見えないという安心できる言葉を望んでいた）を考えることと、ジェインがデイビッドの行動の説明として可能なもの（彼は慌てていて、もっと優しくなる時間をとれなかった、彼は彼女がそのドレスを買ったばかりだと知らなかった）を考えることを要求します。もしデイビッドとジェインの両方がその出来事から自分自身を切り離せていたなら、家に向かう車の中で起こった口論は起きなかったかもしれません。メンタライゼーション・セラピーは、ＢＰＤをもつ人は育児期の混乱や問題のせいでメンタライゼーションの方法を知らないままなのだと仮定します。メンタライゼーション・セラピーは、ＢＰＤをもつ人がグループセラピーと心理療法士個人との相互作用を通じてメンタライゼーション技能を発達させられるように手助けしようとしています。

◈スキーマ焦点療法（SFT：Schema-Focused Therapy）

スキーマ焦点療法は数種類の治療法（認知療法、行動療法、対象関係療法、マインドフルネス瞑想）を統合したものです。ＢＰＤをもつ人が経験する問題を、子ども時代に発達し、生涯を通じて進化し続ける、問題のあるスキーマ（自分自身や他人に関係していくときのパターンとテーマ）に由来するものとみなします。治療目標は、ＢＰＤをもつ人に非機能的行動をやめさせることと、そして、有害な子ども時代の関係から出てきた問題のあるスキーマを変容させることです。「治療的再養育法（Limited Reparenting）」を用いて、クライアントとセラピストの関係、クライアントのセラピー外での生活、クライアントの子ども時代を扱います。少なくとも週一回のセッションが三年間必要とされます。

◆転移焦点化精神療法（TFP：Transference-Focused Psychotherapy）

転移焦点化精神療法はメンタライゼーション・セラピーと同様、高度に構造化された精神分析的なアプローチです。これは、オットー・カーンバーグの対象関係理論に基づくものです。BPDを生物学的脆弱性と環境に由来するものと見ていますが、その環境とは、BPDをもつ人が自己を他人から区別したり、社会的合図を読み取ったりできず、「未成熟な防衛メカニズム」を形成してしまうことになる環境です。「未成熟な防衛メカニズム」の例としては、万能のコントロール感（自分が他人によって過度にコントロールされていると考えるので、他人を過度にコントロールする）、スプリッティング（自分自身や他人の「良い」と「悪い」を統合する能力の欠如）、投影（自分自身の望ましくない性質を別の誰かに押しつける）などがあり、これは非機能的行動、パラノイア、対人関係での恐怖という結果になってしまいます。転移焦点化精神療法は、強力で未解決のままのネガティブな感情が、BPDをもつ人の自分の経験を他人の経験から完全に切り離す能力を阻害すると考えています。転移焦点化精神療法は転移関係と呼ばれるセラピストとの関係を、BPDをもつ人が非機能的行動を示し、そのような行動を変えられるようにするための媒介として用います。

メンタライゼーション・セラピー、スキーマ焦点療法、転移焦点化精神療法は、弁証法的行動療法ほどには広まっていませんし、裏づける研究もあまりありませんが、開発と研究が進行中です。最も重要なことは、専門化された、研究に基づいたBPDの治療法を行うセラピストで、正確に研究通りの治療をすると何らかの方法で（資格、試験結果、専門家によるスーパービジョンの実証を通じて）あなたに示すことができる人を見つけ出すことです。BPDの専門家が見つからなければ、認知行動療法のセラピストをお勧めします（この場合も資格を確認してください）。

最も良いのは、あなたとあなたの愛するBPDをもつ人の両方がサポートと治療を探す（そして発見する）ことです。この障害の治療法は日々開発され、テストされています。BPDに着せられている汚名は私たちの社会にいまだに蔓延していますが、精神保健分野では薄らいできています。私がBPDの治療を始めた頃には、多くのセラピストがこの診断を与えることを拒んでいました。人生は恐ろしいものになり、治療も悲惨なものになると見ていたからです。その当時は有効な治療法がありませんでした。私はこの夏、BPDの学会に参加しました。精神保健分野の世界的リーダーが、この障害が今では「治療可能」とみなされていて、人々がそれを研究したがっていると述べていました。私たちが行く道のりは長いのですが、この見解は、BPDをもつ人とBPDをもつ人を愛する人には希望があるというしるしなのです。

文献

American Psychiatric Association. (2000). Diagnostic and statistical manual of mental disorders (4th ed., text rev.). Washington, DC: Author.

Bateman, A., & Fonagy, P. (2004). Psychotherapy for borderline personality disorder: Mentalisation based treatment. Oxford, UK: Oxford University Press.

Garlow, S., D'Orio, B., & Purselle, D. (2002). The relationship of restrictions on state hospitalizations and suicides among emergency psychiatric patients. Psychiatric Services, 53, 1297-1300.

Giesen-Bloo, J., van Dyck, R., Spinhoven, P., van Tilburg, W., Dirksen, C., van Asselt, T., et al. (2006). Outpatient psychotherapy for borderline personality disorder: A randomized trial of schema-focused therapy versus transference-focused therapy. Archives of General Psychiatry, 63(6), 649-658.

Gunderson, J. G., & Hoffman, P. D. (2005). Understanding and treating borderline personality disorder: A guide for professionals and families. Washington, DC: American Psychiatric Press.

Joiner, T. E. (2005). Why people die by suicide. Cambridge, MA: Harvard University Press.

Joiner, T.E. (2010). Myths about suicide. Cambridge, MA: Harvard University Press.

Linehan, M. M. (1993). Cognitive-behavioral treatment of borderline personality disorder. New York: Guilford Press.

Linehan, M. M. (1993). Skills training manual for borderline personality disorder. New York: Guilford Press.

Linehan, M. M. (1997). Validation and psychotherapy. In A. C. Bohart & L. S. Greenberg (Eds.), Empathy reconsidered: New directions in psychotherapy. Washington, DC: American Psychological Association.

Linehan, M. M. (2001). Opposite action: Changing the emotions you want to change (dialectical behavior therapy skills training video). Seattle, WA: Behavioral Tech, LLC.

Miller, A. L., Rathus, J. H., & Linehan, M. M. (2007). Dialectical behavior therapy for suicidal adolescents. New York: Guilford Press.

Pryor, K. (2002). Don't shoot the dog!: The new art of teaching and training (3rd ed.). Dorking, UK: Interpet Publishing.

Swann, W. B., Jr., & Read, S. J. (1981). Self-verification processes: How we sustain our self-conceptions. Journal of Experimental Social Psychology, 17, 351-372.

Thomas, A., & Chess, S. (1977). Temperament and development. New York: Brunner/Mazel.

Welch, S. S., Linehan, M. M., Sylvers, P., Chittams, J., & Rizvi, S. L. (2008). Emotional responses to self-injury imagery among adults with borderline personality disorder. Journal of Consulting and Clinical Psychology, 76, 45-51.

Yeomans, F. E., Clarkin, J. F., & Kernberg, O. F. (2002). A primer of transference-focused psychotherapy for the borderline patient. Northvale, NJ: Jason Aronson.

監訳者あとがき

精神医学の臨床の場にいると、ＢＰＤをもつ本人とは別に、ＢＰＤをもつ人をとりまく人々――家族や恋人、友人、さらには医療福祉従事者に至るまで――が、感情的に消耗して相談に来る場面は少なくありません。多くは、「自分の大切な人のおかしな言動は、うつ病や統合失調症のような精神疾患であるから、薬物治療や入院治療により改善できるもの」と思って治療の相談に来るのではありません。相談に来るまでの長期間、事態を改善させようとさまざまな方法で努力しているにもかかわらず、何をしても事態が一向に好転せずに戸惑い、万策尽きたといった疲弊した状態で、援助を求めてわれわれ医師のもとを訪れます。ＢＰＤの周囲の人は、「相手が病気なのか、自分が悪いのかわからない」「今、自分たちの間で何が起こっているのかわからない」「家族や周囲の人々がどのように関わればいいのか」といったように、まさに暗闇の中手探り状態でもがいているのです。

本書は、Shari Y Manning 著〝Loving Someone with Borderline Personality Disorder―How to Keep Out-of-Control Emotions from Destroying Your Relationship〟の全訳です。

本書では、ＢＰＤをもつ人のまわりの家族や恋人を暗闇の混乱から救済し、希望の光を与え、ＢＰＤをもつ人との関係を破綻させずに受容的な姿勢で関わり続けることができるようになるために必要な知識と技法を提示しています。ＢＰＤをもつ人が体験している世界が、専門知識のない読者にもわかりやすくていねいに書かれています。このＢＰＤの世界を理解することが、暗闇から抜け出る第一歩になります。暗闇から抜け出るための方法は、弁証法的認知行動療法（ＤＢＴ）と呼ばれる治療理論に基づいています。これは、ＢＰＤの成因には、「感情脆弱性」と「自己無効化」が影響しているという生物社会理論です。言い換えると、生物学的に感情調整不全の素因があり、一方で感情的な応答性において「認めてもらえない」（非承認的な）環境に置かれているという誘因とが相互に作用しあってＢＰＤの機能障害を生み出しているというものです。ですから、「認めること」（有効化や根本的受容とも言い換えることができるでしょう）が、二人の関係をより穏やかなものにするための重要かつ必須な条件になります。「ＢＰＤをもつ人の行動には同意できなくても、そこに至る感情や思考は理解できる」という姿勢です。そのあたりが第一部にわかりやすく詳細に記述されています。読者は、相手を感情的に「認めること」が、いかにＢＰＤをもつ人と関わるうえで有効であるかが理解できると思います。あたかも、火事を目の前にしたときの消火器のような役目を果たすのですから、実践しない手はありません。

第二部では、ＢＰＤの主たる葛藤を明確にして理解を促すために、二組の相対立する力に焦点を当てています。一つは、「積極的消極性」と「見せかけの能力」であり、前者がＢＰＤをもつ人の対人依存性、後者が見かけの自立性といった対人関係上の振る舞いを説明しています。ここではＢＰＤをもつ人が頻繁にとる問題解決的とは到底言えない行動に、自分の感情が「振り回されない」ための技法を得ることができるでしょう。もう一つは、「重積する危機」と「悲嘆の抑制」であり、ＢＰＤをもつ人が、悲痛な感情を避けるために次々と衝動的な逃避的行動をとる一方、喪失を繰り返すことによる悲哀の感情を、自らシャットダウンしてしまうことなどへの理解を深めてくれるでしょう。ＢＰＤをもつ人の不可解な言動が、「病的な症状」としてではなく、「ＢＰＤをもつその人がどう感じ、どう体験しているか」として理解し、それを受容することで、具体的な問題に対処するためのより望ましい態度や方法が見えてくるはずです。ＢＰＤの周りの人が自分の対応の仕方を変えることで、間接的にＢＰＤをもつ人の行動がいつしか変化してくるのです。その点をマニング博士は繰り返していねいに記述しながら、周りの人に行動の変化を促しています。

第三部では、周りの人に生じる最も困難な感情について述べられています。ここでも基本は「認める」ことなのですが、主として自分の感情を「認める」こと、そしてそれを評価することが中心になります。

ＤＢＴ理論では家族以外の社会要因についてあまり取り上げられないため、マニング博士も本書では社会環境についてはあまり触れてはいません。ただ、今も昔もＢＰＤをもつ人は同じようにいたでしょうが、現代社会にはそのような人を際立たせてしまうような何らかの要因がある、あるいは受け入れる許容度が小さくなっている可能性はあります。本書ではＢＰＤをもつ人や、その家族や友人への共感的な姿勢が最後まで一貫して感じられるので、われわれ読者自身が「認められた」感覚を得て、自らの変化に挑戦しようとする動機づけも高まるのではないでしょうか。私たち一人一人の変化が波及し、いつしか社会全体が「承認的」になることが、ＢＰＤをもつ人の苦しみを和らげるだけでなく、ＢＰＤをもつ人との間の破壊的な人間関係から私たちを解放してくれるのかもしれません。

二〇一四年二月

荒井秀樹

◆監訳者紹介

荒井秀樹（あらい ひでき）

1990 年 金沢大学医学部卒業。金沢大学医学部附属病院勤務。

1991 年 高岡市民病院勤務を経て、富山市民病院精神科医長、精神デイケア科部長を務める。

2004 年より、さくらまちハートケアクリニック院長。

訳書：『境界性人格障害＝ BPD 第 2 版』『愛した人が BPD だった場合のアドバイス』『BPD をもつ子どもの親へのアドバイス』『BPD（＝境界性パーソナリティ障害）の ABC』（星和書店）など多数。

著書：『DVD で学ぶ みんなのうつ病講座』（星和書店）

◆訳者紹介

黒澤麻美（くろさわ あさみ）

1989 年 慶應義塾大学文学部卒業。

1990〜1993 年 英国オックスフォード大学留学。

1991 年 慶應義塾大学大学院文学研究科修士課程修了。

帰国後、複数の大学で英語講師として勤務。

2005 年より、北里大学一般教育部専任講師。

訳書：『認知行動療法を始める人のために』『ACT（アクセプタンス＆コミットメント・セラピー）を実践する』『自閉症スペクトラムとコミュニケーション』『うつのためのマインドフルネス実践』（星和書店）など多数。

◆著者紹介

シャーリ・Y・マニング博士は、プライベートに開業している臨床家である。マーシャ・リネハンによって弁証法的行動療法の訓練を提供するために創設された機関である、行動テクと行動テクリサーチ（Behavioral Tech and Behavioral Research Tech）の前所長兼最高責任者。マニング博士は1993年以来、境界性パーソナリティ障害の人々の治療に焦点を当てている。現在はサウスカロライナ州のコロンビア在住。

境界性パーソナリティ障害をもつ人と良い関係を築くコツ
家族、友人、パートナーのための実践的アドバイス

2014年4月30日　初版第1刷発行
2017年11月15日　初版第2刷発行

著　者　シャーリ・Y・マニング
監訳者　荒井秀樹
訳　者　黒澤麻美
発行者　石澤雄司
発行所　株式会社星和書店
〒168-0074　東京都杉並区上高井戸1-2-5
電話　03（3329）0031（営業部）／03（3329）0033（編集部）
FAX　03（5374）7186（営業部）／03（5374）7185（編集部）
URL　http://www.seiwa-pb.co.jp
印刷所　双葉工芸印刷株式会社
製本所　株式会社松岳社

Printed in Japan　ISBN978-4-7911-0871-8